U0386145

明德书系
文化新知
爱文化 学新知

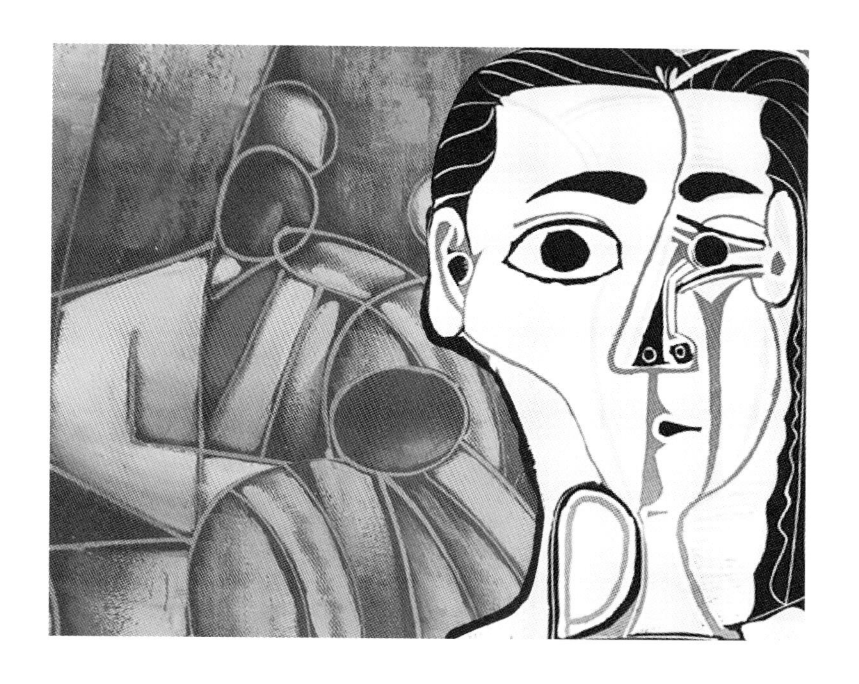

医疗与社会

我们时代的病与痛

[美] 威廉·考克汉姆（William C.Cockerham） 著
高永平 杨渤彦 译

Medical Sociology
(11th Edition)

中国人民大学出版社
·北京·

目 录 *contents*

医疗与社会

第一章　医疗与社会:重新认识健康 / *3*

什么是健康? / 4
健康:从古代巫术到中世纪教会 / 5
传染病:人类的隐形杀手 / 10
生命伦理与医者良心 / 16

第二章　流行病:人人皆可致 / *19*

流行病偏爱穷人 / 20
心脏病:典型现代病 / 22
疾病和现代化 / 25
艾滋病:人类的头号杀手 / 26

第三章　地位影响你的健康 / *33*

阶级地位决定你能活多久 / 35
穷人更易患病 / 39
社会经济地位:疾病和死亡率的基本原因 / 40

健康与疾病

第四章　压力:健康的隐形杀手 / *45*

库利、托马斯和戈夫曼:符号互动 / 46
涂尔干:功能主义 / 48
压　力 / 51
社会因素和压力 / 53
生活改变 / 58

第五章　生活方式影响你的健康 / *65*

健康生活方式 / 66

第六章　患病:人生的独特体验 / *77*

自我保健:给自己当医生 / 78
老年人和女人更容易看医生 / 79
生病后怎么办? / 81

医生与病人

第七章　病人角色　/ *89*

作为越轨行为的疾病　/ **90**
功能主义对越轨的主张　/ **92**
病人角色　/ **93**
医学化　/ **98**
对病人角色理论的批评　/ **101**
标签理论　/ **106**
患病是越轨吗？　/ **109**
作为病人和残疾人　/ **110**
污　名　/ **111**
小　结　/ **113**

第八章　医患互动　/ *115*

医生与病人之间如何互动？　/ **116**
沟通中的误会　/ **119**
沟通和阶级背景　/ **122**
男医生和女病人　/ **122**
女医生　/ **124**
沟通中的文化差异　/ **127**
病人的遵从行为　/ **129**
医患关系的未来　/ **129**
医患关系与新技术　/ **131**
新遗传学　/ **134**

第九章　以何种方式接受治疗？　/ *137*

正骨术　/ **138**
补充和替代医学　/ **139**
脊柱推拿师　/ **140**
信念疗法　/ **141**
民间治疗　/ **146**

治疗与护理

第十章　医生:作为一种职业　/ *157*

医生的职业化　/ **158**
医生的社会化　/ **160**
美国医学界的权力结构　/ **165**

第十一章　医生:变化的身份　/ *169*

对行医的社会控制　/ **171**
反制力量　/ **175**
政府的规范措施　/ **176**
管理式服务　/ **177**
公司时代的到来　/ **178**
变化中的医患关系　/ **180**
医生的去专业化　/ **181**
行医组织的演化　/ **182**

第十二章　护士、医师助理、药剂师和助产士:医生的好帮手　/ *185*

护理:过去与现在　/ **186**
护理:未来趋势　/ **195**
医师助理　/ **197**
药剂师　/ **198**
助产士　/ **199**

第十三章　医院的多重角色 / *201*

作为社会机构的医院发展史 / **202**

医院—病人角色 / **205**

住院成本的上涨 / **209**

译后记 / *212*

医疗与社会

第一章　医疗与社会：重新认识健康
第二章　流行病：人人皆可致
第三章　地位影响你的健康

第一章

医疗与社会:重新认识健康

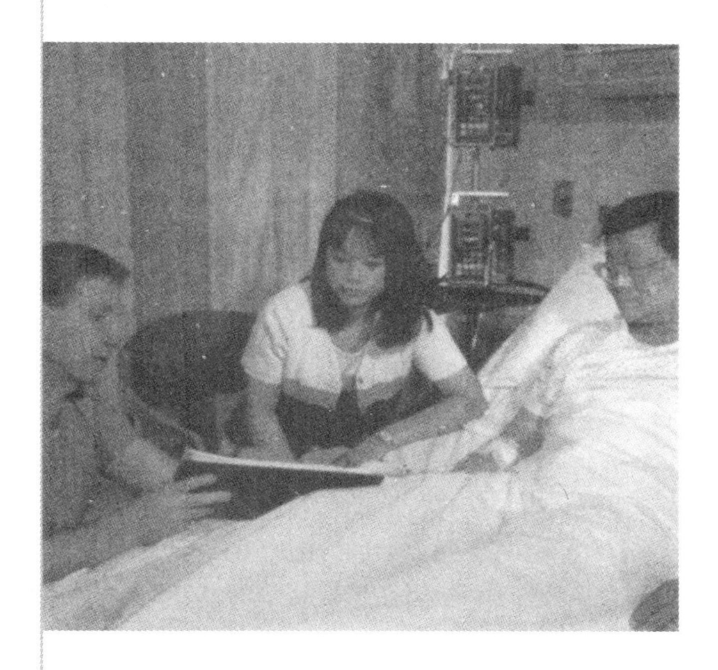

什么是健康?

健康:从古代巫术到中世纪教会

传染病:人类的隐形杀手

生命伦理与医者良心

在社会因素与各种群体和社会的健康特性之间，存在着复杂的相互关系。对这一关系之重要性的认识导致了医学社会学的发展，而医学社会学又是一般社会学学科的重要研究领域。作为一门学科，社会学关注的是人类行为的原因和结果。相应地，医学社会学关注健康和疾病的社会原因和社会后果。医学社会学把社会学的视角、理论和方法运用于对健康、疾病和医学实践的研究。其主要研究领域包括健康和疾病的社会层面、卫生服务人员及其服务对象的社会行为、卫生组织和制度的社会功能、卫生服务的社会类型，以及卫生服务体系和其他体系——比如经济体系和政治体系——之间的关系等。

使得医学社会学如此重要的原因是，社会因素在决定或者影响个人、群体和社会的健康方面发挥了重要作用。社会条件和状况不仅仅有引发——在某些情况下导致——疾病和残疾的可能性，也能够改善疾病预防和保持健康的前景。今天，对个人的健康和生理完善的重大威胁，很大程度上来自不健康的生活方式和高危行为。这在心脏病、癌症、糖尿病、获得性免疫缺陷综合征（艾滋病），以及大量其他现代健康问题上都获得了印证。与此相反，健康的生活方式和避免高危行为则会使一个人更加长寿并提升他的健康潜力。

医学社会学在下述方面也是非常重要的：它会影响社会在处理健康灾难时分配资源的方式，也会影响社会向大众提供健康服务的方式。个人和社会倾向于采取一种与他们的文化、规范和价值观相匹配的方式应对健康问题。正像唐纳德·赖特所解释的那样："医疗卫生服务是一种政治哲学行为。"因此，社会和政治价值观会影响决策的选择、制度的形成，以及卫生经费的拨付。美国拥有独特的卫生服务提供形式，其他国家则拥有它们自己的方式，这绝不是偶然的。健康并不是简单的生物学问题，它涉及许多因素，这些因素具有文化的、政治的、经济的，以及——特别是——社会的特性。

什么是健康？

一个单一的、适用于所有目的和情境的"健康"定义是不存在的，不过有许多相关的概念存在，如把健康定义为"正常"，定义为"没有疾病"，定义为"发挥功能的能力"等。世界卫生组织（WHO）把健康定义为"健康是一种躯体、精神与社会方面的完善状态，而不仅仅是疾病或损伤的缺如状态"。这个定义提醒人们注意一个事实：定义健康涉及许多方面，而不仅仅是判定一个人是否患病或者受伤。健康也意味着拥有幸福的感觉，就像一个年轻女性在英国的一项研究中所说的那样：

健康就是你浑身是劲。你感觉良好，容光焕发，没有任何事情能真正困扰你，生活是如此美好，你想做更多的事情。

托马斯·麦克欧文支持 WHO 的健康定义，他指出，我们从个人经验中知道，与没有疾病和功能障碍相比，感觉幸福有更加丰富的内涵。很多影响因素，如社会的、宗教的、经济的、个人的和医学的因素，使我们拥有了上述感觉。在此情形中，医学的角色是预防疾病和早逝，以及照料那些患病和残疾的人。因此，麦克欧文总结说，医学的任务不是创造幸福，而是把不幸——疾病和残疾——从人们的生活中祛除。

但是，大多数研究显示，非专业人士倾向于把健康看做进行日常活动的能力。也就是说，很多人把健康看做功能良好状态，并且把这一定义运用到日常生活中。显然，健康是任何个人或者社会充分发挥功能的前提条件。如果我们健康状况良好，就可以从事种类繁多的活动；可是如果我们病倒了、痛苦忧伤或者身体损伤，就会面临日常生活的各种限制。而且，健康状况可能是如此地困扰我们，以至于所有其他追求都变成次要的，甚至变得毫无意义。因此，正像瑞尼·杜波斯所解释的那样，健康可以被定义为发挥功能的能力。这并不是说健康人士远离所有健康问题，而是意味着他们可以运用自己的身体到达这样的状态：随心所欲。总而言之，杜波斯认为，从其所有表现来看，生物学方面的成功就是身体强健的测量尺度。

健康：从古代巫术到中世纪教会

试图理解社会行为和健康之间的关系是有其历史渊源的。杜波斯指出，原始人和动物更为接近，这是因为他们同样依赖本能来保持健康。可是原始人已经认识到，在他们所做的某些特定事情与疾病症状的缓解或者伤情的改善之间，有某种因果关系。这里有太多的有关身体功能的事情，然而原始人并不理解，因此，在有关健康问题的原因和治疗的信仰中，巫术就成为其有机组成部分。实际上，对巫术不加批判的全盘接受和超自然观念主导了原始生活的所有方面。因此，早期人类认为疾病是由恶鬼引起的，这一观点并不让人感到惊奇。用植物或者动物制作而成的原始药物，毫无例外地和一些仪式同时应用，而这些仪式旨在驱逐病人体内害人的鬼魂。在 4 000～5 000 年前的新石器时代，生活在今天的东地中海和北非的人们，甚至进行一种叫做“环切术”或者“环钻术”的外科手术，这种手术是在颅骨上钻一个孔，意在释放那些被认为寄居于其中的恶鬼。人类学家曾经发现过有多个孔洞的颅骨，而且并没有发现骨髓炎（骨组织侵蚀）的迹象，这表明该手术并不总是致命的。有些人估计，环切术所导致的死亡率很低，考虑到手术的困难程度和手术实施的简陋条件，这样的成就是令人惊奇的。

在西方世界，最早企图建立健康服务原则的尝试之一——这些尝试建立在理性思维和否认超自然现象的基础之上——是在古希腊医生希波克拉底的著作中发现的。对于大约生活在公元前400年的希波克拉底，我们知之甚少，甚至不知道他是否真写了那些冠有其名的著作。不管怎么说，归于其名下的那些作品为现代医学实践提供了一些原则。他的著名贡献之一——希波克拉底誓言——是当今医学伦理的基础。它要求医生必须宣誓帮助病患、远离有意的舛误和伤害，并且宣誓对有关医患关系的所有事务保密。

希波克拉底还认为，医学知识应该来自对自然科学的理解和因果关系的逻辑。在他的经典作品《论空气、水和地域》中，希波克拉底指出，影响人类健康的是环境因素的总和：生活习惯和生活方式、气候、地形、空气质量、水和食物。对和疾病相关的生活习惯、生活方式、空气质量、水和地域的关注，至今仍伴随着我们。就其针对疾病的智识取向来说，希波克拉底和其他古希腊人所持有的观点，和中世纪和文艺复兴时期的观点相比，与当代思想的一致程度更高。大多数的古代知识在黑暗的中世纪散佚了——这一时代在罗马帝国陷落后降临欧洲。留存的知识大多是被天主教会保存下来的。教会承担了应对精神痛苦和有害社会环境——如贫困——的责任，而医生则仅仅关注生理疾病的治疗。人体被认为是一个类似机器的实体，它依据物理和化学原理而运行。结果是，西方的宗教和医学科学都支持这样的观点："人体是一个机器，疾病是机器的故障，医生的职责就是修理机器。"

少数医生，如帕拉赛尔苏斯，一位生活在16世纪的瑞士著名医生，确实显示了对理解人体生理功能之外的事情的兴趣。帕拉赛尔苏斯告诉世人，矿工特有的一些疾病和他们的工作条件有关。不过帕拉赛尔苏斯是一个例外，在18世纪后叶和19世纪前叶之前，旨在调查或者应对有害健康的社会状况的措施，从来没有被采用过。

疾病是可以被控制的

现代医学起源于18世纪后半叶的西欧。在分析当时的法国医学时，社会理论家米歇尔·福柯指出，在医疗实践中有两种不同的趋势，他称之为"物种医学"和"社会空间医学"。物种医学指的是西方医学对疾病分类、诊断、治疗病人和发现治愈方法的强调。人体成为研究和观察的对象，其旨在祛除生理过程的神秘性，并且将其置于医学的控制之下。医生们使他们所谓的"临床诊视"变得更加完善，从而使他们能够在一个标准化的参考框架中观察身体功能和功能障碍。诊所的建立既是为了治疗病人，也是为了训练医生。诊所为医生们提供了一个最佳的情境，此情境能使他们对病人行使职能、实施控制。

社会空间医学并不关注治愈疾病，而是关注预防疾病。疾病的预防要求政府更多地介入对日常生活的管理——特别是公共卫生。作为顾问，医生们为法律和规则的实施献计献策，这些法律和规则对食物、供水和排水的标准做出了规定。当健康行为的社会标准被广泛地建立起来的时候，人体的健康也被这些医生和民政官员变成了规训的对象。在这种情形下，福柯发现，关于疾病的科学概念，取代了疾病具有形而上学（宗教的、巫术的、迷信的）根源的观念。疾病不再被认为是现有知识边界之外的一个实体，而是一个被研究的对象、一个可以科学地加以对抗的对象、一个可以控制的对象。

医学是一门社会科学

不健康的社会环境和生活方式可以导致疾病的意识，通过常识和实践经验得到传播。当人们意识到干净的食物、水、空气，以及卫生的生活条件可以降低传染病的发病和传播时，一个重要的进步就出现了。在现代医学被发明之前，在欧洲和北美，通过改善卫生条件和设施，传染病的高死亡率得到了显著的降低——这些传染病包括斑疹伤寒、结核病、猩红热、麻疹和霍乱。因此，在实施公共卫生措施方面，18 世纪后半叶和 19 世纪前半叶（这段时间）取得了引人注目的成就。

由于注意到社会环境和生活方式与健康之间的联系，19 世纪的一些医生宣称，必须改善穷人的生活条件。他们努力使政府承认，为改善健康而采取的措施不仅仅具有医学的性质，也具有社会性。例如，鲁道夫·魏尔啸——一位以研究细胞病理学而著称的临床医生——坚称，医学是一门社会科学。魏尔啸呼吁，穷人不仅仅应该获得高质量的医疗服务，他们还应该有选择医生的自由。经过改善的医疗服务和社会环境相结合会使生活变得更好。但是，这些建议在魏尔啸的同事小圈子之外没有产生多少影响。在当时的欧洲统治者和政治家看来，魏尔啸的观点显得过于自由主义了，他们害怕社会改革可能会侵蚀他们的权威，并导致革命。而且，在欧洲受过教育的阶级中，还有一个偏见，即他们更加倾向于这样的医学科学：不承认社会性的卫生措施可能带来好处。

具有讽刺意味的是，20 世纪的一些学者发现，传染病死亡率在 19 世纪后半叶的下降，主要是因为饮食、居住、公共卫生和个人卫生的改善，而不是因为医学创新。例如，麦克欧文注意到，婴儿死亡率的下降主要归功于母亲营养状况的改善，以及婴儿喂养和照料的改善，而不是产科服务的提高。斑疹伤寒的死亡率也在没有特定医学原因的情况下，大幅度地下降了。伤寒和痢疾的死亡率也有了相似的降低。这使得麦克欧文得出了如下的结论："在 19 世纪晚期，水传播疾病和食物传播疾病的死亡率的快速下降，不能归功于医学干预。"

细菌理论与医学发展

19 世纪的医生们主要对治疗病人和改进医疗技术感兴趣。他们并不是必然地关注社会改革。当然，那个时期的医生在治愈人类疾病的时候，仅仅获得了功过参半的成功。不过，正像英国社会史学家罗伊·波特所报告的那样，“19 世纪后半叶迎来了真正的医学革命：细菌学”。路易·巴斯德、罗伯特·科赫，以及细菌学研究领域的其他学者，决定性地确立了疾病的微生物理论，并且发现了许多疾病，如伤寒、破伤风和白喉的病因，以及提供了免疫的疫苗。追随这些进展，亚历山大·弗莱明于 1928 年发现了第一个抗生素——青霉素。药物的生产逐渐工业化，这使得大规模生产成为可能。在内科学、麻醉学、病理学、免疫学和外科技术上取得的惊人进步说服了医生们，使他们只关注建立在严格科学实验程序基础上的临床医学，心无旁骛。因此，20 世纪的医学实践牢固地建立在这样的前提之上：任何疾病都有一个特定的病原，而最好的治疗就是在生物医学的领域内移除或者控制那个病原。

正像杜波斯指出的那样，医学思维被这样的想法主导了：找寻作为“神奇子弹”的药物，把它注入人体，清除或者控制病变。由于微生物学、生物化学和相关领域的研究导致了种类繁多的药物的发明和制造，也导致了建立在药物治疗基础上的各种技术的发现，这一途径成为解决问题、治疗疾病的主要医学手段。

回到“整体的人”

到 20 世纪 60 年代的时候，小儿麻痹和天花在很大程度上已经被消灭，而传染病在世界上大多数地方已经被有效地控制。这种情况造成了疾病类型的重大改变，慢性病——被定义为长期的、不可治愈的疾病——取代了传染病，成为健康的主要威胁。这个“流行病学转型”最初开始于工业化国家，然后扩散到全世界。这一转型的特征是，慢性病如癌症、心脏病和中风成为主要的致死病。波特观察到的例子是，早在古希腊和古罗马时期，医生们就对癌性肿块非常熟悉，不过，由于今天的人们寿命更长，癌症的患病率大大地提高了。虽然在癌症研究上花费了大量金钱，但人们并没有发现治愈癌症的“神奇子弹”，即使化学治疗有时会成功地使肿块缩小。至于心脏病，波特注意到，一位著名的英国医生在 1892 年的观察是，心脏性的死亡是“相当少见的”。可是，数十年之后，随着人口的老龄化，冠心病成为西方社会主要的死亡原因。人们发明了新的诊断技术和药物，还有外科手术包括心脏移植、心脏搭桥术、血管成形术等。还有，波特宣称：“公众对吸烟、饮食、肥胖和缺少运动等风险因素的理解进步了，而生活方式的转变又为解决问题做出了根本性的贡献。”在 1970 年到 1990 年间，美国心脏病的死亡率下降了 50%，而且还在持续下降。

向慢性病的转型意味着，人们越来越多地要求医生面对“整体的人”的健康问题，这远远超越了把细菌作为唯一的病原的范畴。现在，人们要求医生更加熟练地治疗那些被称为“生活中的问题”的健康问题，即涉及多种疾病原因的功能障碍——这些原因并非都是生物性的。社会和心理因素不仅仅影响一个人是否患病，还会影响症状的表现、持续时间和强度。因此，现代医学被越来越多地要求发展出理解其治疗对象的行为特征的洞见。

而且，一个罹患慢性病的人感觉完全正常，即使是在不可逆转的器官和组织损伤已经出现的时候也并非罕见。由于慢性病对身体所造成的不可挽回的损伤，患者可能被要求完全改变其生活方式。正像安瑟姆·斯特劳斯——他是医学社会学的先驱之一——早就指出的那样，卫生从业者需要知道，慢性病患者应怎样控制他们的症状、怎样适应生理状况的改变，以及怎样生活。除此之外，医生们还需要知道，那些最初影响人们患慢性病的行为和生活方式是什么。

波特认为，不仅仅是激进的思想家们在医疗实践中倡导新的“整体主义”，医学领域中最受人尊敬的人物也坚持，把人体作为一个“机械模型”来治疗并不能实现真正的健康。波特这样描述这一情形：

> 1900年以后，疾病被概念化为一个社会现象，这一现象的社会性至少与其生物性同样重要。这种社会现象必须从统计学的、社会学的、心理学的，甚至政治学的角度去理解。“医学诊视”必须结合其他更广泛的问题，如收入、生活方式、饮食、习惯、就业、教育和家庭结构，简言之，整个的心理—社会—经济总体。只有这样，医学才能应对社会大众的挑战，才会取代实验室医学——它执著于对损伤进行精细的研究，却对损伤从何而来漠不关心。

在今天这个历史时刻，我们清楚地知道，社会行为和社会条件对疾病的形成发挥了关键的作用。消极的生活方式诸如糟糕的饮食、缺乏锻炼、吸烟、酒精和药物滥用、紧张、暴露于罹患性传播疾病如艾滋病的危险之下等。上述情况可以导致患病、残疾和死亡。积极的生活方式——与上述行为相反——可以减轻慢性健康问题的严重程度，使人在这些问题出现时可以更好地控制它们，或者在老年来临之前避免其出现。当然，有害的社会条件如贫穷，同样会引发健康问题，并缩短预期寿命。例如，许多研究报道说，穷人更加倾向于参与引发不良健康状况的活动，却不倾向于出现在那些有预防疾病功效的场合。

穷人在日常生活中会更多地面对暴力，更多地生活在充满压力、饮食和居住条件不良、优质卫生资源缺乏的环境中。他们也可能生活在受到工业污染的环境中，该环境充满了致癌物质，或者导致皮肤和呼吸异常的其他化学物质。因为居住状况的拥挤，有寄生虫、昆虫或者其他有害生物，他们可能面临更大的传染病威胁。所谓贫穷，就意味着生活中缺乏好的东西，有太多坏的东西，在健康问题这一点上，情况正是这样。在所有的社会经济群体中，穷人拥有包括心脏病在内最高的患病率和残疾率。

为了预防疾病和应对现代健康问题，需要理解生活方式和社会环境对健康的影响，这一需要变得越来越重要。这种情况使医学和行为科学——如社会学、人类学和心理学——之间的联系更加密切。不仅在医学院里，而且在护理学院、药学院、公共卫生学院，甚至在教学医院里，医学社会学家也越来越为人熟知。目前，医学社会学家经常拥有双重职位，即既在社会学系拥有职位，也在一些与卫生相关的教学机构中拥有职位，或者被与卫生相关的教学机构全职聘请。他们也可能在一些研究机构如疾病预防和控制中心里全职工作。

传染病：人类的隐形杀手

医学社会学面临的一个新挑战是，作为人类健康的威胁，传染病令人奇怪地重新抬头——这既有自然的原因，也来自生物恐怖。这是一个需要许多学科多加关注的课题，包括医学社会学。人们使用“新出现的传染病”或者“再出现的传染病”这样的术语来描述这一现象。在20世纪60年代的后期，人们普遍相信，一些传染病正处在被消灭的边缘，剩下的传染病则可以通过免疫和抗菌素治疗得到控制。实际上早在1967年，美国卫生局局长曾经宣布，传染病在美国已经不是一个严重的问题。他说，现在已经是“合上把传染病作为主要健康威胁的教科书的时候了”。我们现在知道，这是错误的。一些病原体显示了对抗抗菌素的强大力量，一些传播特定疾病的昆虫成功地对抗了杀虫剂，而人类制造的生态混乱又导致了新疾病的出现。

例如，由于越来越多的人类进入从前的不毛之地，以前未知的致病病毒，如HIV、埃博拉病毒、拉沙热病毒和马堡病毒，从热带雨林或者稀树草原中被带了出来。其他的疾病流行的原因则是古老疾病的重新发作，如霍乱、黄热病、小儿麻痹和白喉。在最近的几年里，严重影响人类的疾病暴发包括：埃博拉病毒在刚果（1995年、2002年）、加蓬（2001年）和乌干达（2000—2001年）；马堡病毒在刚果（1998—2000年）和安哥拉（2004—2005年）；疟疾在肯尼亚（2002年）；裂谷热在沙特阿拉伯和也门（2000—2001年）；小儿麻痹从尼日利亚开始（2003年）后穿越中非和西非进入阿拉伯半岛的也门（2005年）和印度尼西亚（2005年），还感染了美国明尼苏达州一些没有接种疫苗的阿米什教派的孩子；淋巴腺鼠疫在印度（1994年）；霍乱（1995年）和黄热病（1995年）在拉丁美洲；脑膜炎（1995年）和黄热病（1995年）在西非；禽流感在中国香港（1997年、2001年）、东南亚（2003—2005年）和印度尼西亚（2007年），以及白喉在俄罗斯（1992—1994年）。

还有疯牛病在英国（首次确诊于1986年，1993年达到高峰，后来逐渐消退）；大规模的大肠杆菌食物中毒在美国（1993年、1999年、2007年、2008年）、日本（1996年）和加拿大（2000年）；军团病在荷兰（1999年）、日本（2002年）和加拿大（2005年）；西尼罗病毒在罗马尼亚（1996年）和美国（1999年到现在）；非典（SARS）在亚洲和加拿大（2003年）；登革热病毒在印度、印度尼西亚、马来西亚以及新加坡（2005年），以及发生在英国和美国多家医院里的、对新青霉素产生抗药性的金黄色葡萄球菌感染（俗称抗生素球菌感染）（1995—2007年）。

传染病的传播危险被现代交通系统明显地增大了。特别是空中旅行，它使得被感染的人或者动物很容易从一个大陆到达另一个大陆，并把病毒传播到所到之处。无症状病毒携带者的一声咳嗽或者喷嚏，会把呼吸系统传染病传染给另一个旅客或者其他人，而这个人可能是在到达目的地数天后才出现症状。患病动物的一次叮咬或者搔抓，或者与携带空气传播病毒的动物共处一室，都可能引发人的感染。例如，马堡病毒（一种空气传播病毒，埃博拉病毒的毒性较低的亲缘病毒）的名字来自德国中部的一个城镇，1967年，它在那里第一次被鉴定出来。这种病毒从实验用的来自乌干达的猴子身上传播给人类，它导致31人被感染，其中7人死亡。1989年，来自菲律宾的两批实验猴来到了弗吉尼亚的莱斯顿市，随它们而来的还有埃博拉病毒，它杀死了90%的感染者。在一系列富于戏剧性的事件中，一个由医学科学家和军方人员组成的团队把这种病毒保存在一个试验设备里，然后它就扩散到了华盛顿大区的许多人身上。一群穿着太空服的人用毒药注射的方式杀死了第一批染病的猴子，可是有一段时间，一只猴子在被杀死之前逃出了这个实验室。第二批猴子却被放任死于该疾病。四位饲养员被检测出埃博拉病毒阳性，但他们并没有发病，而病毒却从他们的血液中被清除了。理查德·普莱斯顿说："他们是少之又少的埃博拉病毒的幸存者。"

在最近的2005年，在新泽西医学和牙科大学的生物恐怖研究实验室里，三只生活在独立鼠笼、感染了致命鼠疫的实验鼠失踪了。它们踪迹全无。联邦调查局被召来调查事情的原委。不过，这些老鼠究竟是逃跑了，还是被盗了，还是因为书面统计而漏掉了，这些问题至今不明。人们认为这些老鼠在几天之后肯定会死于鼠疫，然而该病没有在新泽西出现。不过，这个例子表明，传染病的威胁是无时不在的。

西尼罗病毒：飘忽不定的致命幽灵

在美国，一个新的传染病是西尼罗病毒。1999年的夏天，它没有任何征兆地出现在纽约市，并感染了东北五个州的居民。这种病毒于1937年在乌干达被认定，而且在埃及的尼罗河三角洲相当常见。它们使鸟类发病却不会导致其死亡。在20世纪90年代早期，这种病毒在中东地区发生了某些变异，很可能是基因突变，这使它具有杀死鸟类，然后是杀死人类和马的能力。当蚊子叮咬了患病的鸟类以后，就会通过叮咬把病毒传播给人类。对大多数人来说，这个病就像是一次轻微头痛，但是对那些年幼、年老和免疫系统虚弱的人们来说，该病可发展成脑炎，导致肌无力、抽搐、昏迷和呼吸停止。1998 年，突变了的西尼罗病毒在以色列被发现，那里的鸟类开始死亡。第二年，它出现在了纽约市的皇后区，这是第一次在西半球发现这一疾病。

这一疾病是怎样来到纽约市的，这一问题至今未明。不过，它很可能被携带于旅行者的血液中，而皇后区的蚊子叮咬了他们。这些蚊子开始传播这一疾病，数十人患病，六位老年人死亡。最初的迹象是在布朗克斯动物园发现了死鸟，然后，两位老人因为发热和肌无力住进了皇后区的医院。实验标本被送到了纽约州卫生局和亚特兰大的疾病预防和控制中心。随着患病人数的不断增多，疾病预防和控制中心宣称他们的实验表明，病毒是圣路易斯脑炎病毒（西尼罗病毒的近亲）。当时西尼罗病毒并没有被考虑在内，因为它从来没有出现在美国。随着纽约人越来越多地感到面临着这个未知危险病毒的威胁，纽约市发起了一场全市范围的灭蚊运动。因为一个人只是外出散步时被蚊虫叮咬，就可能患病。

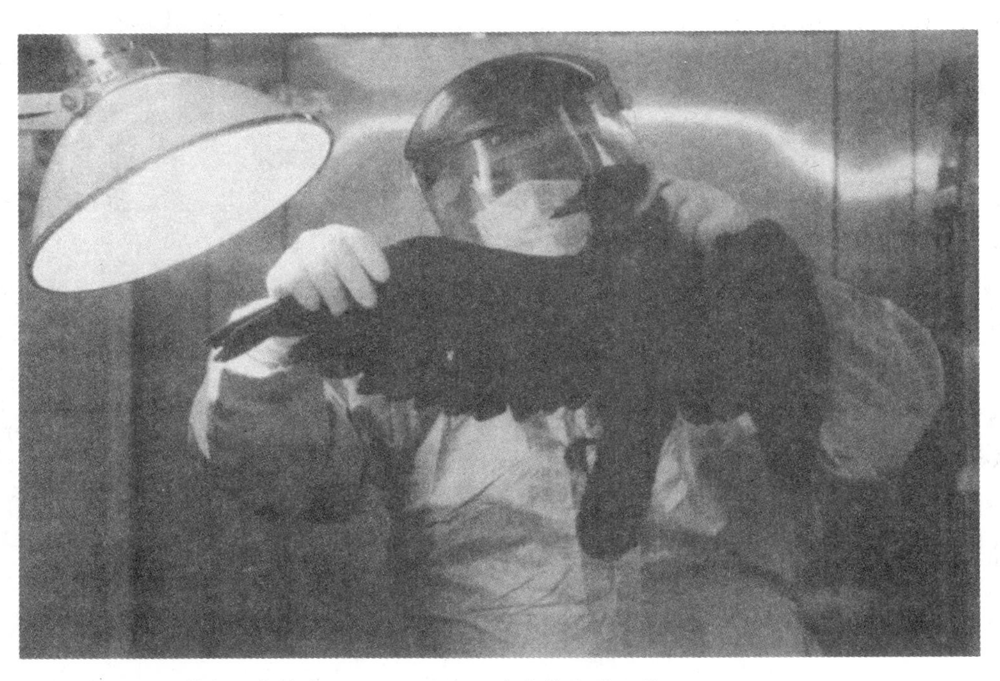

野生动物病理学家正在检查一只死于西尼罗病毒的乌鸦尸体。

可是布朗克斯动物园的一个病理学家却知道，圣路易斯脑炎通常不会导致鸟类的死亡。而且，另一种类型的脑炎——这种脑炎对鸸鹋来说是致命的——显然不是罪魁祸首，因为动物园的鸸鹋是健康的。后来疾病预防和控制中心又一次被惊动并收到了新的标本，新标本还被送到了马里兰州的一家军队实验室。与此同时，中央情报局的官员们开始关注生物恐怖的可能性，因为身份不明的病毒传播者显然正在纽约活动。军队与疾病预防和控制中心实验室的结论都是西尼罗病毒。几天之后，加利福尼亚大学欧文分校的实验室也确认了（这一病毒），他们事先获得了纽约市卫生局送来的脑组织标本，这些标本来自死于该病的患者。这一病毒突然间消失得无影无踪，它是怎样在北美的生活环境中生存的，这一问题至今未明。理查德·普莱斯顿评论说："在发现新大陆的过程中，西尼罗病毒杀死了几个人，成功地惊动了中央情报局，现在它有了更加重要的任务：无论如何要找到一个复制自己的方法。"如果这个病毒随着鸟类迁徙到了南方，并且找到一个地方躲过冬天，普莱斯顿评论说："我们发现它的唯一途径是，（发现）它明年再来。"

它确实回来了。2002 年，西尼罗病毒传播到了 43 个州，超过 3 600 个美国人患病，212 人死亡，大约 9.1 万只鸟死亡，1.3 万匹马被感染，其中三分之一死亡。早先的毒并不感染马。生物史上从来没有发生过类似的事情。不仅是一种病毒在一个半球发生了突变后来到了另一个半球，而且它还在新环境中找到了一个没有免疫能力的宿主（马），并且通过蚊虫叮咬传播给其他物种。疾病的流行会随着天气变冷而中止，但每年都会重来。2003 年，西尼罗病毒传播到了美国的西海岸，当年全国大约有 9 862 人患病，264 人死亡。但是，在 2004 年，感染该疾病的人数（8 219 人）和死亡人数（182 人）都下降了，数字在 2005 年继续下降（3 000 人感染，119 人死亡），2006 年上升（4 269 人患病，177 人死亡），2007 年又下降（3 623 人患病，124 人死亡）。数字的起伏波动也是一个未解之谜。

性病的全球性蔓延

世界范围内的、来自传染病的最大威胁之一，是性传播疾病。在 20 世纪的美国和西欧，由于抗生素的广泛应用，性传播疾病如梅毒和淋病的患病率显著地下降了。可是从 20 世纪 70 年代开始，性传播疾病的患病率急剧上升。此外，目前尚无法治愈的艾滋病（AIDS）开始感染人类，并且达到了流行病水平的感染数量。在美国，截至 2005 年，性传播疾病如衣原体病、淋病、艾滋病、梅毒和乙型肝炎，占到了前十位传染病全部病例的 90％以上。

发生了什么事情呢？是什么导致了性传播疾病的患病率在世界范围内急剧上升呢？根据劳里·加莱特的观点，有四种因素难辞其咎：（1）避孕药极大地降低了对意外怀孕的担心。（2）全世界城市里的年轻人性解放和性宽容的观念。（3）发展中国家新的就业形式。这种就业形式是，年轻男性涌入城市寻找工作，在周末的时候回到乡村与其配偶或者女朋友团聚，这使他们把自己染上的性传播疾病传播到乡村。（4）这也许是最重要的，拥有多个性伴侣的情况达到了史无前例的程度。

加莱特还发现，欧洲和北美的男同性恋者，和发展中国家特别是非洲的年轻异性恋者，充分地利用了目前的性观念。城市居民数量不断增长；日益方便的空中航线和大规模交通系统使人们能够进行世界范围的旅行，并达到自己选择的城市；性观念变得越来越宽容。所有上述因素结合在一起，促进了性传播疾病的传播。不过，个体所拥有的性伴侣数量才是最重要的患病危险因素。就像加莱特总结的那样，世界上的头号传染病传播者是多伴侣性行为：

> 罪魁祸首还是性行为，特别是多伴侣性行为。从第二次世界大战以来，性传播疾病在世界范围内以惊人的速度暴发和再暴发，这验证了性活跃个体和性活动场所在疾病——如 HIV-1、HIV-2 和青霉素抵抗性淋病——扩散中所发挥的作用。

生物恐怖

一个更新的传染病威胁是生物恐怖。有些人有意识地准备生物学病原或者气体，并且以致人患病或死亡为目的在其他人身上使用，这就是生物恐怖活动。西门·威廉斯指出，社会学可以在对生物恐怖的评估上发挥重要作用，包括评估其企图引发的疾病、恐惧、安全防卫、监视、反击战，以及其他事宜。生物恐怖有两种类型，即公开的恐怖和隐蔽的恐怖。所谓公开的生物恐怖，就是犯罪分子公开承认对事件负责，或者恐怖分子的身份在恐怖袭击中被泄露。例如，1995 年发生在东京地铁里的奥姆真理教沙林气体泄漏事件。隐蔽的恐怖的特点是未宣布的或未认定的病原体的释放，在这样的事件中，患者的出现可能是事件的第一征象。这样的例子有发生于 1985 年俄勒冈州的胃肠炎暴发事件，事件的原因是，一个邪教组织用沙门氏菌污染了几个色拉餐厅。另一起胃肠炎事件发生在 1996 年，当时，在一个庞大的医学实验中心里，一个心怀怨恨的职工把痢疾病菌放到了同事们食用的通心粉中。

一次更严重和恐怖的公开袭击是，2001 年9—11 月，有些人利用美国邮政邮寄炭疽菌。这一袭击紧接着中东恐怖分子劫持民航客机并撞击纽约世贸中心和华盛顿五角大楼事件——该事件导致大约3 000人死亡，包括恐怖分子自己。有人把炭疽孢子粉放在信封里，从新泽西州邮寄到了一些选定的媒体机构和议会的办公室里。该行为造成 5 人死亡，还有 18 人出现了严重的病情。第一个被感染的人是纽约市的美国国家广播公司的一位女助理评论员，后来她痊愈了，但她的病情是在发病数星期后才得到确诊的，虽然她曾经在两家医院的急诊室里接受治疗。治疗第一位受害者的医生并没有考虑炭疽的可能性，因为这太不可能了——这是一种医生们从来没有见过，也从来没有想到会遇见的疾病。第一个死亡病例，佛罗里达一位 63 岁的小报摄影编辑，被确认吸入了炭疽孢子。当疾病预防和控制中心的流行病学家在其任职公司的邮件室里发现孢子粉的时候，对他死亡的调查变成了一桩刑事案件。在接下来的几个星期里，华盛顿特区的两名邮政职工死亡；康涅狄格州的一位老年妇女因为接触了污染邮件而死亡；纽约市的一家医院的一名女性工作人员死亡，她的感染途径不明。保护邮政设施的措施被采用，一项庞大的调查计划因此启动，这些行动的目的就是试图找到责任人。

这花费了七年的时间。而且，发明出 2001 年还不存在的实验技术也需要时间。不过，联邦调查局最终在 2008 年确认了炭疽孢子粉的来源。杀害了第一名受害者的炭疽孢子粉标本被送到了北亚利桑那大学的一位生物学家那里，他曾经研发出了认定不同菌株的检测方法。他认定这是剧毒的埃姆斯菌株，但无法认定它是从哪个实验室里来的，而全世界许多实验室的培养基里都保存有这种菌株。随后，联邦调查局争取到了染色体研究所的帮助，请求他们破解该炭疽杆菌染色体的 DNA 基因序列。这个染色体研究所破解了埃姆斯炭疽杆菌的染色体序列，也破解了被用于此次袭击的炭疽杆菌的染色体序列。它们两个完全一样，不存在任何可以把袭击与其他炭疽菌株相联系的区别。不过，马里兰州的一个军方微生物学家把袭击用的炭疽孢子粉涂抹在营养基上，发现其中的一个形成了一种“生物形态”或“形态”。这种形态是独特的，染色体研究所的研究者破解了其基因序列，并且发现它同样来自马里兰州的军方实验室的一个曲颈瓶。这个曲颈瓶由这个实验室的一名科学家保管。该男子在联邦调查局接近并试图逮捕他的时候自杀了，留下了许多悬而未决的问题。

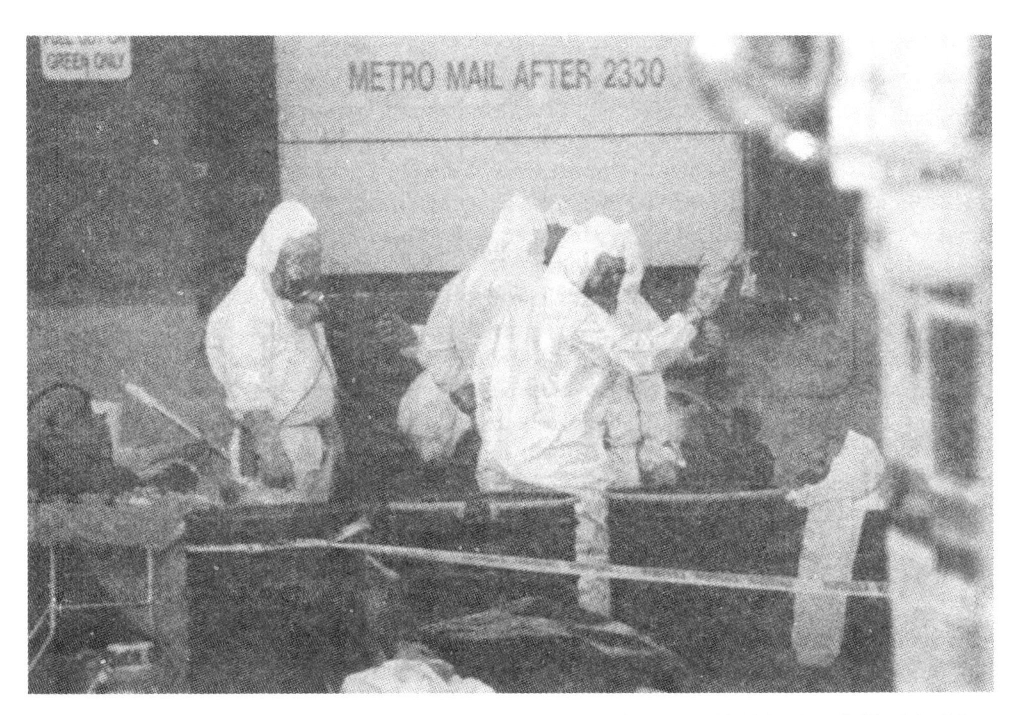

2001 年 10 月，危险物品工作者正准备进入华盛顿特区布伦特伍德的邮政设施检测炭疽污染物。

不过，传染病的重新抬头，不论其来源是自然原因还是生物恐怖，都昭示了医学社会学在研究视角上的一个转向，这就是从只关注慢性病到既关注慢性病，也关注传染病。生活方式和社会行为在传染病的传播方面发挥了重要作用，诸如性行为、药物应用、旅行、饮食习惯、生活条件和生物恐怖等。因此，对于 21 世纪的医学社会学家来说，对传染病的预防和传播的社会影响因素进行研究，将会变得越来越重要。

生命伦理与医者良心

医学社会学的另一个较新的研究领域是生命伦理学。这是因为医学中的道德（或不道德的）决定可能产生重大的社会影响，也可能反映出对某一个特定社会群体的歧视和偏见。虽然作为一个职业的从业者，医生们受到过伦理学训练，并且被寄予期望在面对病人时永远践行道德，但是仍会出现少量意外事故。一个极端的例子是纳粹医生们在集中营囚徒身上实施的医学实验。美国的例子是 1932 年在亚拉巴马州进行的臭名昭著的“塔斯卡基梅毒研究”，在这次研究中，一群染病的黑人以治疗的名义被征召。他们被告知正在进行梅毒的治疗，但实际上只是服用了阿司匹林、维生素和铁剂，这样，美国公共卫生服务机构的医生们就可以研究疾病在他们身上的（自然）进程。当然，这种对伦理规范的粗暴的违背已经成为过去，目前，（对伦理规范的）捍卫措施在所有类型的研究中都得以确立，包括完全告知情况下的患者同意、可接受的风险—收益比例、可保障的患者自主权和保密、伦理委员会、制度性的评估委员会对遵从（道德规范）行为的监督等，上述情况都适用于医学社会学的相关研究。1996 年通过的《医疗保险便利性和可及性法案》具有重要意义，因为它规范了患者隐私事项和患者信息的处理方式。不过，有关医疗服务、药物试验及类似事宜的道德担忧依然存在。

令人担忧的一个领域是，相当比例的、由医疗服务机构和制药公司赞助的临床研究，从学术机构转移到了以营利为目的的私人公司手上。以前大约 70%的临床试验是由学术研究实验室完成的，但是现在，这一数字降低到了大约 30%。私人公司拥有自己的评估委员会，或者雇用商业性的评估委员会来加快资助性项目的通过。其结果是，临床试验变成了市场经济中的一桩生意，出于对利益的追求，对人类实验对象的保护很可能被削弱。当然，其他的伦理问题也不可避免地存在着。2008 年，《美国医学会杂志》发表的一篇报告揭露，一个制药公司（默克公司）的雇员撰写（代人捉刀）了一篇有关该公司制造的某一药物的研究论文手稿，然后征召学术人士，付钱请他们署名，并以他们的名义发表在科学刊物上。这些所谓的“客座”作者并不总是公开资助他们的制药企业和自己的报酬。在这种情况下，研究发现的客观性和研究过程的诚实性显然令人怀疑。

在今天的医疗实践中，还有一些具有社会影响的伦理事务。这包括有关干细胞研究的争论。干细胞研究是一个发展迅速的研究领域，在这一研究中，人类胚胎干细胞被用来制造人体细胞和组织。干细胞在治疗退化性疾病如帕金森病和糖尿病方面的潜力，被该研究的支持者认为是革命性的。争论源自一个问题：胚胎（实验室中生长的人类受精卵细胞）是一个人，还是仅仅是具有科学用途的一群细胞？在使用成年人自己的骨髓干细胞来对他的外伤进行整形治疗时，争论并不存在。不过，一旦涉及人类组织的克隆、出生前基因筛查以及针对潜在雇主和他人而保护个人基因信息时，伦理问题就出现了。其他伦理问题还包括流产、安乐死、以体外受精为特征的生殖技术和子宫植入技术、死亡的权利以及类似的生死意义问题等。这些问题触及了下列问题的核心：作为一个社会和道德的存在，作为正义社会的一个成员，到底意味着什么？在这些讨论中，医学社会学家将发挥重要作用。

第二章

流行病:人人皆可致

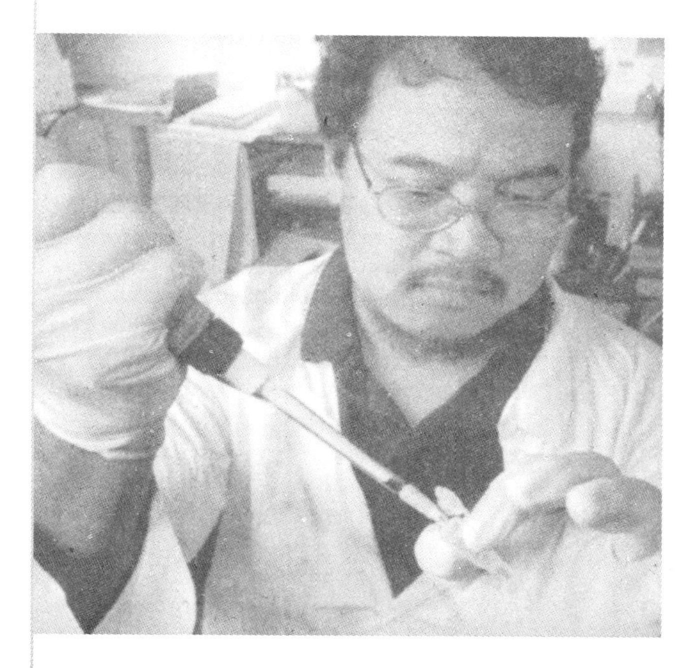

流行病偏爱穷人

心脏病:典型现代病

疾病和现代化

艾滋病:人类的头号杀手

流行病偏爱穷人

在人类以游牧方式生活的时代，或者当他们生活在相互分散和隔离的社区中的时候，流行病的危险相对来说是较小的。可是，一旦人们开始在没有卫生生活条件的原始城市中生活，有利于传染病发生的条件使其发病率大大增加。拥挤的城市生活环境保证了传染疾病的迅速传播，也使致病微生物得以在社区中长期存在。而且，人们从世界的一个地方移居到另一个地方，疾病也随之从一个地理区域被传播到另一个区域。例如，淋巴腺鼠疫显然是在 14 世纪从中国传入欧洲的，霍乱在 17 世纪经由印度进入英国，而欧洲人在他们探索和殖民新世界的时候把天花带到了西半球。新世界有时也会反击。记载中发生于 1493 年的欧洲首次梅毒流行，可能来自一种非性传播的传染病菌株的变异，这种被称作“yaws”的传染病流行于美洲的热带丛林中。据说，哥伦布和他的部下从美洲返航后将这种传染病菌株带回了欧洲。有证据表明，这种“yaws”细菌在接触欧洲环境之后变异成了一种通过性传播的梅毒病菌。历史上有很多探险者和旅行者把一种令人畏惧的病原微生物带入一个毫无防备的人类社区的例子。

曾经在 1340—1750 年蹂躏过欧洲的淋巴腺鼠疫成为人类历史上最惨烈的流行病灾难标志。据估计，1/3 的欧洲人口，大约 2 000 万人，死于这场大流行病。在一个城市（伦敦）的一个月里（1665 年 9 月），大约 30 000 人死于这场瘟疫。在对 14 世纪的情况进行描述时，历史学家芭芭拉·塔克曼写道：“这种疾病是如此致命，人们听说有这样的事例：人们入睡的时候还好好的，却在醒来前死去了；医生接诊病人，却在病人之前死去。”使这种疾病显得特别恐怖的是，谁也不知道它的病因、怎样预防和治疗。可是，虽然这场瘟疫同时影响了富人和穷人，但死亡率上的社会差异仍然存在。穷人死于瘟疫的可能性大大地高于富人。塔克曼写道：

> 对那些能够承担逃亡费用和加以实施的人们来说，这是他们依赖的主要手段。富人逃到他们位于乡间的住所，就像佛罗伦萨的爱国者薄伽丘那样。他在一个城堡的宫殿里安顿下来，这个城堡的“每一侧都远离道路”，“拥有清凉的水井，酒窖里存着稀有的葡萄酒”。城市的穷人死在他们的破瓦寒窑里，“只有尸体的恶臭才使邻居们知道他们的死讯”。当时，无论是南方还是北方，穷人比富人更为悲惨的迹象清晰可见。一位苏格兰的编年史家、富顿的约翰，毫不掩饰地说，瘟疫“特别起劲地袭击卑贱和普通的人，却很少袭击富贵之人”。蒙彼利埃的西门·德·科维诺也做出了同样的判断。他把此归结于穷人悲惨、贫困和艰难的生活，认为这些因素使得穷人更加脆弱。他只说出了一半的真相，而

密切接触和缺乏卫生条件则是另一半未被认识的真相。

很多人认为，这场瘟疫的原因是上帝对罪人发出的怒火。可是，人们最终认识到，这种疾病可以由一个人传给另一个人，也可以在人畜之间传播。瘟疫的源头原来是黑鼠身上的跳蚤，不过最致命的鼠疫类型——肺鼠疫——却是在人类之间传播的。在1750年终止这场瘟疫的功臣是公共卫生的显著改善，以及富于攻击性的棕色老鼠在城市中的出现。棕色老鼠多躲避人类，它们身上的跳蚤携带病菌的能力较差。它们把大多数的黑老鼠赶出了欧洲的城市。

虽然人们普遍认为鼠疫是一种中世纪的疾病，并且不再是世界范围内主要的健康威胁，但在1994年，它的肺炎形式却再一次暴发，地点是印度西部孟买附近的苏拉特市，当时大约有6 000人住院，至少55人死亡。很多人在惊恐中逃离了这一区域，一些感染者把疾病传播到了其他地方。这种病如果在早期被发现，可以用抗生素治愈。一种据信是消失了的疾病在现代再次暴发，是对社会环境和健康之关系的一次严厉警告。苏拉特市的人口在很短的时间内增加到了原来的两倍以上，超过了两百万，他们很多是被当地的纺织业和钻石切割业吸引而来的移民。其中大约一半的人口生活在印度最恶劣、最拥挤的贫民窟里。贫民窟里的住房大多是由混凝土外壳构成的，或者是由木头、压扁的汽油桶和塑料布搭建而成的。这里没有下水道、自来水、厕所和垃圾清理设施，而当地的河水已经被人类排泄物严重污染。对于通过空气传播的病菌来说，这个拥挤的贫民窟无疑就是一个孵化器。据悉，病菌是由一个移民工人从印度中部带到苏拉特来的，由于这里的社会条件养痈为患，最终演变成了一场大规模的流行病。

流行病如鼠疫自古就存在，但一直到19世纪，流行病学研究才成为一门系统的科学，直到1854年，约翰·斯诺的著作才奠定了现代流行病学的基础。斯诺是一位英国医生，他标绘了伦敦所有发生过霍乱的地点。然后，他走进患者的社区，询问他们的日常活动。他希望知道他们吃了什么，喝了什么，去了哪里，以及他们的活动。最终，斯诺怀疑霍乱是通过水来传播的，因为所有患者日常生活的共同点是，他们都从布洛德街的水泵取水。当时，伦敦人从几个供水公司获取饮用水，而有几家供水公司显然提供了被霍乱病菌污染过的水。通过关闭布洛德街的水泵，斯诺终止了这次霍乱的流行。他不仅建立了一套调查模式，而且还证明：研究可以实现积极的干预，社会行为和自然环境对疾病的传播都很重要。

在斯诺进行研究的时代，医学科学的发展方兴未艾。在19世纪后半叶，路易·巴斯德和他的追随者们运用疾病的细菌理论，使医学思维发生了革命性的改变。细菌理论阐明，细菌是人体感染的病原。斯诺、巴斯德和其他人的发现为流行病学家提供了一个分析框架。承认细菌是疾病的病原体，这成为其他科学发现的先导，即发现人们会接触各种各样的病原。这些病原包括：（1）生物病原，如细菌、病毒或者昆虫；（2）营养性病原，如制造胆固醇的脂肪和碳水化合物；（3）化学病原，如污染空气、水源和土地的气体和有毒化学品；（4）物理性病原，如气候和植被；（5）社会病原，如职业、社会阶级、居所或者生活方式。

一个人从事什么工作，他是谁，他在哪里居住，这些情况能够决定什么样的健康危险最可能在其生活中存在。然后，流行病学家将确定对该病原易感的一个特定宿主（一个人或一群人，一个动物或者一群动物）。流行病学家将检查人类宿主的各种性质，既包括其生物学特性（年龄、性别、免疫水平，以及其他提高抗病力或者易感性的生理特征），也包括其行为特性（习惯、风俗和生活方式）。下一步是探查病原和宿主的物理环境和社会环境。上述调查的结果将有可能确认是什么导致了人们的患病或受伤。

流行病学术语“社会环境”指的是实际的生存条件，比如贫困和拥挤，以及社会规范、价值观念，还有反映特定社会生活情境和文化生活情境的社会态度。不同的社会规定有不同的行为模式和生活安排，也规定涉及用水、进食和食物处理、居住和个人卫生的不同标准。例如，20 世纪 90 年代中期在印度苏拉特布流行的鼠疫，其根源就是不健康的行为方式和生活条件。社会环境可以导致患病，因此关于它的信息可以用来确定传染链，也有助于确定有效的治疗和预防措施。

心脏病： 典型现代病

心脏病位列美国死亡原因之首，占全部死亡病例的 1/3 还多。正像马萨诸塞州的弗雷明翰研究计划所显示的那样，一系列因素导致了这一疾病的发生。从 20 世纪 50 年代开始，这一研究显示，随着年龄的增长，动脉硬化并不是随机地侵袭所有人，而是侵袭那些高度易感的个体，而这些个体可以被提前认定。大约 5 000 人参与了最初的研究，还有 5 000 名他们的后代加入了从 1970 年开始的第二代研究计划。他们的年龄在 30～60 岁之间，他们在进行初次体检的时候，未患任何类型的心脏病。每过两年，他们就会接受一次较为全面的生理检查。数据显示，在决定一个人是否会罹患心脏病的问题上，性别（特别是男性）、老龄、高血压、糖尿病和肥胖构成了显著的危险因素。

在所有这些危险因素中，某个因素对某人产生了多大作用，这一问题并不明确。例如，死于心脏病的男性大约是死于心脏病的女性的两倍。虽然男人总体上背负了更大的风险，但是他们只要挺过了第一次严重的心脏病突发，预后比女人更好。而且，在罹患心脏病这一点上，患有糖尿病的女人与男人相比没有任何优势。实际上，弗雷明翰研究显示，患有糖尿病、肥胖和低密度脂蛋白增高的女人特别容易罹患心脏病。因此，当分析心脏病的时候，必须接受各种危险因素之间关系复杂这一事实。

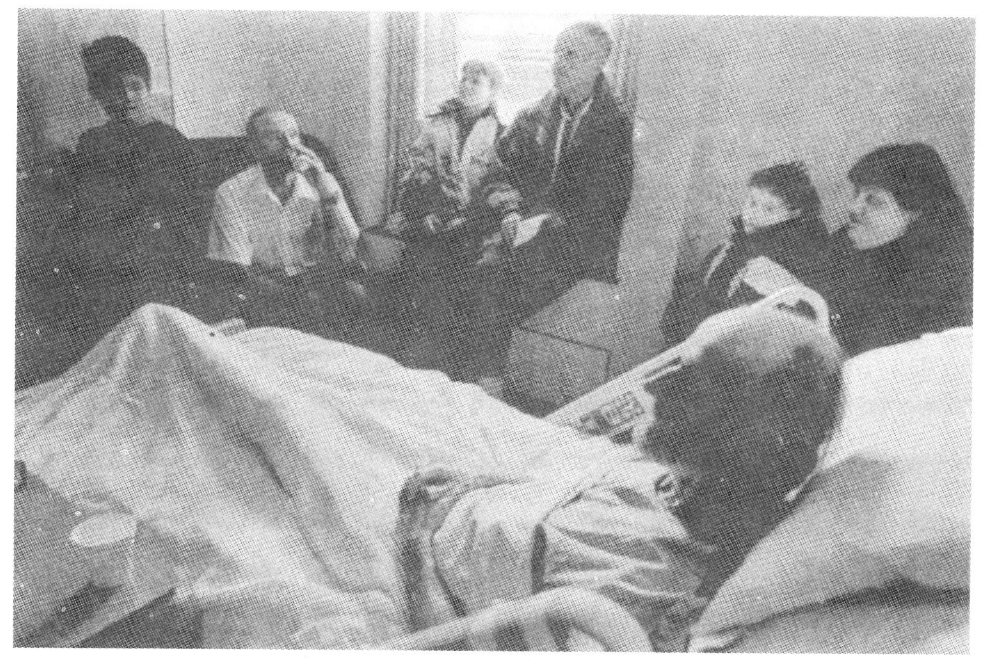

男人死于心脏病的可能性是女人的两倍，不过，一旦挺过了第一次严重发作，他们的预后要好得多。

虽然心脏病仍然是美国人的最大杀手，但从 20 世纪 60 年代中期以来，死于心脏病的女人数量快速下降，而死于心脏病的男人的数量则下降得更快。1950 年，全部人口中每 10 万人有 586.8 个人死于心脏病，而 2004 年，每 10 万人中有 217.0 人死于心脏病。在美国，吸烟是导致心脏性猝死的首要原因，而在戒烟一到两年后，这一因素几乎被全部消除。先进的医疗服务和外科技术、降胆固醇药和降压药、饮食习惯的改进和增加锻炼，也是令心脏病发病率降低的显著影响因素。当然，并不是所有的胆固醇都是有害的。低密度脂蛋白，即所谓的“不良胆固醇”，与心血管问题有关，但是高密度脂蛋白，据称可以帮助身体对抗心脏病。医学文献已经对减少摄取低密度脂蛋白的益处达成共识，这样做（减少摄取低密度脂蛋白）也已经成为心脏病学的基本原则。

令人鼓舞的是，心脏病的危险可以被大大地降低，如果人们在以下四个方面进行改进：(1) 戒烟或者不吸烟，(2) 控制高血压，(3) 选择降低低密度脂蛋白的饮食，(4) 锻炼和避免肥胖。显然，行为改变和生活方式的改变可以达到明显降低风险的结果。我们在有关饮食和锻炼的研究中看到了这一事实。

饮食

来自挪威奥斯陆的希耶曼和他的合作者们进行了一项重要的研究，研究提出了格外有力的证据，证明减少摄取饱和脂肪可以降低心脏病发作的几率或因心脏病猝死的几率。该研究还发现，人们也可从戒烟或者减少吸烟中受益。这项研究开始于1972年，1 232个年龄在40岁到49岁之间的人参与了研究，他们被选中的原因，是因为他们都面临着罹患心脏病的高风险。他们的血压是正常的，但他们的胆固醇水平过高，而且其中有80%的人吸烟。对他们的日常饮食的分析显示，在他们最常食用的食物中，饱和脂肪和胆固醇都过高。黄油、香肠、高脂肪奶酪、禽蛋和全脂牛奶是他们的食谱中最常见的食物。这些人被随机分配到实验组或者对照组。实验组的人被建议戒烟和使用低胆固醇的食物。新的食谱包括用脱脂牛奶代替全脂牛奶，每周最多吃一个鸡蛋，在烹调中使用多重不饱和油脂，用水果作为甜点，使用高纤维面包、鱼和低脂奶酪制作三明治，使用鱼或者低脂肉和土豆、蔬菜作为主餐等。未使用任何药物，也没有关于锻炼或者减肥的任何建议，这些实验情况在五年的试验期内变化微小。

1977年，实验组的低密度脂蛋白胆固醇水平降低了13%，而且，保护性的高密度脂蛋白胆固醇和有害的低密度脂蛋白胆固醇之间的比值升高了。希耶曼和他的同事们发现，减少摄入饱和脂肪——通常是动物脂肪——是最有效的单一饮食改变。他们认定，这一饮食改变解释了60%的数字差异，即两组人心脏病突发和心脏病猝死数字的改变。吸烟习惯的改变解释了25%的心脏病减少的原因。

20世纪80年代以来，许多研究都得出了同样有说服力的成果，即把高低密度脂蛋白胆固醇水平和心脏病相联系，并且鼓励选择消费有益心脏健康的食物。几乎所有主要的健康组织都规劝人们减少他们对饱和脂肪的消费，降低他们的胆固醇水平，减少多余的体重，以及戒烟。通过改进饮食行为和不吸烟，受心脏病威胁的人们可以改善他们的健康前景。

锻炼

另一项关于心脏病的主要研究针对的是锻炼和参与运动的问题。拉尔夫·帕芬巴格尔和他的合作者们进行了这项研究。他们调查了16 936个哈佛大学校友的体力活动和生活方式特征，研究跨度达12～16年（1962—1978年）。他们发现，锻炼（行走、爬楼梯和体育锻炼）可以延长所有与死亡率有关的预期寿命，特别是对心脏病而言。那些每周至少消耗2 000卡路里的哈佛校友，较之那些不太活跃的人，死亡率要低1/4到1/3。那些不进行锻炼、患有高血压并且还吸烟的人死亡率最高。帕芬巴格尔估计，一个人到80岁的时候，经常锻炼可以多活一年甚至两年以上。在随后的一项也是针对哈佛校友的研究中，帕芬巴格尔和他的同事们分析了（这些人）从 1977 年到 1985 年间的日常活动方式的改变。他们认定，中度活跃的体育活动和低死亡率相联系，这适用于所有的死亡原因，尤其适用于心脏病。戒烟、避免肥胖和维持正常血压对降低死亡率的效果也非常显著。

不过，帕芬巴格尔和他的合作者们发现，轻度运动如打高尔夫对冠心病发病率没有影响。中度激烈的锻炼才符合要求。不过一般来说，对人的健康而言，任何锻炼都比不锻炼强，但是高强度的锻炼对减少心脏病的贡献最大。总之，一个人运动得越积极，他就活得越长——即使他吸烟和超重也是一样。这一研究结果被数个欧洲研究所支持，这些研究发现了身体强健和高强度的休闲体育活动之间的关系。研究发现，与重体力劳动相比，休闲中的积极锻炼对心血管系统有更积极的效果，因为后者往往与紧张的工期及时间限制相联系。

上述研究得出了这样的结论，即应当在心脏病预防计划中提倡经常进行体力活动，以及控制血压和饮食，降低胆固醇水平和戒烟。虽然休闲中的高强度锻炼对心脏病的预防最有效，但是日常生活中的锻炼，如用爬楼梯代替乘电梯、短距离步行代替开车等，也很有健康价值。可是疾病控制和预防中心 2000 年搜集的数据却显示，当年美国 39%的成年人习惯久坐的生活方式。久坐的生活方式即不进行休闲体力活动或者不规律地进行这种活动。疾病预防和控制中心还报告说，全美的肥胖患病率从 1960—1962 年的 12.0%上升到了 2003—2004 年的 32.9%，而缺乏体力活动是主要的危险因素。疾病预防和控制中心 2005 年披露的数字显示，特别肥胖的人（体重指数 BMI 不低于 35）死亡的风险最高，其次是低体重（体重指数 BMI 不高于 18.4），最后是较为肥胖（BMI 30～34.9）的人。那些超重但不肥胖的人（BMI 25～29.9）死亡的风险最低，甚至低于体重正常的人（BMI 18.5～24.9），这一现象的原因尚待解释。积累少量的脂肪，特别是在老年的时候，很可能有保护效果。尽管如此，肥胖仍然是不健康的，它每年导致 40 万人死亡。

疾病和现代化

虽然，在发达的工业化国家，心脏病和癌症、中风和意外事故一起，构成了导致残疾和死亡的首要因素，但是以前的欠发达国家却显示了一个稍显不同的疾病模式。在这些社会中，人类历史上的传统疾病，受不良的卫生和营养状况的影响，仍然占据主导地位。发展中国家的一个传统特征是其高出生率和高死亡率，而且人口相对年轻，因为种类繁多的疾病使很多人不能长寿。

当我们把工业化社会的健康图景和发展中社会的健康图景进行对比时，一个重要的区别显现出来：疾病在不同的人口群体中的表现形式，在两种社会中是不一样的。很多流行病学家坚持认为，这与一个国家的社会组织发展阶段相对应，存在着一个有规律的健康问题排序：从乡村社会到城市社会，从农业生产社会到工业生产社会。例如，1900 年美国排名靠前的死亡原因是流行性感冒、肺炎和肺结核。到了 2004 年，这些疾病被心脏病、癌症和脑血管病或中风代替，成为主要的死亡原因。2002 年，生活条件和医疗技术的进步已经消除了结核病、胃肠炎、白喉对生命的威胁，可是吸烟、过度摄入热量和动物脂肪、应激和缺少体力活动又引发了其他的健康问题，如心脏病和脑血管疾病以及肺病。

其他国家在现代化过程中也经历了同样的模式。例如，1920 年，牙买加的健康水平和目前非洲的最贫穷国家类似。可是从 1945 年开始发展后，牙买加传统的健康模式发生了改变，传染病和寄生虫病所导致的死亡率显著地下降了，其他有传播性因素介入的疾病如消化系统疾病和呼吸系统疾病也减少了，预期寿命提高了，而婴儿死亡率降低了。与此同时，心脏病和癌症导致的死亡率却上升了。虽然现代化带来了长寿和传染病的直线下降，但心脏病、癌症和其他与现代生活相关的病患却增多了。不过，牙买加的现代化是不平衡的，就像在其他发展中国家如巴西和墨西哥那样。也就是说，虽然这些国家的整体健康水平迅速地提高了，人口中最贫穷的社会阶层却被甩在后面，忍受传染病的折磨，而正在崛起的中产阶级则与慢性病为伴。

艾滋病：人类的头号杀手

针对疾病的战斗永无止境。从某些方面来讲，它将变得更加艰难——随着病原开始以更加微妙和难以预料的方式活动，有时还与特定的社会规范和生活方式相关。艾滋病是这一进程的主要例子，因为它给人类提出了一个难以克服的问题。获得性免疫缺陷综合征，也叫做艾滋病，从其最彻底的意义上说，是一种社会性疾病，因为它和特定的社会生活方式相关。艾滋病是一种极具致命性的疾病，它破坏一个人对感染的免疫力，进而使一个人在面对多种疾病如癌症、肺炎和许多病毒时束手无策。艾滋病病毒就是人类免疫缺陷病毒（HIV），它通过性交、静脉注射毒品、输血传播，或者由携带病毒的母亲传染给新生儿。

使艾滋病成为一种社会性疾病的原因是，它深植于社会生活的运行中，而且它有在世界范围内改变规范、价值观、性习惯和生活方式的巨大潜力。因此，艾滋病并非是一种“普通的”流行病，它是一种致命的疾病，对全球的个体、家庭、社区、卫生服务人员和卫生服务体系乃至社会，都具有深远的意义。它已经成为全球范围内首要的传染病死因。

美国

这一疾病的迹象首先出现在 1979 年的秋天。在纽约、洛杉矶和旧金山的诊所里开始出现有乱交史的年轻男同性恋者，他们的一系列症状非同寻常。有些人患有奇怪的真菌感染，还有一些人患了罕见的癌症，如卡波西肉瘤，这种病仅见于具有地中海血统的老人和赤道非洲的年轻人身上。有些人患了致命的肺炎、卡氏肺囊虫病，这些病也非常罕见，仅见于癌症病人，以及因为长期用药而非常虚弱的器官移植病人身上。1981 年年初，洛杉矶和纽约医生所发出的消息惊动了亚特兰大的疾病预防和控制中心。全美大约确诊了 50 个病例，而且对每一个病例都进行了访谈。可是，虽然受害者以惊人的数量在增加，但病因和治疗方法却无从得知。

到 1984 年年中的时候，美国已有 4 918 人罹患艾滋病，很多人已经死去。同性恋组织抱怨说，联邦政府对解决疾病的暴发毫不关心，因为大多数的受害者是同性恋者。在这种情况下，疾病预防和控制中心组建了一个工作组。最初，人们设想病因可能是一种吸入剂，俗称“rush”或者“poppers”，含有硝酸戊酯或者硝酸丁酯，因为有时同性恋者用这些吸入剂在性行为中制造“高潮”。不过，在对那些使用吸入剂但没有罹患艾滋病的男同性恋者进行访谈后，这种可能性被排除了。这一发现把研究者的关注引到了病毒或者其他传染病原之上，这些病原可能通过性接触或者污染的针头传播，因为有些受害者注射毒品。支持这一理论的证据开始出现：一些异性恋的吸毒者和旧金山的一个婴儿感染了这一疾病，而这个婴儿接受了一个艾滋病患者的献血。证明该病的传播途径的最有力证据来自一名洛杉矶患者的性史。艾滋病一贯地和受害者的性经历相联系，而病毒很可能通过肛门进入了血液。例如，相互之间并无接触的三个人，均指认了纽约市的一个人曾经是他们的性伴侣，而这个人被发现患有艾滋病。

另一条线索却让人有些困惑，因为艾滋病出现在来自海地的移民中，而同性恋在海地却被视为一种严格的禁忌。很多受害者否认他们是同性恋或者吸毒者，但进一步的调查却显示他们确实是通过这类途径感染了该病。人们设想艾滋病来源于中非，它首先被带到了海地，然后通过性接触又被带到了美国。2007 年，储存在迈阿密的、采自一位 25 岁海地人的血样所提供的证据表明，艾滋病很可能是通过海地进入了美国。

艾滋病研究确认了该病的病原是一种病毒，不过寻找治疗方法的尝试至今未获成功，尽管抗病毒药物治疗已经可以延缓 HIV 感染者的发病时间。现在知道，当病毒进入血液的时候，感染就会发生，而肛交和静脉注射毒品是西方社会最常见的感染途径。在美国，2005 年年底，疾病预防和控制中心有关成年和青春期男性 HIV/AIDS 感染者的数据显示，59％的病例是同性恋者和双性恋者，22％的病例是静脉注射毒品者，9%的病例是静脉注射毒品的同性恋者。在剩下的男性病例中，8%的病例源自异性接触，2%的病例源自其他原因如输血。对成年女性和青春期女性来说，大多数的 HIV/AIDS 病例（约 56%）源自和男性病毒携带者的性接触。另外 40%的女性因注射毒品吸毒被感染，4%源自其他途径。

在家庭中或者工作场所中和艾滋病人的日常和非亲密接触被认为不会传播该病。对艾滋病的主要恐惧来自这样的事实，即病毒的携带者自己丝毫不知。病毒可以存在于人体，但不一定立刻致病。对那些确诊患病的人们来说，从感染到确诊可能需要五年或者更长的时间。因此，在数年的时间里，艾滋病的携带者可以不知不觉地感染他人，因为确定一个无症状 HIV 感染者的唯一办法是通过验血。最有危险罹患艾滋病的人是那些拥有多个性伴侣并且对其伴侣的性史知之甚少的人。

从 1984 年到 2005 年，美国艾滋病人的数量从接近 5 000 人上升到了 925 452 人。其中大约 60%的人已经死去。不过，1995 年艾滋病死亡人数出现峰值，该年的死亡人数为 49 895 人，1996 年降低到了 37 221 人，1999 年又进一步降低到了 14 215 人，但 2005 年又升高到了 17 011 人。艾滋病的发病情况也有所好转，新病例确诊数从 1995 年的 60 620 人，降低到了 2006 年的 56 300 人。研究人员初期曾经估计，艾滋病的新发病例数会达到每年 40 000 例，后来，新的测算技术显示，这个估计值太低了。修正后的数据显示，从 20 世纪 90 年代以来，新感染病例数维持在一个相对稳定的水平上，即每年55 000～58 000 例。

疾病预防和控制中心发布的 2003 年男性数据显示，非拉美裔的黑人拥有最高的发病率，每 10 万人 103.8 例；紧随其后的是拉美裔人士，每 10 万人 40.3 例；美国印第安人/阿拉斯加土著为 16.2 例；非拉美裔白人为 12.8 例；亚裔/太平洋岛屿裔 8.3 例。2003 年，女性的数据情况是，非拉美裔黑人仍然拥有最高的发病率，每 10 万人 50.2 例；非拉美裔白人为 12.4 例；然后是美国印第安人/阿拉斯加土著，为 4.8 例；非拉美裔白人为 2.0 例；亚裔/太平洋岛屿裔为 1.6 例。20 世纪 80 年代中期，在艾滋病开始流行的时候，美国的感染者主要是非拉美裔的白人同性恋者。不过，这一模式已经发生改变，最主要的流行群体已经转移到了非裔美国人和拉美裔人口中。

2007 年，联合国和世界卫生组织的艾滋病联合计划估计有 130 万北美人口感染了 HIV/AIDS，不过没有人确切知道多少人携带了这一病毒但尚未发病，也没有人知道有多少 HIV 阳性者最终会发展为艾滋病，也不知道病毒在没有疫苗的情况下可以被控制到什么程度，而这种疫苗有待研究者尽最大的努力进行开发。

全世界

联合国和世界卫生组织估计，2007 年在全球范围内有 3 320 万人成为 HIV/

AIDS 的感染者，其中2 250万人在撒哈拉沙漠以南的非洲。从 1981 年以来，至少有 2 500 万人已经死亡。据信，艾滋病起源于非洲中西部的加蓬，其源头是一种黑猩猩的亚种，并通过某种途径传播给了人类，可能是通过狩猎中的血液接触，或者通过处理和食用猩猩肉，或者是被猩猩咬伤。只是这种疾病仅限于偏远地区的少数人中间，人类并不知晓这种病毒。最早的感染可能发生在 20 世纪 40 年代或者 20 世纪 50 年代。目前已确诊的最早的 HIV 血样可以追溯到 1959 年，来自一个生活在刚果的班图人猎手身上。但人们不知道这个人是否发展到了艾滋病阶段。在这一地区，从乡村到城市的移民和性产业化的趋势导致了该病在非洲人中的传播，特别是在这个大陆的东部和南部。在 20 世纪 80 年代或者更早的时候，这种病传到了欧洲和北美。

一些非洲国家如博茨瓦纳、斯威士兰、津巴布韦、莱索托是世界上人均艾滋病患病率最高的国家。在这四个国家中，有 18%～33%的人口感染了 HIV，人均预期寿命降低到了 17 世纪以前的水平，是世界上的最低水平。在这一地区的其他国家里，南非有接近 500 万的 HIV 感染者，这一数字高于世界上其他任何国家。在撒哈拉以南的非洲地区，人口增长和预期寿命都在下降，这完全不足为奇。例如，在斯威士兰，人均预期寿命从 1991 年的 55 岁降低到了 2004 年的 34.4 岁。艾滋病对撒哈拉以南非洲的影响是毁灭性的。

不过，和西方社会形成鲜明对比的是，艾滋病在非洲的传播主要是通过异性恋之间的性交。据悉，大约 80%的艾滋病病例源自异性性关系。艾滋病在妓女、移民工人和长途卡车司机中间特别流行，但也扩散到社会经济地位较高的阶层。撒哈拉以南非洲的移民劳工体系，在艾滋病的传播上起到了特别重要的作用。由于非洲妇女主要生活在乡村地区——典型的情形是在自己的村庄里——劳动和照顾家庭，而非洲男人则构成了庞大的劳工群体，到矿区、大型商业农场和大城市里寻求更好的工作机会。这一体系促进了大量人口离家外出、家庭破裂，以及性关系的不忠诚。总而言之，这种情况形成了一个受性传播疾病侵袭的庞大人口群体，这使得他们在面对艾滋病病毒时特别脆弱。

在非洲，目前艾滋病对妇女的影响大于对男人的影响：成年妇女占撒哈拉以南全部 HIV 携带者的 57%。很多非洲妇女面临的一个特殊问题是，因为对男人的依赖，她们缺乏获得性安全的话语权，无论是在婚姻之内还是婚姻之外。虽然被动受害者的形象不一定适用于性关系的所有情况，有些人还是性行为中的主动者，但由于她们糟糕的经济状况，很多非洲妇女仍然在性关系中处于劣势。贫困和商业部门就业机会的普遍缺乏，使很多妇女高度依赖她们的配偶或者性伴侣，也驱使其他妇女进入娼妓业，而男人则通常拥有多个妻子或者性伴侣，并且可以轻而易举地离婚。

为什么艾滋病在非洲的传播模式与在北美和欧洲的传播方式差异如此巨大，至今未明。可能的原因是，其他性传播疾病——如梅毒——所造成的伤口和溃疡提高了艾滋病在两性之间传播的可能性。妇女居于严重劣势的性别分层模式是一个重要的因素，还有性传播疾病的高患病率，以及很多非洲国家的政治动乱——这种动乱严重干扰了人们保持稳定和健康的（两性）关系的努力。

在欧洲，艾滋病的流行重蹈了美国的覆辙：感染的中心是主要城市里的同性恋和双性恋男性以及静脉注射毒品者。联合国和世界卫生组织在2007年估计，西欧和中欧有76万HIV感染者。西欧发病率较高的国家是西班牙、意大利、法国和联合王国。在东欧和中亚，2007年至少有160万HIV感染者，俄罗斯和乌克兰是新感染病例最多的国家。

20世纪80年代后期之前，亚洲的艾滋病患者非常少，之后就迅速传播开来。联合国和世界卫生组织估计，2007年南亚和东南亚有400万HIV感染者。和非洲的情况类似，其主要的艾滋病病因是异性恋而非同性恋。拥有大量妓女和吸毒者的泰国是艾滋病的一个主要中心，大约有86万人被感染，不过新发感染数的增长速度已经开始变缓。泰国是唯一一个对艾滋病发起强大攻势的亚洲国家，其行动包括全国性的教育计划、安全套推广以及改善对一般性传播疾病的治疗条件。其他亚洲国家如缅甸、印度尼西亚、柬埔寨和马来西亚也发现，艾滋病正在进入一个新的、显在的阶段，而且正在演变成一场社会危机。

在南亚，人们预测艾滋病会在印度人口中广泛传播，总有一天，它在印度所杀死的人会多于其他任何国家。虽然艾滋病传播非常迅猛，问题的程度却不像预料的那样严重。印度有200万～300万人感染了HIV，而不是预料中的400万～500万人。大城市如孟买和金奈（原名马德拉斯）的娼妓业，以及有500万卡车司机穿梭其中的印度交通系统，看起来是疾病传播的主要途径，同性恋行为也是一个因素，还有印度东北部的吸毒活动。迄今为止，艾滋病的流行似乎大体上局限于这些高危群体中，如妓女、卡车司机、男同性恋者和吸毒者。如果突破限制，由于它的巨大人口数，印度可能会成为21世纪的艾滋病流行中心。

在东亚，据估计2004年的感染人数约为80万人，大多数在中国。HIV的首度暴发发生在1989年，主要是在中国西南部的云南省的静脉注射毒品者中间。这一地区濒临所谓的“金三角”地区，即缅甸、老挝和泰国三国交界的地方，世界上大部分的海洛因都产自这一地区。到1995年的时候，通过移民工人的吸毒行为和非法的性交易，HIV/AIDS扩散到了中国的其他地区。在中国，感染了HIV的人通常会遭受恶语中伤和歧视，这使他们被社会孤立起来。不过，虽然开始采取措施较晚，但在那些病情最严重的省份，中国政府开展了应对艾滋病的攻势，如进行针头更换和倡议实施安全的性行为等。

日本男性与泰国、菲律宾和其他亚洲国家妓女的性交，被认为是该病在日本扩散的主要因素，不过日本的HIV/AIDS患病数仍然很低。日本公众以前并没有把艾滋病看做一个严重的健康问题，认为它主要是其他国家的当务之急，该病在日本很大程度上限于少量的同性恋者和血友病患者中。没有证据表明这一态势已经改变。澳大利亚和新西兰被认为是太平洋地区的一个分离区域，据估计2007年那里共有HIV感染者35 000人。

世界上另一个艾滋病正在增多的区域是拉丁美洲和加勒比地区。艾滋病首先出现在海地、阿根廷和巴西的同性恋者和吸毒者中间。现在它已经传遍了整个区域。拉丁美洲的双性恋活动被认为是导致大量女性被感染的重要原因。联合国和世界卫生组织估计，拉丁美洲有160万人感染了HIV，另外加勒比地区还有23万病例。在拉丁美洲国家中，巴西的艾滋病病例最多，而在加勒比地区，海地和多米尼加共和国的患病率最高。随着墨西哥的男性移民在美国受到感染并回到墨西哥，把疾病传播到他们的家乡社区，HIV也扩散到了墨西哥的乡村地区。受到向北流动的工人的利诱，墨西哥边境城镇吸引了大量的妓女和毒贩，这为疾病的传播提供了条件。

艾滋病因此就成为一个范例，它表现了特定类型的行为（特别是性乱交和/或吸毒）怎样为特定的病毒提供机会，从而导致致命的疾病。艾滋病流行的社会学寓意是巨大的，它不仅仅涉及性行为的广泛改变，也涉及艾滋病受害者背负道德败坏的污名、社会对艾滋病患者的拒斥、作为艾滋病患者自身的痛苦，以及围绕着艾滋病的宗教辩论：艾滋病是否是（上帝）对越轨生活方式的惩罚？

艾滋病患者大多是同性恋者或双性恋者和静脉注射毒品者这一事实，强化了广泛的污名化、社会排斥和社会歧视。当一个人成为艾滋病感染者，这个人会在很多方面成为一个社会弃儿，被朋友、熟人甚至家人所排斥。人们通常会有一个“主要身份”，这是个基本身份，它反映了一个人最重要的社会位置，往往来自他的职业。可是，艾滋病却能够成为主要的身份属性，因为它会成为感染者唯一重要的社会特性。无论一个人的收入、教育、职业或者其他的身份来源是什么，患艾滋病的人常常发现，罹患这一疾病会对他人的态度和反应产生消极影响。

艾滋病也使家庭陷入危机。患艾滋病的孩子拥有家庭，同性恋者和静脉注射毒品者也拥有家庭。在应对艾滋病污名的过程中，家庭关系会变得紧张，但是家庭也会照顾和支持受感染的家庭成员。这种情况会使对所有的相关人士都承受极大的压力。不仅仅是患者及其家庭会受到影响，为艾滋病服务的护士、医生和其他卫生人员也会受到影响。卫生人员不仅要冒暴露于病毒之下的危险，他们自己也可能被同事和朋友所排斥。他们还会为患者的去世感到悲痛，并因为自己无力治愈患者而感到受挫。艾滋病显然是一种复杂的社会疾病。

由于艾滋病源自私密行为却导致严重的社会后果，这也在个人权利和社会福利的关系上引发了严肃的道德和法律问题。核心的公共问题是，怎样在最私密的情境中改变行为，以及这种改变能否以一种不破坏公民自由的方式实现。目前应对艾滋病的公共政策措施是，通过强调性安全的教育计划而限制它的蔓延，不过检疫隔离和普遍检测仍然是一个预备的措施——如果这一不可治愈且致命的疾病在全社会失控的话。不过，美国有些州的立法机构已经通过了保护公众的法律。一些州通过法律规定，传播或者使他人感染 HIV/AIDS 是一种犯罪，还规定了对监狱犯人和怀孕妇女的强制化验，还有对感染者伴侣的法定告知。艾滋病已经成为我们这个时代的主要公共卫生事务。

第三章

地位影响你的健康

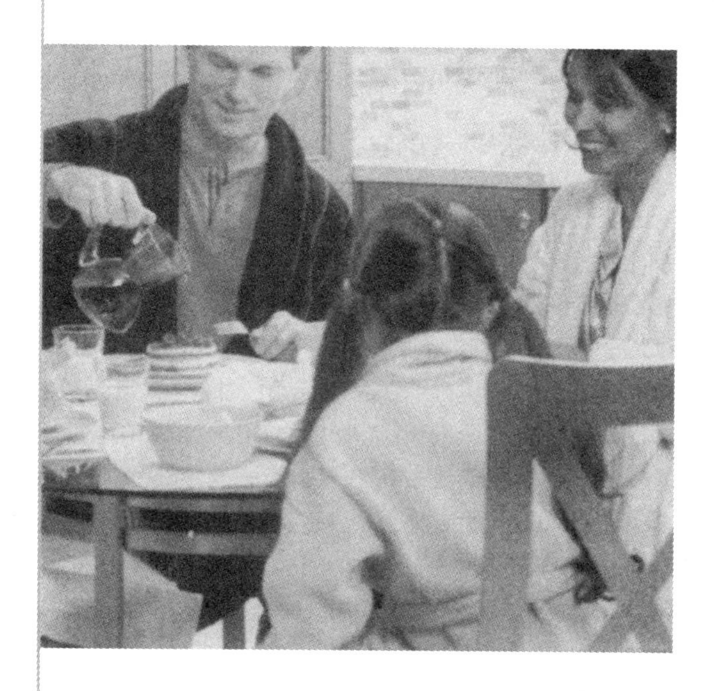

阶级地位决定你能活多久

穷人更易患病

社会经济地位:疾病和死亡率的基本原因

穷被定义为缺少生活中的好东西，包括健康和长寿。英国流行病学家迈克尔·马蒙特用一个例子阐述了这一情形。他说，如果你想感受社会经济地位是怎样影响健康的，那就坐上华盛顿特区的地铁系统，从市中心破败的东南地区前往马里兰州高档的蒙哥马利县。你每行进一英里，社区居民的预期寿命就增加1～1.5岁。在起点的低收入黑人和终点的富有白人之间，预期寿命的差距是20岁。马蒙特说，你在华盛顿大区所看到的20岁的预期寿命差距，在比较日本人和哈萨克斯坦人时同样也可以看到。

同样的情形在美国穷人获取卫生服务的历程中也可以看到。在20世纪30年代以前，那些无力支付卫生服务的人在很大程度上依赖慈善事业。建立和维持大量为穷人提供治疗的城市诊所的目的，在于将它们作为训练医学生和护理学生的教学设施。在这种情况下，教学是这类机构的主要目的，尽管提供慈善服务也很重要。自20世纪30年代以来，这类设施的数量和种类都大幅度地增加了，穷人能够获得的服务的质量也得到了提高。可是问题依然存在。虽然有证据表明，通过各种政府资助计划，更好的医疗保险覆盖使人们能够更频繁地就医，但穷人仍然被限制在福利医疗的框架内获得治疗且仍然生活在条件落后的城市和乡村地区。

在改善普通大众的健康方面，平等地获得接受服务的机会是一个重大的进步。不过，改善获得服务的机会只是促进健康的方法之一。社会底层人民的生活条件是最恶劣的，而这又和他们最糟糕的健康状况如影随形。上述事实依然如故，无论他们生活在哪一个国家，无论他们拥有什么样的或没有医疗保险，也无论他们接受了什么水平的卫生服务，他们的健康状况仍然是最糟的。这一发现适用于所有的疾病——除了少数例外，也适用于全部人生阶段。因此，事实是：一个人在一个社会的社会结构中所处的位置越低，这个人在社会阶梯上的健康状况就越差。

在美国和世界上其他任何地方，社会经济地位或社会阶级都是一个人健康和预期寿命最有力和最一致的预测器。虽然其他社会人口学变量如种族、性别和年龄也对健康有着重要影响，但当阶级地位变量和其他变量发生互动，并制造出一个超越原有变异的更大变异时，阶级地位的解释力就显露无遗。正像伊万·雷德十年前所解释的那样：

> ……阶级是社会分层的基本形式。这主要是因为下述事实：大多数重要的社会差异有其经济基础。不过，下述清晰的提示也同样重要：其他的分层标准和它们之间的关系也会依据阶级状况而发生变化。若将此结论扩大延伸则可以推断：作为中产阶级的老年黑人女性，和作为劳动阶级的老年黑人女性的境况是不一样的。

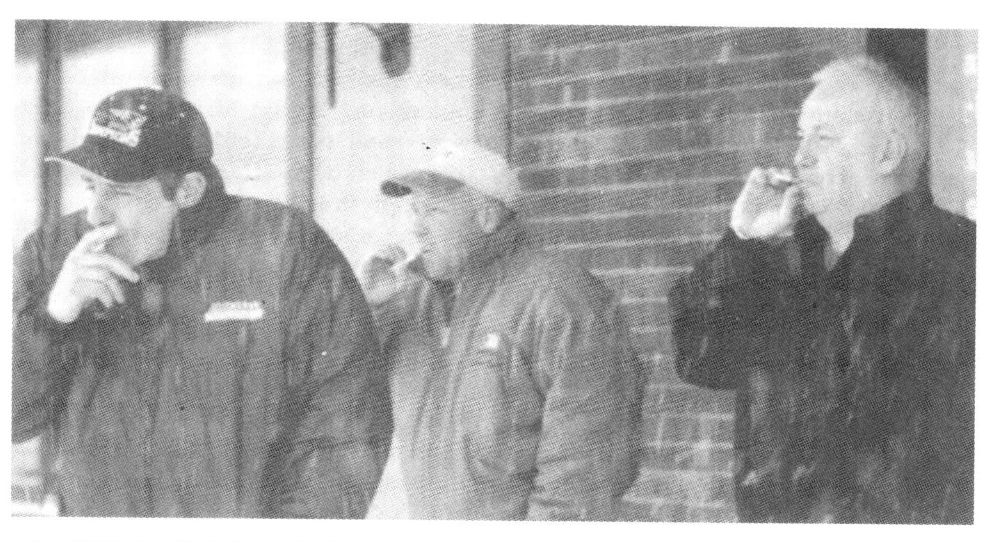

几个劳动阶层的男人在工休时吸烟。

阶级地位决定你能活多久

在讨论阶级和健康的关系之前，考察一下社会学家怎样决定一个人的阶级地位不无裨益。医学社会学中有许多不同的阶级结构模型，包括基本的三层次方案：上层、中层和下层。不过，美国医学社会学家——他们渴望更高的分析准确度——经常遵循的模型由德国经典社会理论家马克斯·韦伯提出的模型发展而来，这一模型是在 20 世纪初提出来的。这是一个五层次的模型，包括（1）上层阶级（特别富有的公司高层管理人员和专业人士）；（2）中上层阶级（富有的、受过良好教育的专业人士和高层经理）；（3）中低层阶级（办公室人员和销售人员、小企业所有人、教师、经理等）；（4）劳工阶级（熟练和半熟练工人、低层次职员等）；（5）底层阶级（半熟练工人和非技术工人、长期失业者等）。

例如，在 2001 年，英国利用全国社会经济分类统计系统作为测量阶级地位的官方手段。这一系统建基于就业关系的差异（如自主性和工作保障）和工作条件（如升职机会和对工作计划的影响力）之上。最常用的 NS-SEC 版本是一个七层次模型：（1）高级管理和专业职位；（2）低级管理和专业职位以及高级技术职位；（3）中级职位（如职员、行政人员和销售人员）；（4）小雇主和自我雇佣人员；（5）低级技术职位；（6）中度工作保障的、较少职业前景的、自主性受限的半重复性工作；（7）低度工作保障的、无职业前景的、密切指导下的重复性工作。

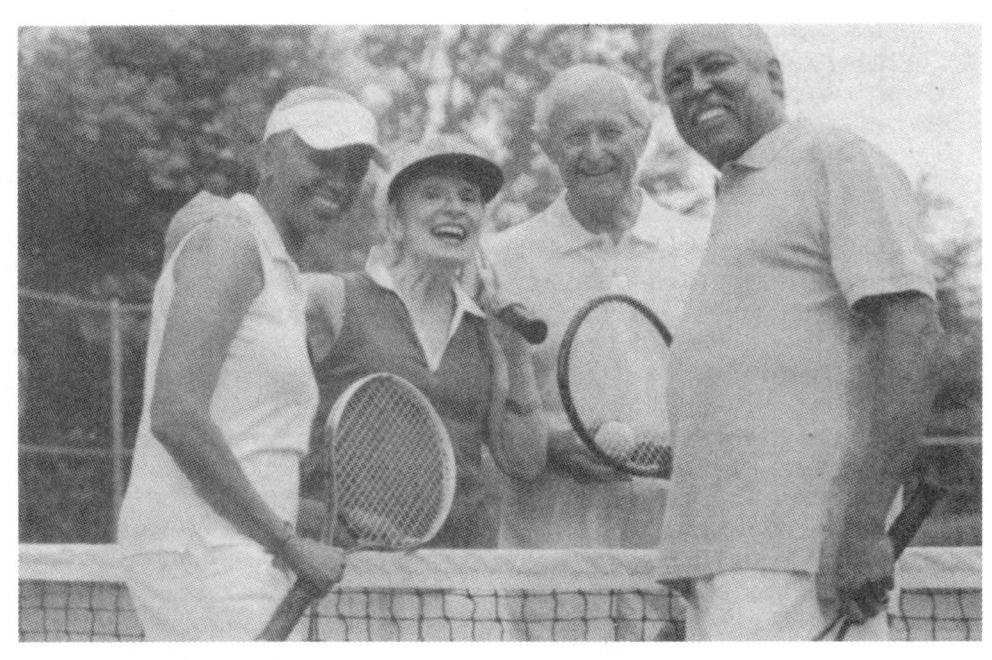

社会阶级是比种族更有力的健康预测指标。

在确定一个人在阶级等级上的位置时，英国人把关注点放在他的职业上，而美国社会学家却使用一个较为宽泛的指标——社会经济地位。社会经济地位的概念出自韦伯所提出的社会分层设想。韦伯同意卡尔·马克思的观点，即阶级划分的基础是不平等的物质分配和财富分配。不过他指出，在财富之外，还有其他东西需要考虑。他观察到，地位和权力也是很重要的。财富是一个人社会等级的客观维度，它建立在一个人所拥有的金钱和财产的基础之上。而地位是一种主观维度，取决于他人给予某人的尊敬的多少。地位显示一个人社会声望的水平，他可能和一个人的财富相称，也可能不相称。在韦伯看来，地位特别地来源于对一个人生活方式的社会判断，来源于一个人消费什么东西，也来源于一个人的教育水平和职业声望。具有类似阶级地位的人通常拥有类似的生活方式。

例如权力，韦伯把它定义为一个人实现自己意志的能力——即使在他人反对的情况下。不过他并不清楚当和地位相联系时，权力意味着什么。而今天的社会学家大多同意权力的当代意义：一个人所拥有的政治影响力。权力显然会受到财富和地位的影响，地位会受到财富和权力的影响，而财富也会受到权力和地位的影响，所以这三个变量是相互联系但又有所区别的。韦伯发展了地位群体的概念，用以指称在财富、地位和权力上相类似的一群人。

不过，术语“地位群体”并没有代替术语“社会阶级”，后者用以指称一个人在社会结构中的位置。这是因为，在其日常用法中，术语“社会阶级”总合了地位的含义和权力的含义，虽然韦伯并没有这样做。他严格地把阶级视做收入水平类似的群体，和对地位的考虑区分开来。可是，随着社会阶级概念的演化，它吸收了更加综合的含义，其中包括了地位和权力。正像大卫·史华兹所指出的那样，“地位群体和地位区分（实际上）就是阶级和阶级区分的改头换面”。

不过，韦伯对现代社会分层研究的影响，仍然可以从下述事实中看出：在社会学研究中，“社会经济地位”被广泛地用于确定阶级地位。社会经济地位包含三个变量：收入、职业声望和教育水平。在定量研究中，使用这一标准的好处是，收入、职业（虽然为职业排序的尺度是职业声望）和教育年限可以被赋予数值，人们依据其在这些数值上的得分而被分门别类。虽然这些变量之间互为相关，但每一个变量都反映了一个人在社会阶级结构中的位置。在关于健康和疾病的研究中，收入反映的是一个人的消费能力、住房、饮食和卫生服务；职业测量的是地位、工作责任、体力活动以及和一个人与工作相关的健康风险；教育代表了一个人获得社会资源、心理资源和经济资源的技能，这些资源包括好工作、好房子、医疗保险、获得高质量卫生服务的机会，以及有关健康生活方式的知识。

虽然收入和职业地位是重要的，很多研究显示，健康良好的最有力的单一指征是教育。一般来说，受过良好教育的人们，特别是那些受过大学教育的人们，拥有最多关于健康生活方式之好处的知识，这些知识涉及不吸烟、适度饮酒、健康饮食以及其他类似的做法。另外，这些人还知道寻求预防措施和治疗措施来应对健康问题的好处——当他们需要这些措施的时候。而且，他们更可能拥有报酬良好和个人满意的工作，这给予他们更好地控制自己的生活和生活方式的可能性。米洛斯基和罗斯注意到，事实上，教育与健康之间的所有联系都是积极的，而且，高教育水平和健康良好如影随形。米洛斯基和罗斯宣称：

> 在所有的指标上，与教育水平低于他们的人们相比，受过大学教育的美国成年人都拥有更好的健康水平。受过良好教育的人们自我感觉更健康，在从事日常活动和完成日常任务时面临的困难更少，更多地拥有精力充沛和充满活力的感觉，更少遭受疼痛、痛苦和不适，更少感觉担忧和抑郁，更少被诊断为致命或致残的慢性病，有望活得更长，而且很可能确实活得更长。

在美国进行的一项重要研究中，罗斯和吴嘉苓发现，和受教育较少的人们相比，受过良好教育的人们更可能拥有充实的、心理满足感高的工作，有高收入，较少面临经济困难，他们还拥有较好地掌控自己生活和健康的感觉。在这些受过良好教育的人中，吸烟的人更少，运动的人更多，他们去医生那里进行日常体检，他们注意饮酒适度。罗斯和吴的研究之所以重要，是因为它解释了，为什么教育和健康之间的关系是如此地紧密。实际上，这一关系会随着生命历程的推进而更加紧密，因为教育水平较低的人们会罹患更多的疾病且更容易致残，并且寿命比教育良好的人要短。

当然，就社会经济地位对健康的影响而言，教育并非唯一的因素。新的研究显示，收入和教育与健康之间的关系在生命的不同阶段会有所不同。在一个人临近老年的时候，收入对健康的影响会变得更重要。例如，在美国进行的一项全国研究中，帕米拉·赫德等就发现，教育对慢性病和生理障碍的发病有着非常重要的影响，不过随着时间的推进，收入和健康问题的发展情况更加密切地联系起来。赫德等发现，虽然教育在推迟健康问题的发生时间上发挥了重要的作用，但对那些健康已经不佳的人来说，在没有较高收入的情况下，较高教育水平对延缓健康水平的恶化帮助不大。赫德和她的同事写道："在解释从健康不佳到健康逐渐恶化、特别是一路走向死亡的进程时，收入是主导的因素。"因为和健康不佳但收入较高的人相比，健康不佳而又收入低下的人寿命更短。总体上说，受过更好教育和更富有的人们，在健康和长寿方面做得更好。赫德等人的研究没有解释职业地位的影响效果，不过这一研究提醒我们，虽然社会经济地位的三个变量——教育、收入和职业地位是互为相关的，它们的影响效果却不是完全重合的。

总而言之，数个研究报告指出，社会经济地位较低的群体的健康状况更差，寿命更短。这类研究曾经在美国和其他国家和地区进行，如加拿大、英国、芬兰、英国和芬兰、德国、西班牙、西班牙和法国、捷克共和国、俄罗斯和东欧，乃至瑞典和冰岛——在这两个国家里，生活条件的社会平等程度是世界上最好的。在拉丁美洲、南亚特别是非洲的发展中国家里，穷人健康和寿命的不利形势会表现得更为极端。

社会阶级差异既影响男人的健康，也影响女人的健康，虽然阶级差异对男人的死亡率影响最大。不过，无论性别如何，在贫困和惨淡的社会经济状况中挣扎的人们与导致不良健康的危险因素接触最多。这些危险因素包括物理因素（不良卫生状况、不良居住条件、拥挤、高温）、化学因素（环境污染）、生物因素（细菌和病毒）、心理因素（压力）、经济因素（低收入、缺少医疗保险、不利于健康的工作）和作为其他因素根源的生活方式（不良饮食、吸烟、酒精和药物滥用、缺乏休闲运动）。总体上说，和这些因素的接触取决于一个人的社会经济地位，这是因为，和身居社会阶梯高层的人相比，社会底层的个体面对这些因素的机会将大大地增加。海伦·爱泼斯坦说："我们所有人都站在阶梯的某个位置上，我们离阶梯的底部越近，我们就越可能得病，我们也就越可能死得更早。"理查德·卡皮安诺等对这一状况总结如下：

> 虽然大量的社会科学研究显示，社会阶级造成了许多社会和经济方面的后果，大部分的证据却记录了社会经济地位和健康之间的关系——而健康被证明是对一个人的生命影响最大的因素。总体上来说，这些跨越了数个世纪的证据

一致显示，无论政治地理区域和疾病类型（传染病和慢性病）如何，更高的社会地位（不论将其概括为“社会阶级”还是“社会经济地位”）总与较低的死亡率和较长的预期寿命相联系，有些证据还显示，这一联系会随着时间的推移而加强。

穷人更易患病

即使是在现代国家，底层阶级也比上层阶级和中产阶级更有可能会罹患古代人类的疾病，如流行性感冒和肺结核。与此相反，传统上，心脏病却和富裕的生活方式相联系，它在富裕国家的发病率高于在贫穷国家的发病率。不过，就心脏病而言，在不同的国家之间和同一国家内部，民族背景相同但生活经历不同的人之间也有差异存在。例如，日本历来就是一个心脏病发病率低的国家。通常认为，导致心脏病低死亡率的是饮食和一些压力缓解活动，如不时进行的群体休假和日本男人结束一天的工作后进行的社交活动。不过，最近以来，特别是与西方饮食习惯伴随而来的，是日本的心脏病发病率的增加。日本饮食的西方化被认为要为下列变化负责：心脏病取代中风成为日本的第二位死亡因素。这一模式凸显了生活方式对疾病分布的影响的重要性。随着社会的变迁和环境被人为改变，生活方式随之会发生变化，不同社会阶级成员能够从事的活动类型也会相应发生变化。

与此相应，美国的心脏病的发病率也发生了变化，对全体美国人来说，发病率大大地降低了，而降低最多的是上层阶级和中产阶级。结果是，冠心病集中地出现在了穷人中间。这里的区别是，底层阶级有更多的人患有肥胖症，更多的人吸烟，面临的压力也更大，此外血压更高，休闲运动更少，还有不良的饮食习惯。

因此，底层阶级在健康这一问题上处于特别不利的地位。因为不健康的生活条件，这一不利地位不仅仅延伸到传染病上，也延伸到了慢性健康问题如心脏病上，而心脏病更多发于现代工业化国家，并且受到个人生活方式的重大影响。很显然，对健康而言，不仅仅是是否有卫生服务的问题。生活方式和社会/环境状况，以及卫生预防措施，是健康地位的主要决定因素。健康的生活方式包括有益的个人习惯如适当饮食、充足休息和锻炼，以及避免吸烟、酒精滥用和吸毒等行为。可是，促进健康生存的生活方式，是典型的上层阶级和中产阶级的生活方式，他们有支持这种生活方式的资源。社会阶级和健康之间最重要的联系是社会阶级对个人机会——获得一般意义上的好的生活的机会——的影响。拥挤的生活空间、粗陋的饮食、低劣的住房、低水平的收入和教育，以及时常接触暴力、酒精滥用、吸烟和吸毒，所有这些因素共同作用，导致了穷人生活机会的减少。

底层阶级在心理健康上也处于不利地位。大多数研究的基本发现是，底层阶级中的心理疾病的总和发病率是最高的，包括精神分裂症——最具致残力的精神疾病。虽然焦虑和心境障碍更多地出现在上层和中产阶级中，但底层阶级也罹患这些疾病。心理疾病和社会阶级地位之间相互联系的原因不明，不过可能是因为遗传因素，或者是应对贫困时更沉重的压力，或者两者都有。相应地，对心理和生理障碍来说，社会经济因素是主要的决定因素——决定某人健康问题的种类和程度。

社会经济地位：疾病和死亡率的基本原因

一些社会条件可以使人们患病。低下的社会经济地位和疾病、残疾和死亡之间的持久联系，使得布鲁斯·林克和乔·费兰声称，社会经济地位是死亡的“根本原因”。这是一个重要的提议，因为以前大多数的研究者都把社会经济地位看做导致健康不佳和死亡的一个因素，而不是直接原因。可是，在变动不居的历史阶段中，社会经济地位和种类繁多的疾病模式之间的顽固联系，点明了社会经济地位作为疾病原因的角色。为了使一个社会变量具有死亡原因的资格，林克和费兰假设，这一社会变量必须：

（1）影响多种疾病；
（2）通过多种风险途径影响这些疾病；
（3）历时性地重复出现；
（4）该变量涉及了某些资源，当疾病出现的时候，利用这些资源可以避免风险或者使疾病后果最小化。

社会经济地位或者社会阶级符合上述所有四个标准，因为一个人的阶级地位可以通过多种途径影响多种疾病，这种联系存在了数千年，而且社会经济地位高的人们拥有避免健康问题的资源，或者可在其发生时使其（后果）最小化。大量的研究把低下的社会经济地位与健康状况不良和死亡联系起来——这些不良的健康状况和死亡出现在人生的所有阶段。有关 14 世纪黑死病的历史记录，描述了那时的穷人怎样比富人受到更深重的影响和遭受更深重的苦难，这种关系一直持续到今天。虽然现在的穷人比历史上的富人活得还长，但高级社会阶层的人们的平均寿命仍然比其下位阶层的人们长，而且平均寿命随着社会阶梯的下降而缩短，一直缩短到社会的最底层。一个人拥有或者缺乏社会经济资源——如金钱、知识、地位和社会关系——的程度，分别起到保护健康或者导致早亡的作用。法兰等人宣称：

这些资源直接形塑了个体的健康行为——通过人们是否知道，是否拥有机会，是否花得起钱，以及是否有参与健康促进行为的动机。随处可见的例子包括，在与人交往时知道并且要求进行有益健康的活动、戒烟、打流感预防针、佩戴安全带和驾驶有安全气囊的汽车、进食水果和蔬菜、经常锻炼，以及进行休闲性的度假。而且，资源还造就了进入多种情境的机会，如邻里社区、职业和社会网络，就其危险因素或者保护行为的性状来说，这些情境的变异范围极大。例如，低收入人士的住房很可能紧邻噪音、污染和有害的社会环境，而不可能享有很好的警察、消防和排污服务；蓝领工作往往比白领工作更危险、更紧张，而且只有低劣的卫生福利；高社会地位的同伴构成的社会网络不太可能把一个人置于二手烟的危害下，而更可能支持促进健康的行为方式，更可能告知一个人有关健康的研究成果，也更可能把他或她引荐给一个好医生。还有，根植于一个这样的社会情境中——在这里邻居、朋友、家人和同事大都期望健康长寿——毫无疑问会促成一个人参与健康促进行为的动机。

简言之，法兰和她的合作者得出的结论是，在社会经济地位和死亡率之间存在一系列的机制，这些机制可以构成一个详细而冗长的表单。表单中包括一个人感到对自己的生命具有“控制力”，这是因为，拥有这种“控制力”的人一般来说自我感觉良好，能够更好地处理压力，而且拥有接受健康生活方式的能力和生活条件。这种情况可能特别适用于那些占据了权威社会位置的人。林克和法兰宣称：“社会权力使一个人感到‘有控制力’，而感到‘有控制力’会提供安全感和幸福感，而这些感觉对健康有促进作用。”处于社会底层的人们较少有对自己的生活的控制感，较少拥有应对压力的资源，越是生活在不健康的环境中，选择健康的生活方式时就会面对更强大的阻力，而且死得更早。

在医学社会学中，社会因素导致健康或者死亡的说法——而不是对健康或者死亡有影响的说法——是一种新的观念，这一观念开始被严肃对待和关注。一个提供了支持证据的研究是由法兰等人进行的，他们考察了 370 930 人的死亡原因，其数据来自“美国全国历时性死亡研究”。这一研究发现，在社会经济地位和可预防的死亡原因之间存在着强大的相关关系。那些拥有较高社会经济地位的人，在可预防的疾病下生存下来的概率要高得多，因为他们能运用自己的资源（如金钱、知识等）获得长寿所需要的条件。与此相反，人们的社会经济地位越低，他们就越可能死于那些可以避免的疾病。人们发现，对社会经济资源的刻意使用，是维持死亡率差异的关键因素。

支持这一观念的另一项研究是由卡伦·卢特菲和杰里米·弗里斯进行的，他们对一个中西部大城市的两个糖尿病诊所里的患者进行了研究。一个诊所（帕克诊所）的病人主要是上层或中产阶级的白人，而另一个诊所（乡村诊所）则主要为少数民族、工人阶级和没有医疗保险的人们服务。这一研究重点关注血糖水平的控制，而血糖水平是糖尿病人存活的关键，因为高葡萄糖水平会大大提高出现并发症的风险，这些并发症有肾损害、心脏病、中风、失明和截肢。对社会经济地位高的病人的服务有很强的延续性，因为他们往往就诊于同一位医生。乡村诊所的情况却不是这样，这里的医生是轮班的，他们依赖于病人复述的信息，或者是病历上的信息（有时还没有记录）。

乡村诊所的病人们还要面对财务的、职业的和社会网络方面的限制。虽然国家会资助医疗服务的费用，为了证明自己的受助资格，乡村诊所的低收入患者却必须为此提供关于住址、收入以及是否有医疗保险等文件，而这一过程大约要花费三个月的时间。他们也没有足够的财力来进行对血糖的控制，例如帕克诊所中的病人付费使用的胰岛素泵——如果有需要，他们（帕克诊所的病人）就会购买。而且，乡村诊所里社会经济地位低的病人的工作环境更可能无法储存胰岛素（胰岛素的储存需要冰箱），这不利于血糖的控制。有些人是体力劳动者，还有一些人需要值夜班，这些都会干扰治疗过程。再者，依赖国家资助医疗的患者必须亲自到诊所才能获得新处方，这要花费时间，进而减少工作时间。正像乡村诊所的一位医生所感叹的那样：

> 这真是太荒谬了。如果你给一个商人开一个需要每月更新的处方，而且他必须中断工作到药店等上药剂师30分钟，或者像他所说的40分钟，他会说："要不你给我需要的东西，要不我不再雇你做我的医生。"可是在这里（乡村诊所），我会给病人开一张处方并说，"每个月来一次，就在这里，坐公交车来拿你的新处方。"拜托！如果他们不服服帖帖，我不知道会怎样。

还有，社会经济地位低的患者——特别是那些单身母亲——的社会支持较少，缺少为自己的治疗方案负责的愿望，需要等待特别长的时间才能够约到医生，来诊所需要面对更多的交通问题，而且对糖尿病所知甚少。他们可能很少会参加体育锻炼的俱乐部，可能很少会有健康的饮食，而且可能很少会对自己的生活方式做出有益健康的调整。卢特菲和弗里斯发现，帕克诊所里社会经济地位较高的病人显然能更好地控制他们的血糖水平，这毫不奇怪。也许我们可以说——正像他们所说的那样——上述事实的根源是社会造成的。

近来支持"社会根源"假说的研究分析了教育、收入和福利国家的社会组织对健康的影响，也分析了贯穿20世纪在疾病和死亡中所体现出来的社会经济不平等的顽固图景。本章所讨论的这些研究和其他研究显示，阶级是医学社会学中健康、病源和死亡最强大的预测变量。死亡率的社会阶梯证据确凿地展示出一个沿着阶级层次分布的等级性斜面。社会上层拥有良好的健康状况，从顶层一直到底层其健康状况等而下之，这一痼疾是一个标志，标志着社会因素是健康、疾病和死亡的根本原因。承认社会变量在健康事务上的病源学特点可能尚需时日，不过越来越多的证据表明，事实就是如此。

健康与疾病

第四章　压力：健康的隐形杀手
第五章　生活方式影响你的健康
第六章　患病：人生的独特体验

第四章

压力:健康的隐形杀手

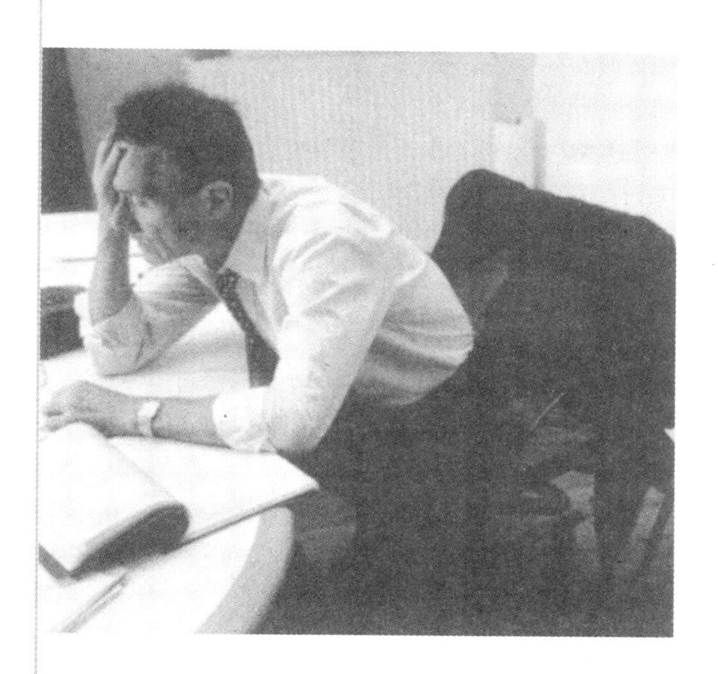

库利、托马斯和戈夫曼:符号互动

涂尔干:功能主义

压力

社会因素和压力

生活改变

人类心灵和身体之间的互动，代表着一个关键的健康相关因素。社会环境可以导致严重压力，而压力则可以影响健康和寿命。举例来说，一个极端的例子是一位27岁陆军少校的死亡。他指挥了于1963年被暗杀的约翰·肯尼迪总统葬礼上的队伍。“报纸报道说，他在总统逝世10天后死于‘心律失常和急性充血’。”

压力可以被定义为被强化了的心理—身体对刺激源的反应，这种反应能够诱发个体的恐惧和焦虑。压力通常始于使人感受到威胁或者负担的情形。充满压力的情形可以影响生理和心理健康，这样的例子包括离婚、移居、不愉快的工作条件、经济拮据、失业和入狱。通过对一些社会学理论的综述——这些理论由查尔斯·库利、威廉·托马斯、埃尔文·戈夫曼和埃米尔·涂尔干创立——将会从个体和社会两个视角说明，社会进程是如何引发压力的。

库利、托马斯和戈夫曼：符号互动

库利、托马斯和戈夫曼（的理论）反映了符号互动主义者研究人类行为的方式。在乔治·赫伯特·米德的著作的基础上，这一理论方式把个体视为一个创造性的、思想着的有机体，这一有机体有能力选择他或她的行为，而不是仅仅对社会过程的影响做出机械的反应。也就是说，人们对他们置身于其中的环境进行定义，并在这个定义的基础上（对环境）做出反应。这一理论方式假设，所有的行为都是自我导演的，建立在共同理解的基础上，这一共同理解的标志就是语言——在社会情境中互动的人们分享、传递和操纵的语言。有一种理论对于压力的社会学理解特别贴切，那就是查尔斯·库利的“镜中我”理论。库利认为，我们的自我意识是社会互动的结果，在这样的社会互动中，我们从他人的反应中看到我们自己。库利把他们对我们的反应，类比为我们在镜子中的映像。

> 每个人对他人而言都是镜子
> 反映了任何一个路过的人

库利的“镜中我”理论有三个基本要素：（1）我们在自己的想象中看到自己，即我们想象自己出现在别人面前的样子；（2）我们在想象中看到我们自己，即我们想象的别人对我们的评价；（3）作为结果，我们看见了想象中的别人看待我们的方式，我们体会到了某种自我感受，如满足、自豪，或者屈辱。这一理论对理解压力的贡献是，作为一个社会客体，一个人的自我认知是与他人的反应密切相关的。显然，压力可以来源于这样的情况：其他人（观察者）的反应所形成的自我形象与该个体（观察对象）想实现的自我形象不一致。因此可以认为，压力肯定具有社会因素和人际因素，建立于社会情境中的人们的印象之上。

威廉·托马斯的著作也与此相关，他的理论认为危机在于个体“对情境的定义”。托马斯宣称，只要社会情境定义保持稳定，（人们的）行为通常是有秩序的。不过，一旦竞争性的定义出现，并且习惯性的行为被打断，混乱和不确定的感觉就可能会出现。一个人应对危机状况的能力，与他的社会化经验密切相关，这种社会化经验曾经教育他怎样应对新情况。

相应地，托马斯对压力问题做出了两项特别重要的贡献。首先，他注意到，同样的危机并不会在所有人身上产生同样的效果。其次，他解释道，对危机的适应和控制，源于一个人把目前的情况和以前类似的情况相比较的能力，以及根据以往经验对判断和行动进行修正的能力。因此，一个特定情境的结果取决于个体对该情境的定义，也取决于他对该情境的接受和适应。正像大卫·麦肯尼克所说：“托马斯的危机概念很重要，因为它强调危机并不存在于情境之中，而是存在于情境和个人能力——他应对该情境的能力——的互动之中。”

埃尔文·戈夫曼因其“拟剧理论”或者叫做“生活中的戏剧理论”而著称。戈夫曼相信，为使社会互动能够实现，人们需要共同行动中的其他参与者的信息。这些信息通过以下途径传播：（1）一个人的外表；（2）个人关于其他类似的人的经验；（3）社会情境；（4）这一点最重要的，这个人通过言语和行动向其他人传播的有关他自己的信息。第四类信息是决定性的，因为它在个人的控制之下，并且代表了此人试图向他人传递的印象——而其他人很可能会接受这一印象。这一信息是非常重要的，因为它有助于对情境的定义——通过使他人提前知道这个人对他们的期待，以及他们对他或她的期待。

戈夫曼说，人们生活在一个社会交往的世界中，他们在其中演出行为的剧本。这里有一个言语和非言语行为的模式，人们通过这个模式来表达他们对情境的看法，以及他们对参与者的评价，特别是对他们自己的评价。个人宣称自己所拥有的积极社会价值——其他人通过假设一个人在特定的社会交往中所表演的台词（加以判断）——被称做“面具”。这个面具是一个人投向他人的自我形象。一个人的面具是他最具个人化色彩的所有物，也是安全和快乐的中心。戈夫曼随后指出，一个人的面具是他从社会那里借来的，而且，如果他或她行为不当，这个面具就有可能被收回。一个人也可能戴着一个“错误的面具”——当有关此人的信息无法和他的“行为剧本”相辅相成的时候。而且，一个人也可能“没有面具”——他或她参与到一个社会交往中，却没有在该特定情境中获得他们被期待演出的剧本。

戈夫曼进一步解释说，维持面具是互动的条件，而不是互动的目的。这是因为，一个人的面具是互动中被视为理所应当的恒定因素。当人们进行“面具工作”的时候，他们是在采取行动，使他们的活动与他们所展示的面具相符。这很重要，因为人们期望任何一个社会群体的成员都有一些关于“面具工作”的知识，也有一些运用“面具工作”的经验，例如对社会技巧“得体”的使用。戈夫曼认为，所有的行动都涉及他人，因为对“面具”的考虑会影响这些行动。例如，一个人被给予辞职的机会，而不是被解雇。人们意识到其他人对其行为的解读，也意识到自己对其行为的解读。所以，戈夫曼对“自我”的看法是，它在社会互动中扮演两种截然不同的角色：(1) 自我作为一个人的形象，该形象在交往过程的事件链条中形成；(2) 自我作为礼仪博弈中的一个演员，它通过自己的判断来应对情境。戈夫曼的理论认定，人们在进行交易时有“算计”的一面，并把人们描绘成信息管理者和社会情境中为了利益而进行操纵的战略家。

就我们理解压力而言，戈夫曼的主要贡献来自于他宣称自我是一个神圣的东西。对我们来说，自我比任何东西都重要，因为它代表“我们是谁”，并且永远和我们在一起。如果一个人想挑战自我作为一个社会客体的完整性，那将是一个令人尴尬的情形。每一个自我都是特殊的，而且，我们一生都试图在社会关系中培养和保护那个特定的自我，这一点有目共睹。戈夫曼还说，角色特定的行为不是建立在对一个特定角色的功能要求这一基础上，而是建立在角色要求被免除的基础上。因此，人们在角色扮演中的失败可能会引发压力。否则，人们不会愿意如此费尽心机地扮演他们的“行为剧本”——与他们所处情境相适应的剧本。

库利、托马斯和戈夫曼的著作反映出的符号互动论视角，对我们理解压力贡献良多——通过认定压力经验中的关键变量：自我认知。人们对情境有各种各样的解读，不过这种解读最终都是人们看待紧张和冲突的方式——在其角色、任务、人际关系和生活情境的其他问题中，正是这些情境使他们感受到压力。人们怎样感受自己（库利）、定义情境（托马斯），或者管理印象（戈夫曼），会导致压力情境的形成。在通常情况下，人们通过下述手段来应对压力：改变他们的情境、管理情境的意义，或者把压力症候控制在其可控范围内。

涂尔干：功能主义

符号互动论强调人际互动的模式，而功能主义理论则关注更大型的社区对个体的影响。功能主义理论发轫于法国社会学家埃米尔·涂尔干的早期著作。涂尔干关注那些把个人整合进大型社区的社会过程和社会限制。他相信，当一个社会紧密地整合在一起的时候，它把个人置于其牢固控制之下。个人被整合进某个社会之中，作为他们接受社区价值的结果，而这些价值则通过与他人——他们也拥有同样的价值体系——的互动得到强化，其中，参与到遵循社会传统的活动和工作活动中尤为重要。

作为某个社会的成员，个体的行为被法律和风俗所限制。这些限制就是“社会事实”，涂尔干对它的定义是“任何一种固定的或者非固定的行动方式，这种行动方式能够作为外在的限制施加在个人身上”。涂尔干认为，社会具有外在于和高于个体的存在。价值、规范和其他影响降临在个体身上，形塑了他或她的行为。因此，社会控制是真实的、外在于个体的。

在涂尔干所有的著作中，与理解压力的社会决定因素最为契合的，是他 1897 年出版的《自杀论》。为了解释不同的宗教和职业群体之间不同的自杀率，涂尔干主张，自杀并不完全是个人的自由选择。他相信自杀是一种可以用社会原因加以解释的社会事实。他区分了三种主要的自杀类型，每一种都建基于个人与社会的不同关系上。三种主要的自杀类型是：（1）利己型自杀，人们与社会疏离开来，突然间孤立无援，并被因此而生的压力击垮；（2）失范型自杀，人们突然感到规范体系的错位，此时，他们的规范和价值变得不再适用，因此社会控制不再限制他们自杀；（3）利他型自杀，人们如此强烈地感到被整合进一个过度苛求的社会，以至于自杀似乎是唯一的解脱。

涂尔干的分类显示出，一个社会是怎样把压力加之于人们身上，并导致他们自杀的。利己型自杀是这样一种压力的结果，这一压力来自一个人与他或她的群体的分离——而这个人原本是被紧密地整合进群体里的。涂尔干举了一个军官的例子，这个军官退休了，那些原来规范其行为的纽带突然被割断了。利己型自杀建立在一个人的心智被过度刺激的基础之上，因为他或她意识到，自己被剥夺了集体的活动和集体的意义。失范型自杀的特征是情感遭受过度刺激，以及相应地没有了社会限制的自由。它是一种突然变化的结果，这一变化引发了价值和规范的崩溃，而这些价值和规范却是他或她曾经赖以生存的东西。例如，突然暴富或者突然陷入贫困都可以打乱通常的规范模式，并且引发失范或者无所适从的状态。在这种情况下，长期缺乏规范会导致心神不宁、野心膨胀，或是危机状态，在这些状态中，规范不再把人与社会约束在一起。

利己型和失范型自杀都是因为“社会在个体身上的存在不足”，利他型自杀则代表了社会系统的强大存在，在一些特定的群体里，这一存在鼓励人们自杀。利他型自杀的特点是，人们为了避免压力而自杀，这些人宁可遵从社会的规范体系，也不会冒着承担压力的风险去反对它。利他型自杀的例子是日本的切腹自尽，某个人特定的社会失败被期望用自杀来进行纠正。类似的例子还有印度的传统风俗，即寡妇在其丈夫的葬礼上实施自杀殉夫的仪式。

利他型自杀在西方社会较为罕见，而大众传媒上确实有关于另外两类自杀——利己型或失范型——的报道。涂尔干的理论倾向是通过社会过程来理解压力现象。这一理论倾向远远超越了自杀领域，因为自杀只是一个人应对社会和心理问题的诸多方式之一——他还能够找到很多方式。涂尔干特别富有洞见的观点是，社会具有制造压力情境的能力，在这样的情境中，人们被迫对那些并非自己选择的情况做出回应。

例如，在数十年前进行的一系列研究中，哈维·布莱纳把美国和西欧一些国家的心脏病、中风、肾衰竭、精神疾病的发病率，甚至婴儿死亡率与其经济衰退联系在了一起。布莱纳的假设是，在我们的生活中，没有哪个领域不是和经济状况密切地联系在一起的。通过对经济周期和卫生统计数据的对比，他争辩说，经济衰退提高了一个人身上的压力水平。布莱纳发现，心脏病突发在经济衰退期间增加了不少。通常，第一波的死亡在经济衰退开始后第三年出现，第二波的死亡出现在衰退结束后的第五到七年之间。这一间隔被认为是心脏病致人死亡所需要的时间。肾衰竭的死亡波一般后于衰退两年，而中风导致的死亡在经济衰退开始二到四年后出现。布莱纳说，在经济衰退周期中，婴儿死亡率特别引人注目。受经济衰退压力困扰的母亲的血压可能更高，自身更不健康，她们更可能生出这样的孩子——其生存机会被（母亲的健康状况）削弱。

在经济衰退中，导致压力的是为获得基本生活必需品（食品、服装、医疗服务以及孩子的教育）而进行的艰苦奋斗，可能还有自我满足的丧失和社会地位的丧失——这种丧失和失业有关，也与依赖储蓄和社会保障过活有关。人们发现，同时出现的饮酒和吸烟现象的增多，也使这些压力加强了。布莱纳认为，事实是，来自经济状况的社会压力使人们更多地面临一些主要的风险因素——众所周知，这些因素往往和许多健康问题相伴随。

更早的时候，布莱纳重点关注经济和精神健康之间的关系。他考察了纽约市1841—1968年共127年的资料，研究失业率和精神病医院入院率之间的关系。他相信，无论使某人易于罹患精神疾病的因素数量和因素组合是什么，一个需要回答的问题是，为什么精神疾病恰好在此时发生？布莱纳发现，精神病医院的入院率在经济衰退期间上升，而在经济繁荣期间下降。这暗示，经济因素也许能预示精神疾病的发生。

布莱纳为自己的发现提出了两种解释。他更喜欢一种叫做“诱发假说”的解释，这一解释假设，如果一个人被迫改变平常的生活方式，或者因为经济的下滑无法改善生活，这些情况都会制造压力。这些压力把脆弱的人们推到了这样一个关口，即他们需要被一个精神卫生机构所收容。另一个解释也是可行的，它被布莱纳称为“暴露假说”。这一看法认为，经济下滑并没有促成精神疾病的发生，它仅仅是“暴露”了那些已经罹患精神疾病的人们——通过剥夺他们的经济来源。在经济富裕时期，那些处于精神疾病“边缘”的人们能够养活自己，但形势不好的时候，他们成为最早失去工作的人。实际上，对那些边缘的个体来说，在经济衰退周期里，精神病医院可能是诱人的食宿来源。

虽然布莱纳更喜欢那个经济下滑“诱发”精神疾病的假说，但他的数据也支持经济下滑“暴露”精神病人的发现。需要进一步的研究来确定，到底是“诱发”还是“暴露”在发挥作用，或者两者都在很大程度上与此相关。布莱纳这项研究的重要性是，它显示了经济活动的下滑趋势可能把某些人逼到这样一个关口——需要被精神病医院收容的关口——特别是对那些只有极少经济来源的人们来说。

虽然布莱纳和其他人的研究显示，大规模的社会过程特别是经济情况的变化可能与生理健康和心理健康相关，其中的关系却不是那么简单。很难用事实支持精确的因果关系——在主要社会事件如经济萧条和特定个体的健康问题之间，这是因为干预一个人的生活条件并对效果有修正作用的变量实在是太多了。可能的干预变量包括社会支持、人格、遗传和社会阶级。例如，社会支持（被爱、被接受、被照顾和被需要的感觉）可能有缓冲压力的作用。人们通常从家庭中获得社会支持。独立生活的人们也可以通过社区获得社会支持——和朋友的互动、与居住地的宗教信仰的关系，以及加入地方群体和俱乐部等。与没有社会支持或社会支持很少的人相比，那些具有强大社会支持的人易于更好地应对压力。不管怎么说，普通人控制能力之外的社会和经济条件会制造压力情境，并逼迫人们做出回应，事实就是如此。对那些脆弱的人们来说，压力环境则可以导致健康问题。

压 力

涂尔干、库利、托马斯和戈夫曼的理论展示了社会互动和压力之间的关系，却并没有解释压力对人体产生的影响。尴尬和心理上的不适可能带来社会性的痛苦，可是压力的效果也可以使社会情境发生转化并导致生理方面的损害。因此，压力的生理学视角必须列入考虑范围内。

沃尔特·坎农相信，真正的健康指标不是疾病的有无，而是人类有机体在一个给定的环境中有效运行的能力。这一信念建立在下列观察的基础之上：人体经历了对其环境的不断适应，如应对气候、微生物、化学刺激物和污染物，以及日常生活中的心理压力。坎农把这个生理适应过程称为“稳态”，这个词源自希腊语，意为“保持原状”。稳态指的是维持一个相对稳定的状态。例如，当人体变冷的时候，热量被制造出来；当人体受到细菌的威胁时，抗体被制造出来以对抗细菌；当人体遭受其他人的攻击威胁时，人体就做好准备，或者战斗，或者逃跑。

作为一个有机体，人体时刻准备面对内在和外在的生存威胁，不论这些威胁是真实的，还是象征性的。一个人会对一个真实的物体做出恐惧的反应，也会对该物体的象征做出恐惧的反应——如一只熊或者熊留下的足迹。在第二种情况下，恐惧并非来自熊留下的足迹，而是这个足迹所代表的熊本身。当代城市社会里的威胁包括各种刺激物，如拥挤的交通、噪音、工作中的竞争，所有这些都会制造情感压力，这种压力更多地和一种情境相关，而不是和某个特定的人或物体相关。

这种压力情境是否确实会导致生理改变，取决于个人对该压力刺激物的认知，以及这一刺激物所背负的意义。譬如，一个人的反应可能并不与刺激物所代表的现实状况相匹配——也就是说，一个人可能反应过度，也可能反应不足。因此，个体对社会情境的主观解读，是引发生理反应的“扳机”。我们不能总是事先假定，情境本身导致生理改变。

对压力的生理反应

坎农构建出了生理变化的“战斗或者逃跑”的概念模式，用以阐释人体怎样应对源自社会情境的压力。当某人感受到恐惧或者焦虑时，人体就会经历一系列生理变化，以便为高强度的活动和可能的受伤结果做好准备。作为压力情境的结果，人体的生理改变主要涉及自主神经系统和神经内分泌系统。自主神经系统控制心脏、血压以及消化功能——这些过程会自动出现，并且不在中枢神经系统有意识的控制之下。自主神经系统在放松和警觉之间保持精准的平衡，它主要通过下丘脑来激活。下丘脑位于大脑腹部的中心区域，它由两部分构成，即副交感系统和交感系统。在非紧急情况下，副交感系统占主导地位，它调节人体的植物神经运行过程，如肝糖原的储存、遇强光时瞳孔收缩、心率降低等。在出现紧急情况时，交感系统主导人体的自主功能，并且加快心率，以使血液更快地流入各器官和肌肉——这是防御所需要的。它还抑制肠道活动，并且使瞳孔扩大以改善视力。

除了自主神经系统，内分泌腺在人体对压力的生理反应中也发挥着重要作用。神经内分泌系统包括肾上腺和脑垂体、副甲状腺、胰岛的朗格汉斯细胞，以及性腺。因为没有将激素导入特定腺体的通道，它们分泌的激素会直接进入血流。对压力情境反应最强烈的是两个腺体，即肾上腺和脑垂体。在下丘脑的刺激下，肾上腺分泌两种激素，即肾上腺素和去甲肾上腺素。肾上腺素提高心律，并有助于血液在心脏、肺、中枢神经系统和四肢的流动。它也使血液更容易凝固，因而减少受伤时的失血量。去甲肾上腺素升高血压，并且和肾上腺素共同作用，促使血液中的脂肪酸用作能量。脑垂体的功能是，在下丘脑的刺激下分泌激素，进而刺激其他内分泌腺各自分泌激素。

以前，大多数医学家相信，只有肾上腺素参与应激反应。不过，在 1936 年，汉斯·塞里证明了脑垂体—肾上腺轴的存在，这一轴心对人体代谢发挥着重要影响。塞里发展了一种理论，称为“全身适应综合征”。他相信，在最初的警报反应之后，对持久压力第二阶段的抵抗，主要是通过提高垂体前叶和肾上腺皮层的活动水平来实现的。塞里提示，如果压力持续存在并且肾上腺防御被耗尽，一个人就可能进入第三阶段，即衰竭阶段。他把这个第三阶段描述为一种早衰状态——因为磨损和消耗而导致的早衰状态。不过，现在看来，不仅仅是脑垂体和肾上腺，整个内分泌系统都以某种方式参与了应激反应。在紧急刺激下，内分泌腺的激素分泌升高；在平静状态下，激素分泌降低。

现代社会里大多数的威胁都是象征性的，而不是物理性的，它们通常不需要生理性的反应。今天，人类有机体以生理系统来面对情感威胁，而这个系统原来是用来对抗敌人的。可是，现代社会不认为这种生理反应是一场战斗。从社会角度说，人类有机体经常处于无法行动的状态，甚至不能使用语言攻击。无力进行外在的反应使得人体被动员起来，但行动却无法实施，长此以往，这种准备状态就会导致人体被损害。

一系列研究显示，人类有机体管理生活中的社会、心理和情感方面的能力——对社会情境的恰当反应——能够导致心血管并发症和高血压、消化性溃疡、肌肉疼痛、强迫性呕吐、哮喘、偏头痛，以及其他健康问题。在德国，医学社会学家约翰斯·西格李斯特和他的同事们进行了一系列特别引人注目的研究。该研究记录了——在男性蓝领工人和中层经理中——压力和心血管疾病之间的关系。通过监测生活质量、工作负担、工作保障、应对方式、情感痛苦和睡眠障碍，这些研究显示了压力对心血管系统的影响。它们显示了与工作压力源相关的失败应对是怎样促使心脏病发生的。西格李斯特认为，高度的个人努力（竞争性、与工作相关的过度承诺、敌意）和低收获（不良晋升前景和受阻的职业生涯）——他称之为“努力—报偿不平衡模型”——与心脏病高风险有关。那些工作要求高而报酬很少的工人，承受心脏病的能力非常脆弱。一些涉及德国的工厂工人和英国的文职人员的研究证实了上述模式。

社会因素和压力

在医学社会学领域，有许多关于压力和与压力相关问题的经验研究。我们将选出一些研究进行综述，包括社会压力源、压力适应、群体影响、社会资本、生活事件改变和社会经济地位的相关研究。这一节的宗旨是，展示当代社会学家怎样帮助我们改进对压力的理解。

社会压力源

通过对社会压力源的认定来改进我们对压力的理解是途径之一。列奥纳德·皮尔林提出了两种主要类型：生活事件和慢性紧张。首先是生活事件如离婚、结婚或者失业所带来的压力。其次是慢性紧张，这种紧张与对冲突、问题和威胁的忍受有关，而很多人天天都要面对上述问题。慢性紧张包括角色负担过重，例如与既工作又为人父母相关的紧张，或者试图在人生历程中推进自己的事业。它（慢性紧张）还涉及角色丛内的冲突，如丈夫和妻子之间的冲突，角色内部的冲突——个人承担过多的角色，角色禁锢——某人是某一角色不情愿的承担者——如陷入一份不愉快的工作或婚姻，或者角色重构——某人在不同角色中的关系发生改变。正像皮尔林所观察到的那样，角色紧张可能在个体身上产生严重后果，因为角色本身非常重要，特别是那些涉及工作、婚姻和育儿的角色。

压力适应

很多年以前，麦肯尼克试图从社会和个人两个视角来解释有关压力的经验。他借鉴了威廉·托马斯的著作。托马斯指出，危机的意义不在于情境，而在于情境和个人能力——超越情境的能力——之间的互动。危机的结果或效果取决于某人对情境适应得好还是不好。因此，压力指的是个体所感受到的困难——作为（面对）他所认知的挑战的结果。

麦肯尼克相信，在社会情境中，人们应对问题的技术和能力并不相同。在特定情境中，也不是每一个人都能对情感防御系统进行相同水平的控制，或者拥有同样的动机和人际涉入。在分析一个特定的情境时，观察者必须不仅考虑一个人是否准备好了去面对威胁，还要考虑他或她是否有面对它的动机。

通过把压力概念从“个体构成”扩展到“社会构成”，麦肯尼克宣称，一个人应对问题的能力受到了社会训练机构的影响，如学校和家庭。这两个实体之所以被设计出来，就是为了发展满足社会需要的技能和竞争力。一个人的情感控制和应对能力也和社会的奖赏系统有关——也就是说，社会奖赏（或者惩罚）那些根据社会规范控制了（或没有控制）其行为的人。麦肯尼克对个人在某种情境中的参与和动机进行了解释，他说，对遵循某种特定方针的行为，社会评价制度提供了赞成或不赞成的规范。

因此，对一个人的生理损害或生理改变的程度取决于：（1）刺激源情况，包括情境对个体的重要性，以及他或她的动机程度；（2）个体应对刺激源的能力，如遗传因素的影响、个人技能、内在能力，以及过去的经验；（3）社会所给予个体的应对问题的准备程度；（4）社会所许可的行为样式的影响。麦肯尼克强调了社会对个体适应压力（行为）的贡献，他说：“一个人是否体验到压力，取决于他所拥有的应对生活情境的手段，而这些手段大都是习得的。”

麦肯尼克的模式对我们关于压力的理解做出了重要贡献，它显示了适应的重要性，并且解释了这一适应如何建立在对生活情境的认知之上。解释这种适应也必须结合社会所给予他或她的应对压力环境的准备程度。麦肯尼克因此认定，适应能力是一个关键变量，决定了一个人是否最终会遭受官能上的损伤。这一观点和派吉·索伊茨的发现相一致。索伊茨发现，人们不一定被动地面对压力情境，反而经常努力解决那些制造压力的问题。

知识窗

压力、年龄和信用卡债务

高信用卡债务是否会导致焦虑？帕特里西亚·德雷提亚在俄亥俄州的一项全州调查中研究了这一情况。她发现，情况随年龄而改变，因为和老年人相比，年轻人更可能被高信用卡债务困扰。情况之所以如此，一个重要的原因是收入。年轻人往往收入较少，而且德雷提亚发现，当债务与收入比例最高的时候，他们的焦虑会相应加重。当一个人已经拖欠债务时，情况就更是如此。德雷提亚解释说，美国的年轻人在空前的物质增长中长大成人，这促进了消费主义文化的形成。对他们来说，当下购买商品和服务而延后付款是很常见的做法。而且，债务焦虑更典型地发生在年轻的成年人身上，部分是因为他们正在经历工作转型和家庭转型——经济困难使这种情况更加艰难。相应地，年轻成人阶段的焦虑可能和所发生的债务的数量有关。德雷提亚的研究有助于我们理解压力、年龄和信用卡债务之间的关系。

压力和社会群体

人们对一个事件的认知可能受下列因素的影响：他们的智力、以往的经验、社会化，以及对刺激源的意识。但是，成为某一个群体的成员也会有重要影响。数十年以前，高尔登·莫斯就阐述过作为群体成员的重要性：成员身份可以帮助个体应对那些令他们感到困扰的信息。他的研究成果在今天仍然适用。他发现，当人们体认到那些与其信念和愿望相悖的信息时，就可能出现压力和心理变化。莫斯注意到，对信息的处理会导致中枢神经系统、自主神经系统以及神经内分泌系统出现变化，所有上述情况都能够改变特定人群对疾病的敏感性。最脆弱的人是那些容易被激发生理反应的人，以及那些生理反应显著并且持续较久的人。莫斯强调了作为群体成员的好处：群体为个体提供社会支持。有归属的主观感受、被接受的感受，以及被需要的感受都对幸福感的形成和紧张症状的缓解至关重要。因此，莫斯的成果和其他人的研究结合在一起，显示了由家庭和群体所提供的支持有助于降低压力对肉体和心灵的潜在危害。

而且，在小群体成员中存在这样一个趋势，即就怎样看待社会事件达成共识。这一过程把个体差异降到最小，减少了不确定性，并维护了群体的一致性。对群体赞同的态度和定义的遵从，很早就被社会学和心理学假定为能够降低焦虑，这通过其他人和群体对该个体的接受来实现。很多遵从权威和群体规则的人类行为被视作个体探寻释放压力的结果。

社会资本：你有“关系”吗?

对个体来说，成为群体和组织的成员，对其生理和心理健康是很重要的。这种重要性体现在医学社会学对社会资本概念日益浓厚的兴趣上。正如布莱恩·特纳所下的定义，社会资本是“社会成员的社会投资——以加入正式和非正式群体、网络和机构的方式而进行的投资”。他指出，个体与其父母、邻居、社区群体、教会、俱乐部、志愿服务组织的整合程度，为测量他的社会资本提供了一个客观的尺度。与此类似，林南把社会资本看做对社会关系的投资，人们可以用这种社会关系来缓冲压力和抑郁。而皮埃尔·布迪厄则把社会资本看做一种资源，这种资源通过人们加入社会群体而增加。

不过，社会资本不仅仅是个人的财产，也是社会网络的性质，个人从这些社会网络汲取心理收益和物质收益。根据布迪厄的说法，社会资本即是我们平常说的“关系”，这样我们就可以对社会资本有一个直观的认识。布迪厄强调社会网络的资源，而罗伯特·普特南则强调社会网络的凝聚力。普特南把社会资本定义为社区层次上的资源，这一资源反映在社会关系上，不仅仅涉及社会网络，也涉及社会规范和信任的水平。他坚称，社会资本对健康的积极影响来自增强了的自尊、受支持的感觉、能够利用群体和组织资源，以及它对压力情境的缓冲能力。在普特南看来，“与社会相连的感觉”是最强有力的健康决定因素。在对一些研究进行综述之后他发现，与具有密切家庭和朋友关系的人们相比，那些与社会隔离的人们死于所有疾病的概率要高出2～5倍。

社会资本和前文讨论过的社会支持的区别是，后者适用于一个人感到怎样被其他人——如其家庭成员——所爱、所支持，而前者体现了一个人社会关系的质量和对更大社区的融入。社会资本对健康效果的重要性可以在一个著名的公共卫生研究中看到。20世纪50年代和60年代，在宾夕法尼亚州，人们研究了一个意大利裔美国人的小社区罗塞托镇。这一社区里的心脏病突发率比周边的四个镇低50%。唯一的区别是，罗塞托拥有下述传统：密切的家庭和社会纽带、教会参与程度高、民族群体内通婚。可是，一旦向上流动的年轻人开始背离这些地方传统如民族内通婚、加入教会和俱乐部——很多人离开这里，去别的地方追求更高的薪水和回报更高的工作——心脏病的死亡率就超过了其他社区。这一研究和其他研究的结果显示，那些根植于支持性社会关系中的人——这些社会关系提供了高水平的社会资本——更加健康和长寿。

压力和社会经济地位

社会经济地位也在应激过程中扮演着重要角色。在最严重的压力威胁之下，应对压力的资源往往最少，这已经成为底层阶级的特征。通过对许多人类和灵长类研究进行综述，伊万斯认定，社会排序可能和处理压力的能力相关。一个人在社会等级上的地位越高，他就能越好地应对压力情境，以及压力对身体产生的后果。沿着社会阶梯向下走，这一优势就会成比例地下降。

因此，伊万斯、巴勒和马莫尔提出，压力是死亡率产生的社会阶梯的主要原因。迈克尔·马蒙特和他的合作者进行的“白厅研究”所提供的强有力证据表明，社会经济地位和健康之间的关系出现在所有的社会等级中。研究发现，上层阶级的寿命比中上层阶级更长，中上层阶级的寿命比中下层阶级更长，以此类推，直到底层阶级——他们的预期寿命是所有人中最短的。重要的并不仅仅是顶层和底层社会之间的差异，而是这样一个事实：和紧随其后的人们相比，顶层人群始终拥有更好的健康状况和更长的寿命，虽然两个群体都很富有。

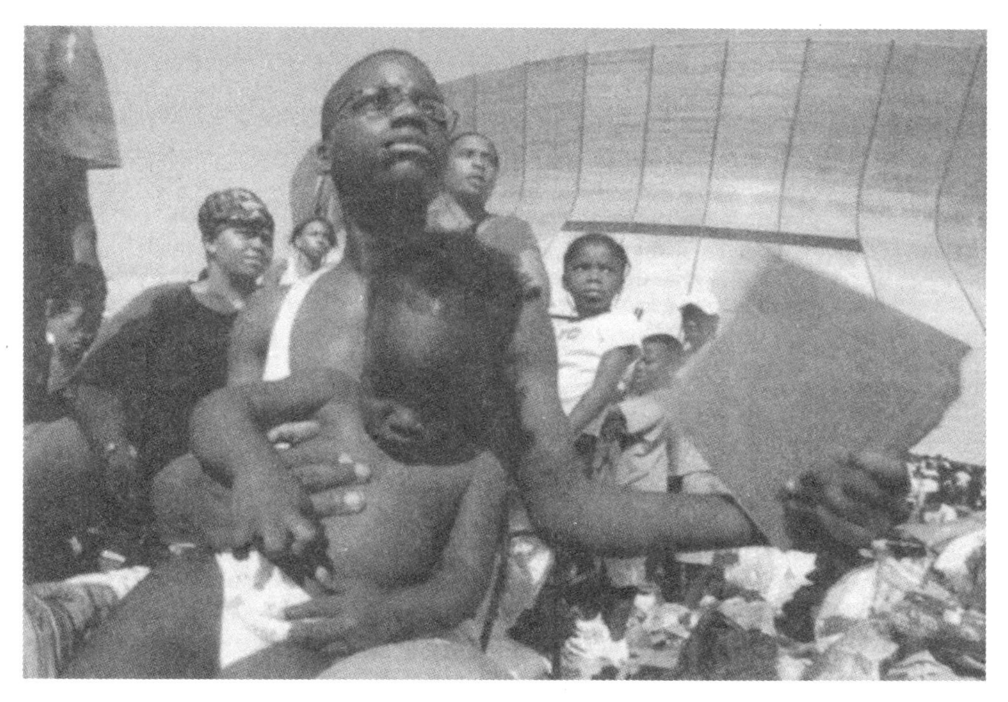

2005 年的“卡特琳娜”飓风过后，人群聚集在路易斯安那的新奥尔良的“超级穹顶”体育馆外，等待疏散。暴露于如自然灾害等极端情况之下会给人造成巨大的压力；不过，其对个人的心理冲击往往是短暂的。

在伊万斯看来，压力是罪魁祸首，因为一个人经历的压力水平、他应对压力的现有资源，以及他对其社会情境的控制水平，因其阶级地位的不同而不同。因此，伊万斯总结说，是“微环境”（被定义为家庭和工作中的关系）的质量促进了从“压力性的生活事件”到“紧张”的转变。是转化或者缓冲压力后果的能力，而不仅仅是富有，最终决定了身体承受的压力后果的程度。不过，现在还不清楚，是压力还是其他因素——如健康生活方式的阶级差异和社会支持的阶级差异——导致了预期寿命的社会阶梯的产生，还是另有其他原因，或者是许多因素共同发挥作用。在压力研究中，这是一个较新的研究领域，需要更多的调查研究。

生活改变

压力研究的另一个重要领域，是调查一个人生活经历中的重要改变。这一领域的研究通常聚焦于两点，一是人们对极端情况的反应，如战争和自然灾害；二是平常的生活事件。

极端情况："飞来横祸"

由于被这种情况卷入的人们往往伴有强烈的焦虑，极端情况如自然灾害看来可能是一个压力来源。不过，一个对灾害的误解是，人们会在恐慌中逃离潜在的灾害区域。实际上，让人们从他们的家中疏散通常是困难的，即使可能的损害或者毁灭迫在眉睫。2005 年的新奥尔良就是明证，当"卡特琳娜"飓风带来的洪水进入城市以后，人们仍然抗拒疏散。三年以后，当"艾克"飓风摧毁了田纳西州的吉尔维斯顿市时，情况也是如此。甚至有少数人被潜在的灾害吸引，冒险观看潮水、龙卷风或者飓风。当然，试图观看灾害和成为灾害的受害者是完全不同的两回事。过去的研究显示，这些极端情况如地震、龙卷风、飓风可以引发压力——这是一个被"卡特琳娜"飓风证实了的悲惨事实。大众媒体的报道经常展示或者描述在大规模灾害中人们所经历的强烈情感，如哀悼、丧失、痛不欲生和绝望。

因此，有足够的理由去理解灾难的社会和心理后果，特别是从开展和实施帮助受害者计划这一方面。不过，很少有人在大的灾害面前精神严重失常，灾难中完全使人失能的心理反应也很少见。对那些没有直接卷入，但通过媒体报道或者幸存者的讲述而体会了灾难的人，情况也是这样。在 2001 年纽约和华盛顿的"9・11"恐怖袭击之后，汉娜・努德森和她的同事们研究了这一事件对精神健康的即时和远期后果。虽然在袭击后的四个星期内，抑郁症状有所升高，但这一症状逐渐得以缓解并回到了"9・11"以前的水平。酒的销量变化也很平稳。研究者的结论是，不存在持续和可测量的后果。

这并不是说，在现场经历了灾难的人们通常会幸免于所有的心理创伤——情况正好相反。几乎所有人都同意，灾害确实会导致急性的心理压力、情感障碍以及焦虑——这些情况和应对悲痛、财产破坏、经济损失和恶劣的生活条件息息相关。凯瑟琳·提亚尼和芭芭拉·贝斯登宣称："虽然很少有研究者声称灾难会导致大规模的严重精神疾病和慢性精神疾病，但是受害者人群确实会承受一定的压力和紧张，并经历一定程度的担心、忧虑、抑郁和焦虑，并在灾后出现各种各样的生活和适应问题。"灾后出现特别需求的人群往往是儿童和老人，特别是老人，他们发现很难适应灾后的生活。低收入群体也会出现特殊问题，因为他们没有任何物质资源，并且特别依赖于外界援助。2005年的情况就是这样，当时新奥尔良的大部分地区和邻近的海湾区域被"卡特琳娜"飓风所摧毁。

在对自然灾害及其心理病理学的研究中，有一个模式逐渐显现，即灾难经历虽然很严重，但通常会很短暂，它对精神健康产生的影响也是短期、有限的。出现问题的是那些可能具有长期持续性后果的极端情况，如经历了纳粹集中营里的暴行和战争恐怖。有证据表明，很多集中营的幸存者受到情感障碍的持续折磨，并且特别容易罹患生理疾病和早亡。不过，阿隆·安东诺夫斯基注意到，其他集中营幸存者适应了极端恐怖经历的后果，并且能基本正常地生活。安东诺夫斯基宣称：

> 在集中营幸存者中间，许多女人适应良好，无论怎样衡量"适应"。虽然经历过难以置信的人类经验，随后是难民营、成为巴勒斯坦非法移民、被英国人限制居住于塞浦路斯、经历以色列独立战争、经历了长期的经济困难、经历1956年的西奈战役、经历1967年的六日战争（仅仅列举几项最重要的事件），有些妇女依然相当健康和快乐，生儿育女、工作、交友，并且参与社区活动。

在思考是什么区分开了两类人——那些被认为对压力相关的健康问题表现脆弱的人（并不仅仅是集中营的幸存者），和那些不太脆弱的人——的时候，安东诺夫斯基争辩说，强烈的凝聚感是关键因素。在他看来，凝聚力是一种个人定向，它允许一个人凭借下列心理素质来看待这个世界：信任感、对事件可预测的信念，以及事情会有一个合理结果的观念。一个人获得凝聚感是其生活经验的结果，这些经验包括面对挑战、参与对结果的塑造（一般是令人满意的结果），并应对各种程度的刺激源。因此，当不期而遇的情境来临时，这个人具有应对它的资源。不过，对那些生活是如此平常并能完全预测的人来说，前文所定义的凝聚感已经被削弱。因此，他们将会发现，在应对不愉快的意外事件时是困难的。他们很可能对压力导致的健康障碍更为敏感，因为他们被这些事件压垮了。看来，安东诺夫斯基说得有道理，和那些被不愉快情境压垮的人相比，那些有能力适应该情境的人更有可能脱颖而出，拥有健康的身体状况。

对参加战斗的战士也可以做出类似的结论。和任何人相比，战斗中的陆军战士所面对的环境压力都是最艰苦的。这些压力包括直接的死亡和受伤威胁、濒死之人的样子和声音、战场噪音、疲劳、缺乏睡眠、远离家人，以及处于雨水、泥泞和寒冷之下等，所有这些还都伴随着来自敌方士兵有意的极端暴力。查尔斯·莫斯考斯把战斗中的生活比喻为霍布斯所谓的“原始生活”——两者都是恶劣的、残忍的和短暂的。不过，人们总体上还是适应了他们的环境，因为绝大多数战斗中的士兵没有成为精神疾病的受害者。可能是两个因素发挥了主要的作用。首先，在战火中，存在对纪律和效率的外在群体要求。通过对越南战争中的直升机救护小组和绿色贝雷帽部队的观察，精神病学家彼得·伯恩发现，无论他们之间的友谊深浅，这些士兵都承受着要求他们掌握熟练技术的强大压力。对绿色贝雷帽部队来说，这一发现更为准确。他们（绿色贝雷帽士兵）竭力要求分遣队的首领证实他们作为战斗角色的自我价值。虽然有时这一社会压力会加之于首领身上，但当整个群体面临敌人的威胁的时候，群体凝聚力和相当程度的遵从通常都会在他们中间出现——其表现方式会有助于对威胁的认知和处理。

伯恩认为，第二个因素是对内部纪律的进一步动员。在这样的动员中，单个士兵获得了一种个人不受侵害的感觉。他还采取行动来降低紧张感。这些士兵还尽量避免自我反省，从而以这样的方式来认知其周围环境：我们的个人危险已经被降低了。伯恩的发现对其他类型的士兵是否具有代表性，这仍然是个问题，因为直升机救护小组和绿色贝雷帽部队是为了执行危险任务而精挑细选出来的志愿者。无论如何，波恩的研究支持了这样的结论：使士兵在总体上适应战争的最有效策略是，不要把战斗解读为导致个人死亡或者受伤的持续性威胁，而是把它解读为一系列的命令——必须用精准的表现才能够应对。在处于致命情境中的大多数士兵身上，伯恩没有发现显著的心理变化。所以伯恩认为，在压力之下，这些人用社会和心理因素修正了他们的行为，而这些社会和心理因素显著地影响了他们对来自环境的客观威胁的心理应对。

当然，战争和其他极端情况的相对长效的后果也可能存在，例如创伤后应激综合征。这种病包括强烈的道德败坏感、负罪感、愤怒、主动表现敌意，以及体认到他人对自己的敌意等。不过，对大多数人来说，经历极端情况下而导致的压力后果通常是临时的，很快就会消失。有些人在情感上没有受到任何影响，即使（他们所遭受的）情境给人以巨大的压力。因此，正像布鲁斯·多伦汶德曾经指出的那样，如果压力情境在导致精神紊乱上作用巨大的话，那么相关事件必然是人们生活中更平常和更频繁的生活经历，如结婚、第一个孩子的出生、亲人的去世、失业一类的事件。虽然在普通大众中这些事件并不离奇非凡，但对于那些经历过这些事件的人们来说，它们就是异乎寻常的。

生活事件：你“压力山大”吗？

生活事件研究并不聚焦于某个特定的生活事件（例如，置身于战场），也不表示该事件比另一个事件更能产生压力。相反，这种研究建立在这样的假设之上：一个人生活中许多事件积累在一起，最终构成了压力的冲击。不过，什么类型的事件、事件怎样组合、在哪一段时间以及在怎样的情况下，这些事件促进了与压力相关的健康问题的发生，这一问题目前仍然不清楚。

例如，生活事件研究中一个重要的有争议的问题是，是否一个人生活中任何类型的变化，不论愉快与否，都会造成显著的压力？或者，压力仅仅是不愉快事件的结果？有可观的证据支持这一想法：任何类型的、要求个体加以适应的环境改变都会造成应激反应。不过很清楚的是，大多数的研究立场都是不愉快事件最重要。这可以在很多年前由洛伊德·罗格勒和奥古斯特·霍林舍德 在波多黎各进行的研究中看出来。他们比较了经过配对的两组研究对象，一组是底层阶级的 20 个“健康家庭”，另一组是“病患家庭”（其定义是丈夫或者妻子中有一位，或者两者都患有精神分裂症）。根据研究对象对他们的生活事件的回忆和社区中他人的回忆，在正常家庭和精神分裂症家庭的童年和少年生活中，并没有发现任何显著差异。两个组的家庭成员都处于同样的贫困、家庭失能和底层阶级的社会化之下。在他们的成年生活中，也没有发现差异，但有一个显著的例外，即对那些罹患了精神分裂症的人来说，存在一个更早的可识别阶段——前症状阶段，在这一阶段中，他们被一系列无法解决而且相互强化的问题所包围。因此，精神分裂症的源头似乎是，（患者）陷入了一个难以忍受的两难困境中，这一两难困境来自与失业和生活机会受限有关的、强烈的家庭冲突和性冲突。

罗伯特·劳尔对下述问题进行了研究：到底是变化的速度还是变化的种类——无论积极变化还是消极变化——是导致压力的最重要变量？虽然压力和可识别的变化速率直接相关，但他的发现显示，一个变化是否被视为可欲的，也可以修正快速变化的效果。快速的变化和不可欲性是压力最大的情境。与事件变化本身相比，生活事件的不可欲性看起来预示着更大的困扰。和不可欲事件的出现相比，可欲的生活事件和变化本身的效果似乎不会导致那么大的压力。例如，一个人失去工作是一个不可欲的生活事件，它可能对一个人的生理和心理健康具有潜在的伤害效果。而重新就业却会造成积极的情感效果，从而导致这样的结论：如果还存在再就业的机会，失去工作所造成的心理后果可以被降到最低。

对一般健康而言，艾伦·麦克法兰和他的同事们在加拿大进行的研究发现，不可欲的生活事件会导致最严重的困扰，而这种困扰又会导致健康状况不良。决定生活事件对健康的作用的是个人对变化性质的认知。顺理成章地，对于那些被认为是不可欲的事件，和那些无法被应对者控制的事件，下述情况将随之而来：精神困扰报告的增多、出现疾病的症状以及看医生。

除了变化的类型和变化出现的速度，变化对一个人的影响程度也很重要。30 年前，里碧·卢奇研究了这个问题并提出，生活改变实际上具有三个维度：（1）它所引起的改变的程度；（2）改变的不可欲性；（3）一个人被影响到的生活领域（如个人的或者职业的等）。不过卢奇发现，变化的程度比不可欲性和生活领域都更重要。也就是说，变化越大，越可能导致压力。虽然过多的变化确实令人困扰，但个人生活改变过少也会引发压力。

研究生活事件必须解决怎样精确测量压力和特定生活经验之间的关系这一严肃问题。一个常用的工具是托马斯·霍尔姆斯和罗伯特·拉赫开发的社会再适应测定量表。这一量表建立在这样的假设之上：变化——无论好坏——都需要个人进行一定程度的适应，而适应幅度越大，则压力越大。霍尔姆斯和拉赫还把他们的分析又向前推进了一步，并且认为，生活事件以积累模式出现，最终聚沙成塔并形成压力后果。因此，变化的类型并不是很重要，生活事件对正常生活模式的扰乱程度才是至关重要的。

霍尔姆斯和拉赫的社会再适应测定量表列举了各种特定的社会事件，这些生活事件对平常人的生活扰乱程度各有不同。它是通过下述方法构建起来的：让几百位具有不同生活背景的人对特定生活经历所需要的相对适应程度进行排序。配偶死亡排序最高，其相对压力值是 100；结婚的排序是第 7，压力值是 50；退休排序第 10，压力值是 45；休假排序第 41，压力值是 13；以此类推。霍尔姆斯和拉赫把每一个压力值称为“生活改变单位”。他们提出，随着生活改变单位总值的上升，罹患严重疾病的概率也会上升，特别是在一个人在过短的时间里积累了过多的生活改变单位时。霍尔姆斯和拉赫相信，如果一个人在一年的时间内积累了 200 单位或更多的生活改变，此人将会有罹患严重疾病的危险。

虽然被广泛地使用，并且在测量压力和生活事件方面与其他量表不相上下，或者优于其他量表，霍尔姆斯和拉赫的社会再适应测定量表仍然有严重的缺陷。如果想让这一量表继续作为研究工具使用，必须在未来的研究中克服这些缺陷。例如，在不同的民族和文化群体之间，这一量表可能无法准确地反映不同生活事件的相对重要性。换言之，霍尔姆斯和拉赫的量表测量的是变化量，而不是测量生活事件对个人的意义。还有一些生活事件，例如离婚，可能不是压力的原因，而是其结果。这种情况混淆了量表所测量的关系。

另一个问题是，量表没有考虑干预变量，例如社会支持。对许多人来说，这些社会支持会改变压力的后果，因为人际冲突、对立的期望，以及达成或者维持一定水平的外在表现所需要的过度努力，和其他人的互动都可能会带来压力。不过，毫无疑问的是，支持性的人际影响可能有助于减轻压力感。那些成功地解决了的生活事件可能就不会导致压力。也就是说，情况或许是这样的：对一个事件的掌控提供了对抗压力的缓冲器，因为成功的解决方法构成了一种有意义的、积极的个人经验。这种情况可能会对与事件相关的压力做出逆向平衡。

显然，生活事件研究需要更深入的进展。导致或者利于生理疾病和心理疾病发生的生活事件其实是一种促成因素。这一因素和压力之间的关系是一种高度复杂的现象，如果作为一种简单的因果解释，它并不能轻易得到验证。当然，对测量压力性生活事件的改进工作已经取得了相当多的进展，并且此类工作仍在继续。最近的研究发现，处于社会经济阶梯最底端的人们，对不可欲的社会事件的后果的承受能力显得特别脆弱。也许还存在着男女之间的差异。男人更可能被工作和财务问题所困扰，而女人更可能被家庭中的消极事件所困扰。相应地，在行为科学领域形成了一个基本认识，即心理困扰对健康有消极影响。这一点拥有遗传学的有力支持，该学科积累的证据表明，压力情境可以激发易引起精神疾病和其他心理问题的因素。目前，争论已经不再围绕着“生活事件对健康的影响是否重要”这一问题，而是着眼于认定它们通过什么方式发挥重要作用。

第五章

生活方式影响你的健康

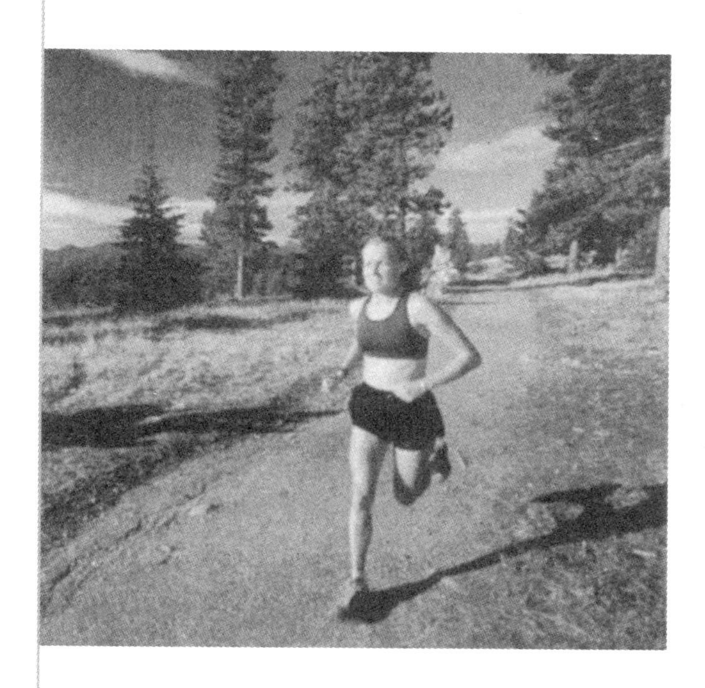

健康生活方式

医学社会学家把健康指向行为分成了两大类：健康行为和患病行为。患病行为是一个自感有病的人所从事的行为，他这样做是为了确定该疾病，并寻求办法摆脱它。与此相反，健康行为被定义为人们为下述目的而进行的活动：保持健康或者促进健康、预防健康问题，或者打造良好的身体形象。这一定义没有把健康行为限制在健康人为保持健康所做的行为的范围之内。相反，它既包括健康状况良好的人们的行为，也包括有生理残疾的人和患慢性病如糖尿病和心脏病的人通过饮食、锻炼和其他形式以控制其病痛的行为。它还包括这类人的行为：他们的主要动机是为了拥有良好的容貌和感觉良好，而保持健康倒在其次。例如，从以前对商业公司的研究中我们知道，有些人的健康目标聚焦于改善他们的身体形象和生理状态，以便看起来是有魅力和成功的。当然，对大多数人来说，他们进行健康行为的主要动机是延年益寿和保持健康。不过无论背后的动机如何，旨在增进健康的行为和生活方式已经在发达社会里流行起来，这可以从心脏病和吸烟的减少以及预期寿命的上升中看出端倪。

医学社会学的关注焦点不是个体的健康行为，而是要把这些行为转化为其集体形式，即作为特定群体或者阶层之特征的健康生活方式。

健康生活方式

健康生活方式是健康相关行为的集体模式，这一模式建立在人们对现有可能性的选择之上——其依据是他们各自的生活机会。一个人的生活机会在很大程度上决定于他或她的阶级地位，该阶级地位可能使他们拥有选择健康生活方式的能力，也可能限制他们对健康生活方式的选择。那些源自这些选择的行为可能对其身体和心理造成积极或者消极的影响，但不论怎样都会形成一个整体的健康实践模式，进而构成一种生活方式。健康生活方式包括为了体检和预防服务而接触医学专业人员，不过大多数的活动发生在卫生服务体系之外。这些活动通常包括各种选择和实践，受到个人实现它们的可能性的影响。这些选择和实践从刷牙、使用安全带，到在健康会所进行休闲活动。对大多数人来说，健康生活方式涉及关于食物、锻炼、休闲、个人卫生、事故风险、应对压力、吸烟、酒精和药物滥用，以及体检等的诸多选择。

根据世界卫生组织的说法，19 世纪健康状况的显著改善源自所谓的“工程手段”——建立安全的供水和排水系统，以及实行农业机械化以便为城市生产廉价的食物。这些手段目前仍然在改进世界上欠发达地区人们的健康水平。20 世纪的前 60 年是“医学时代”，这一时期主导的卫生措施是大规模地接种疫苗，和为了对抗感染而广泛使用抗生素。世界卫生组织认为，在当前历史阶段，发达社会正在进入一个

“后医学时代”，此时生理健康在很大程度上被社会和环境因素所侵蚀。这些因素包括特定类型的个体行为（吸烟、过度饮食）、社会组织的失效（孤独）、经济因素（贫穷），以及物理环境（污染）——这些都不能通过直接的医学进步来处理。世界卫生组织总结说：“在‘医学时代’，卫生政策关心的是怎样提供医疗服务和怎样为其付费，而在‘后医学时代’，卫生政策将聚焦于怎样获得健康和安适。”

而这正是目前所发生的情况，因为在“后医学情境”中，健康生活方式在改善人们健康方面变得越来越重要。罗伯特·克劳福德可以帮助我们理解为什么会是这样。克劳福德指出，第一，公众越来越意识到，疾病模式已经改变，从急性和传染病转变成了慢性病，如心脏病、癌症、糖尿病等，而医学无法治愈这些病。第二，很多健康问题，如艾滋病和吸烟引发的肺癌，是特定的生活方式导致的。第三，大众媒体和健康服务提供者进行了一场真正的宣传战，旨在强调生活方式的改变和个人的健康责任。人们更多地意识到，在应对所有的健康威胁方面，医学不再是一个不假思索就能得到的答案。个人采取健康的生活方式这种策略变得越来越流行。克劳福德解释说，当环境持续对健康造成威胁，而医学又无法提供治愈的手段时，对影响健康的个人行为限度进行控制，就是最后的选择。这意味着，一个人必须面对这样的决定：是开始或者保持一种健康的生活方式，还是冒着健康不良的巨大风险对情况置若罔闻。

韦伯：生活方式

在讨论健康生活方式之前，先回顾一下德国社会学家马克斯·韦伯的研究会对后面的研究有益。韦伯一直是最有影响的社会学理论家之一，而且他关于生活方式的观点有助于把“健康生活方式”的概念置于整体之中（来理解）。韦伯的“生活方式”观念首先出现在他初版于 1922 年的经典著作《经济与社会》对地位群体的讨论中。更早的时候，卡尔·马克思认为，一个人的社会阶级地位完全取决于他或她对生产资料的占有程度。换言之，马克思声称，一个人在阶级结构中的地位，严格地来源于他能够控制多少产品和服务。但是，在韦伯看来，马克思关于阶级的观念在决定一个人的社会等级方面并不全面，与此相反，地位（声望）和权力（政治影响力）同样重要。在其分析中，韦伯主要关注的是阶级和地位的差异。他指出，虽然阶级是一个社会生活的客观维度——以一个人拥有多少金钱和财产为表征，地位却是主观的，因为它由一个人从其他人那里获得多少尊敬构成。通常，一个人的职业、收入和教育水平是这种尊敬的基础。

一个地位群体（或更通俗的说法，社会阶级）指的是这样一群人，他们有相似的物质状况、声望、受教育程度和政治影响力。而且，同一地位群体的成员也有相似的生活方式。实际上，一种特定的生活方式正是把一个地位群体与另一个地位群体区分开来的东西。很显然，和那些处于社会底层和中层的人们相比，拥有较高社会经济地位的人们践行着不同的生活方式。韦伯还做出了中肯的观察，他发现生活方式并不取决于一个人生产什么，而是取决于一个人消费什么。也就是说，一个人的生活方式是由他使用或消费的产品或服务的种类和数量所决定的。因此，对韦伯来说，不同的地位群体之间的差异并不在于——如马克思所说的——他们和生产资料之间的关系，而是在于他们和消费资料的关系。

这一观点也适用于健康生活方式，这是因为，当一个人追求一种健康的生活方式时，他是在试图达致一种健康状态——依据他或她的动机水平、努力程度和能力。不过他行动的目的——正像韦伯的洞见提出的那样——最终是一种消费行为。人们试图保持或者改善他们的健康，是为了使用健康以达成某种目的，如长寿、工作、性吸引力，或者提高其生理享受水平。很多年以前，胡陶德和马克·菲尔德在法国的一项研究中发现，健康已经被概念化为一种东西，在上层阶级和中产阶级中，这种东西之所以被培育出来是为了提高活力和享受生活；在底层阶级，这种东西被培育出来是为了能够持续地进行工作。底层阶级在很大程度上把健康看做实现目的（工作）的一个手段，而拥有较高社会经济地位的人们则把健康看做目的本身（活力和享受）。无论是哪一种情况，健康都是为了被消费，而不仅是把它制造出来就万事大吉。还有，在践行一种健康的生活方式的时候，个人往往要消费各种产品和服务，如运动服装和装备、健康的食品和饮料，很可能还有运动俱乐部的会员资格、休闲度假等诸如此类的东西。

克劳福德认为，健康实际上已经成为消费的隐喻。也就是说，健康良好是一种超脱的形式，因为它为个人提供了一种自由，为了满足个人需求而消费的一种自由。再者，克劳福德声称，媒体中关于生活方式和健康的大量新闻和评论，降低了人们保持（自身）健康的满足感。他注意到，媒体宣称，健康和强壮本身就是一种生活方式。对这种情况的一个真实反映是商业产品“泛滥”（跑鞋、运动服装、运动机械、保健食品等），以便帮助人们“制造”健康。克劳福德指出：“形象设计师拾起了关于健康的复杂意识形态，对其进行了夸大，并把它变成了一种商品。”与“强壮”相关的商业产品不仅创造利润，还强化这样一种普遍意识：健康和强壮构成了一个现实的目标，这一目标可以通过使用这些产品而实现。

韦伯并没有忽视特定的生活方式所需要的社会经济条件。韦伯有意识地使用三个不同的术语来表达他关于生活方式的观点：“生活方式”、“生活行动”和“生活机会”。生活行动和生活机会是生活方式的两个组成因素。生活行动指的是人们在自己希望接受的生活方式中所做出的选择，不过实现这一选择的潜在可能性却受到生活机会的影响。拉尔夫·达伦道夫注意到，韦伯对他的“生活机会”到底意味着什么语焉不详。不过达伦道夫所发现的对生活机会的最好阐释是“在兴趣、欲望和需求上获得满足感的可能性”。因此，对韦伯来说，生活机会指的是获得特定生活方式的可能性，这意味着，这个人必须通过拥有财力、地位、权力和社会关系来支持他所选定的生活方式。一个人的生活机会由其社会经济境遇塑造而成。

毫无疑问，促进践行健康的生活方式的生活机会，在上层和中层社会经济群体那里最充足，因为他们拥有支持其关于生活方式的选择的最佳资源。不过，韦伯坚称，生活方式经常从它所发源的那个群体中流出并传播。一个很好的例子是新教伦理（一种强调节俭、勤奋的生活方式，也强调“工作本身就是善”的价值观）在西方社会文化这一整体中的传播。其产生的一个结果是，在现代世界，新教伦理已经不能和新教徒相区分，也不能和西方社会相区分。虽然生活方式使人们相分隔，但韦伯认为，生活方式也可以穿越社会樊篱进行传播。而且有证据显示，源自中上层阶级的健康生活方式——它强调运动、健康饮食和避免不健康行为如吸烟——开始在西方社会里穿越阶级界限而传播。大多数人至少尝试着去做点什么（即使仅仅是注意一下饮食、不吸烟、保障充足睡眠和休息）来保护他们的健康。

韦伯的想法很重要，这有几个原因。第一，他的工作导致了社会学中“社会经济地位”这一概念的形成。这一概念是一个人社会阶级位置最精确的反映。一个人在社会阶梯上的位置并不仅仅取决于其收入，而是通常取决于三个指标的联合：收入、受教育程度和职业地位。第二，生活方式是一个人社会地位的反映，而且生活方式建立在人们消费什么而不是生产什么的基础上。第三，生活方式建立在选择的基础上，这些选择建立在一个人实现这些选择的潜力之上，而这一潜力又取决于一个人的社会经济条件。第四，虽然特定的生活方式是特定社会经济群体的特征，一些生活方式仍然可以穿越阶级界限而传播，并在更大的社会范围内产生影响。

因此，在考虑健康生活方式的时候，韦伯的研究提示，虽然生活方式指向创造健康，但行动的最终目标却是消费，因为人们试图获得健康，以便运用这健康活得更长久、享受生活、坚持工作等。再者，虽然健康生活方式看起来主要是上层和中层阶级的特征，但它存在跨越社会界限传播的潜力。参与（健康生活方式）的质量可能相差很大，但无论如何，发达社会中参与（健康生活方式）的水平会广泛传播。无论一个人特定的社会经济地位是什么，现代社会的一个重要特征似乎是，很多人倾向于接受一种健康的生活方式——在其生活条件这一机会的限度内。

在所有的社会经济群体中，穷人在涉及积极的健康生活方式方面居于特别不利的地位。维克拉马和他的合作者解释说：“居于社会弱势地位的个人拥有的健康信息和资源更少，他们更不能控制自己的睡眠时间和自由选择食物，他们更可能生活在这样一个社会环境中：不健康的饮食、吸烟和酗酒已是常态。这更容易形成有风险的生活方式。”例如，在影响健康的行为和实践中，抽香烟和雪茄造成的恶性后果最多。心脏病、中风、动脉粥样硬化、呼吸系统疾病，以及肺、咽喉和其他器官的癌症等疾病都和吸烟直接相关。穷人的吸烟比例最高，其次是准穷人、中等收入群体、高收入群体。穷人的吸烟比例大约比高收入人群高出两倍。

针对社会阶级和健康生活方式之间的关系，法国社会学家布迪厄曾经进行过一项具有开创性的研究。布迪厄研究了阶级竞争和阶级的再生产——以文化品位和风格为外在表征。布迪厄分析了饮食习惯和运动倾向，描述了“惯习”——建立在阶级基础之上、以某种特定方式行事的一系列持久习性——怎样型塑健康生活方式的特定面向。来自同一社会阶级的人们倾向于分享同一“惯习”，因为通常他们拥有同样的生活机会。“惯习”会针对每个人的梦想和期望来分配实现这些梦想和期望的客观可能性，这通常会和人们的社会阶级相一致。工人阶级喜欢足球，而专业人士（中上层阶级）喜欢网球。至于食物，工人阶级通常喜欢那些廉价、有营养和分量足的食物，而更加关注身体形象的职业人士则更多地选择那些清淡、美味和低热量的食物。

布迪厄构思了“必需距离”的观念，这个观念是对生活方式中的阶级差异的一个关键解释。他发现，一个人较少地为经济上的需要而挣扎努力，他就越是有更多的自由和更多的时间来发展和锤炼他的个人品位，以便使这品位和他尊崇的阶级地位相适应。较低的社会阶层则倾向于接受与他们的阶级地位相适应的品位，在他们看来获得必需品如食物和住房是至高无上的。因此，底层阶级更喜欢分量足和廉价的啤酒而不是昂贵的葡萄酒，喜欢分量足的饭食而不是清淡的食物等。

虽然社会经济地位是生活方式选择和参与中最重要的因素，但它不是唯一的决定因素。自韦伯的时代以来，其他研究已经显示，社会阶级之外的因素也参与到生活方式的选择中来，这一概括更加适合健康生活方式。这些发现所提示的是，任何健康生活方式的概念都需要超越对社会经济地位的强调，也需要考虑会影响健康实践活动的其他变量。

西方社会的健康行为方式

卫生专业人员和大众媒体曾经散布这样的信息：如果健康人想尽量延长他们的预期寿命并且保持最长时间的健康，他们需要避免某些特定的行为并接受其他的行为，并使之成为每日常规。有足够的证据支持这一主张，这些证据显示，缺乏锻炼、高脂肪和高胆固醇饮食、压力、吸烟、肥胖、酒精和药物滥用，以及暴露于化学污染物之下等，会导致严重的健康问题和过早死亡。还有，众所周知，没有保护的、混乱的性关系和静脉注射毒品会增加罹患艾滋病的风险，而吸烟与肺癌有关，酒瘾与肝硬化有关，高脂肪饮食与动脉硬化和心脏病有关。

另外一方面，也有证据显示遵循健康的生活方式可以改善一个人的健康状况并能延长其预期寿命。人们还发现，锻炼可以降低死于心脏病的风险，降低胆固醇水平、降低血压和减少吸烟也有同样的作用。还有，对加利福尼亚州阿拉麦达县大约7 000个成年人的生活方式所进行的10年深入调查，认定了七种有益的健康实践：(1) 每晚7～8个小时的睡眠；(2) 每天都吃早饭；(3) 很少吃零食；(4) 控制体重；(5) 锻炼；(6) 限制酒精消费；(7) 从不吸烟。研究发现，和自我报告有四种上述健康实践或者少于四种的人相比，有六或七种上述健康实践的人拥有更好的健康状态，寿命也更长。

这些新发现表明，健康生活方式对于很多人应该都非常重要，而且，积极的健康生活方式在发达社会应该更为普遍，因为和发展中国家的人们相比——那里的生活水平较低，健康选择也较少——发达社会的人们在选择生活方式的时候有更大的余地，也有更多的机会保持健康。虽然这样的生活方式可以穿越阶级界限，阶级差异对健康生活方式的效果仍会因物质状况的不同而改变。在美国和西欧所进行的研究显示，事情看起来正是如此。

美国和德国　早先的研究对比了美国伊利诺伊州和德国的北莱茵-威斯特法伦州的健康生活方式。研究发现，在不同社会阶级的健康行为之间，并没有显著的差异。虽然参与的质量各有不同，健康生活方式的价值却获得了广泛的认同。

有一个研究考察了这样一个问题，即在享受政府提供的全面健康服务的人们和基本上没享受这种服务的人们之间，是否存在着参与健康生活方式的差异。德国拥有完善的国家医疗保险系统，这一系统覆盖全部人口的90%（最富有的人口被排除在外，他们被要求购买商业医疗保险），而美国当时仅有20%的人口——老人和穷人——通过医疗保健计划和医疗救助计划获得资助。该研究试图确定，美国人（没有一个全国的医疗保险计划为他们提供保障）是否比德国人（他们的卫生服务费用由全国性的健康计划承担）在保持健康方面付出更多的努力。数据显示，在参与健康生活方式这件事情上，从整体上看美国人和德国人之间并没有差异，两个国家内部的各个阶层之间也没有差异。和美国的体系（这里的人们必须自力更生来获得医疗保险并且自己需要支付卫生服务费用）相比，更为“舐犊化”的德国医疗保险体系似乎并没有削弱个人保持强壮身体的内在动力。

这些研究提示——至少是在美国和德国——健康生活方式已经以一种和韦伯所提出的、新教伦理传播类似的方式跨越了阶级界限而得到传播。这样的观察并不意味着每一个人都试图以健康的方式生活，但很多人确实是这样的，而且，这其中包括了各个社会阶层的人。当然，参与的质量很可能受到阶级地位的严重影响，而且，对较低的社会阶层来说，该地位可能会阻止或者削弱他们的健康生活实践。在不健康的生活条件下健康地生活非常困难。富裕的人们拥有进行节食和锻炼的最好资源，且容易戒烟，因为吸烟在中上层阶级并不普遍。适量的饮酒、定期的体检，以及医生进行的预防服务等情况较为多见。他们家中和工作中的日常生活条件也较少存在健康风险。

而且，和低于他们的阶级相比，高层社会阶级的人们会遇到更多的生活机会，也会获得对自己的生活环境更强的控制感。这些积累型的经验和相关认知会产生一个主要功效，即计划和努力通常会达成期望的结果。虽然底层阶级中的很多人也会试图遵循健康的生活方式，其他人却可能不认为他们的努力会取得成功，进而——与位于其上的阶级相比——对参与良好的健康习惯采取消极或者不那么积极的行动。当不利的生活变化减少了采取积极健康行为的机会和生活方式，或者降低了它们的效果时，对个人来说，践行或者选择的效果就会大打折扣。相应地，在健康方式这一点上，阶级不仅仅是重要的，它可以算得上是主导变量。

其他西方国家 其他西方国家的情况还没有被确认，因为迄今为止对健康生活方式的研究还没有出现多少。在已有的研究中，一个重要的比较研究是冈特尔·吕森等人在比利时、法国、德国和荷兰所进行的研究。这一研究在不同的阶级和民族中间发现了很高的相似性。德国人和荷兰人表现出几乎相同的健康生活方式，而他们的健康实践又和比利时人和法国人没有显著差异。一个例外是，法国居民的酒精消费（葡萄酒）水平很高。总体上说，这些数据显示了健康生活方式跨越阶级和民族界限的传播。

不过，在数年前的英国，布拉克斯特在全国范围内对健康生活方式进行了一项研究。该研究发现，在不同的阶级中间，人们为了保持健康而做的事情存在重要差异：中上层阶级比工人阶级和底层阶级对自己照顾得更好。阶级之间健康生活方式的差异既巨大又顽固。迄今为止，在工业地区，吸烟仍然是在男性蓝领工人中最严重的问题，此外还伴有过量的酒精消费。在地位较高的男性中，饮酒频繁但少量。参与运动和较好的饮食习惯更多地出现于社会阶梯的高端，这一点非常显著。布拉克斯特认为，一个人生活于其中的社会条件可能比他的健康相关行为更加重要。也就是说，健康生活方式在积极的社会环境中最有效，而在消极的条件下——比如贫穷——最无效。这一发现具有重要的政策意义，因为它提示，在改变健康水平方面，社会条件最终可能比行为更加有效。

不过，在丹麦和挪威复制布拉克斯特的研究这一尝试却以失败告终。当然，人们可以辩解说，在丹麦和挪威，处于社会经济不利地位的群体与英国的同类群体相比，境遇要好一些，因此，他们身处其中的物质条件的效果超过了其健康相关行为的效果。很显然，英国的阶级界限相对更加严格，在英国的社会生活中，阶级差异和不平等的情况也更加严重。在20世纪晚期，具有工人阶级背景的年轻男性开始向上流动，这更多的是因为教育和经济的改变——通过金融、计算机和信息等服务部门的职位上升而得以实现——而不是因为一个更加开放的阶级体系。毫无疑问，在英国，对底层阶级和工人阶级的健康而言，物质条件是一个主要的危险因素，而且，与欧盟中其他经济更繁荣的国家相比，物质条件更可能是不良健康状况的一个原发因素。不过也有强有力的证据显示，英国不同阶级之间在患病率、死亡率和预期寿命上的鸿沟顽固地存在着，并且是由健康生活方式的巨大差异所导致的。例如，吸烟现象在富人中减少得最快，现在已经达到了这样的程度：它已经压倒性地成为英国穷人的习惯。

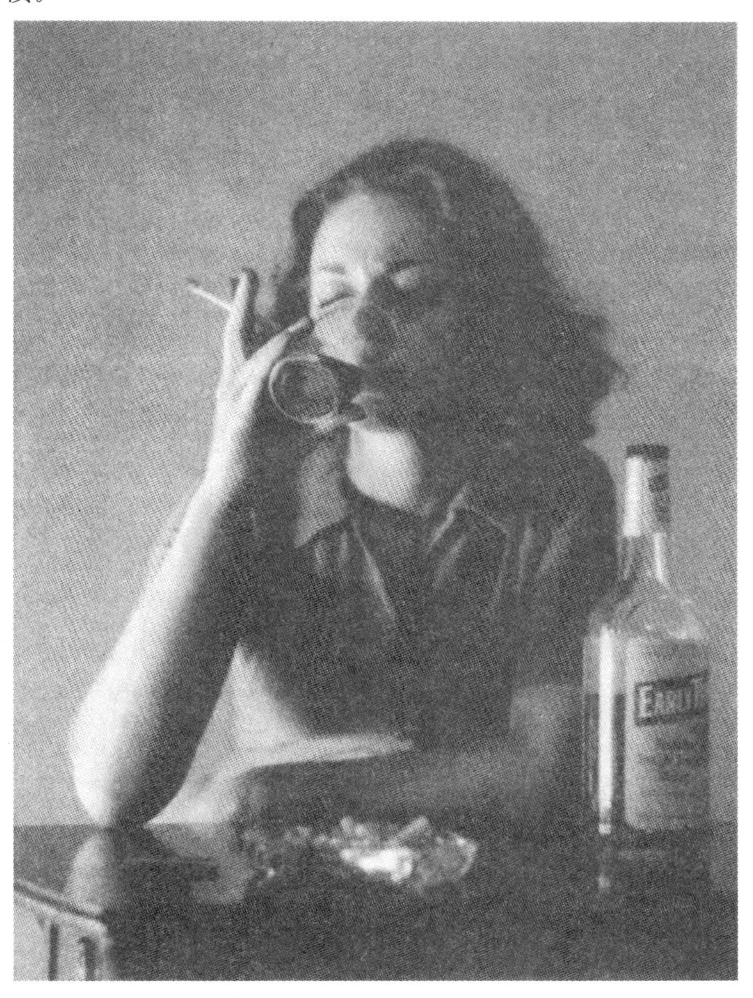

酗酒和吸烟是严重不良的生活方式，因为它们会使人上瘾并诱发心脏病、癌症和其他数种严重威胁健康的疾病。

可是，麦克·费泽斯通在数年前提出，身体锻炼活动在英国社会中越来越普遍。例如，迈克尔·卡尔南在英国南部进行的健康生活方式调查发现，它在不同的社会经济群体之间没有差异。也有证据表明，吸烟和对脂肪的消费大大地下降了。在对伦敦城郊的一组中产阶级和工人阶级妇女的研究中，卡尔南发现，两个群体的人都同意，保持健康的最好办法是良好的膳食和锻炼。不过，在怎样解释膳食和锻炼的问题上，两组之间存在着差异，这显然是源于不同的教育和建立在不同基础上的社会生活经验。中产阶级妇女喜欢高纤维、低脂肪、低热量的膳食，而工人阶级的妇女则强调了有规律的、包含了肉和两份蔬菜的足量饮食。两组人都重视有规律的锻炼，不过工人阶级的妇女更可能认为，家务劳动就能满足这种要求。

总之，事情似乎是这样的，即健康生活方式正在英国社会流行，但不同社会阶级之间的显著差异仍然存在。这一发现并不令人奇怪，因为与美国和德国相比，英国的阶级分隔仍然严格。在法国，目前很少有关于健康生活方式的参与程度的研究，不过仅有的研究说明，这里存在着相对积极的健康实践，只有酒精消费是例外。不过，适量（每天一杯）的红酒对预防心脏病是有益的，因此，即使他们的膳食很丰盛，但是法国人的心脏病死亡率相对较低。近年来，吸烟和葡萄酒消费都下降了，从1993年以来，香烟广告被禁止了。克劳丁·赫兹里希和珍妮·皮尔莱特界定了法国社会的一个趋向："保持健康的责任"。他们发现，在中产阶级中这一规则最强大，不过他们所提供的证据也表明，处于社会不利地位的人们也拥护同样的思想趋向，这显示，这一规则正在法国社会传播。他们解释说，健康对个人和社会都是必需的，而且是人们自我实现的手段。克劳丁·赫兹里希和珍妮·皮尔莱特坚持说："'拥有健康的权利'意味着，每一个人都必须对他或她自己的健康负责；它还意味着，在应对现代社会生活中的病原学后果时，他或她必须采取理性的行为。"

根据现有的研究，情况不能被视为是这样：健康的生活方式已经在西方社会得到全面的传播。最广泛的参与似乎是在美国、德国和荷兰。在英国和法国，健康生活方式有传播的迹象，不过在西方社会的其他国家，我们对大众人口中健康实践的程度所知甚少，或者一无所知。显然，我们需要更多的研究来确定国家、地区和全球层面上的健康生活模式。当然，对健康生活的强调是现代性的一部分。看起来，在西方国家，似乎是中上层社会经济群体的成员更多地追求这样的生活方式，不过，来自美国和德国的数据也显示，不少社会底层的人也加入了践行健康生活方式的行列。

俄罗斯和东欧的健康生活方式

其他研究则凸显了社会阶级和健康生活方式之间的重要性。在这一研究中，本书作者调查了俄罗斯和东欧的预期寿命降低的情况。虽然在抑制该地区由心脏病导致的死亡率急剧上升方面，欧洲的前社会主义国家的卫生政策效果不佳，而且社会压力也难辞其咎（很可能间接地诱发了消极健康习惯的出现），但是我们的研究发现，生活方式是导致大约开始于20世纪60年代中期的寿命降低的主要社会决定因素。死亡率的上升主要是由于中年男性工人的早逝，其生活方式的特征是严重酗酒和吸烟——不考虑膳食因素以及缺乏锻炼。对国家卫生服务系统的依赖也促成了一种具有安全感的假象，而国家承担了（维护）健康的义务，因而并没有鼓励个人对自身健康承担义务。弗拉基米尔·斯科尼科夫和弗兰斯·麦斯理描述了俄罗斯当时的情况：

> 国家的主要目标和兴趣高于个人需要和愿望，这一点教育了民众：个人价值是无足轻重的。依据这种意识形态，没有理由关注一个人未来的健康。很多人相信，国家会在其面临严重健康问题和其他灾难时帮助他们。在新的情况下，当俄罗斯政府的总体衰弱使其在社会和健康方面的努力比以前更加捉襟见肘的时候，上述情况导致的轻率生活方式变得尤其危险。

在俄罗斯和东欧的例子中，工人阶级男性的不良健康生活方式反映在他们的社会互动规范中，也受到了他们在社会结构中有限的选择机会的影响。酒和香烟不仅便宜而且容易获取，而新鲜水果和蔬菜在冬日里供应短缺，膳食富含脂肪，而锻炼极少。严重的酗酒、吸烟、油腻的食物，以及缺乏锻炼，正像前文所述，促成了心脏病的高死亡率。虽然预期寿命的缩短主要是发生在男性中的现象，却影响到了所有社会阶层的人，年龄（中年）和阶级（工人阶级）也是关键的变量。当然，从20世纪90年代中期开始，东欧女性的寿命提高了，俄罗斯也是如此，但不及前者。例如，在俄罗斯，妇女的预期寿命仅仅从1965年的72.1岁上升到了2005年的72.4岁。

男性的预期寿命或者停滞不动、下降，然后稍有上升（捷克斯洛伐克和波兰），或者持续下降，未能恢复原有水平（保加利亚、匈牙利、罗马尼亚和苏联），直到1989—1991年这些国家政治上发生剧变为止。在东欧和一些苏联加盟共和国，男性寿命在延长，但俄罗斯是一个例外，那里的寿命降低得最多，一直持续到今天。1965—2005年，俄罗斯男性的平均预期寿命从64.0岁降低到了58.9岁——缩短了5.1岁——而其逆转仍遥不可及。

如前文所述，死亡率情况（恶化）的主要原因是由下列因素导致的过早死亡：心脏病发作、与酒精相关的中毒以及意外事故。为了揭示这一危机的最终原因，我们需要进一步审视并确定，是什么因素导致了与心血管病和酒精相关的死亡率的上升。虽然压力因素也有一定的重要性，但消极的生活方式似乎诱发了与心脏病和酒精相关的死亡——通过严重酗酒和吸烟、高脂肪膳食以及缺乏锻炼。不过，问题依然存在：是什么因素导致了消极的生活方式？这里的答案似乎是工人阶级男性的行为秉性，它作为健康生活实践的传递者，把这种生活方式带入了俄罗斯的社会文化之中。在历史上，工人和农民的风俗就喜欢把饮酒作乐——与其他危害健康的习惯行为一起——作为一种日常性的活动，这一风俗已经成为主导性的生活规范。因此，最终的原因似乎是，工人的日常活动导致了造成高死亡率的生活方式。

第六章

患病:人生的独特体验

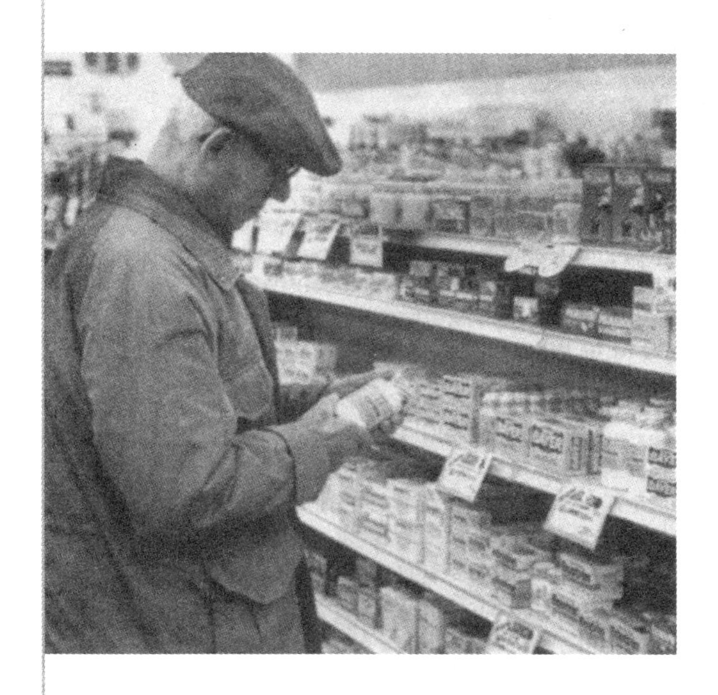

自我保健:给自己当医生

老年人和女人更容易看医生

生病后怎么办?

和健康行为相比，患病行为就是那些感到病痛的人为确认并摆脱该疾病而进行的活动。正像大卫·麦肯尼克所解释的那样，“患病行为指的是为应对身体不适而采取的各种方法：怎样监测体内情况、怎样定义和解释症状、怎样（为疾病）归因、怎样采取治疗行动和怎样使用各种来源的正式或非正式的服务等”。有些人会感受到某一特定的生理症状如疼痛、高热或恶心并且找寻医生以接受治疗。其他出现了类似症状的人却可能尝试自我疗法，或者认为症状不值得注意。

我们知道，身体的变化——那些功能限制性的、痛苦的和可见的疾病症状——是寻求医疗救助的基本决定因素，如果感到严重不适时，就更是如此。正像苏珊·格尔所指出的：“检查出诸如糖尿病、心脏病和癌症等疾病的时间，取决于那些外在于疾病过程的因素——社会和心理因素，这些因素决定了个体对那些日常经历的微妙身体变化的反应。”因此，对感觉状态的主观解读就成为具有高度医学意义的事情。

对那些关心卫生保健体系的规划、组织和完善的个人和团体而言，确认那些鼓励或者阻止一个人寻求治疗的因素是非常重要的。对社区中的居民来说，对医疗求助过程的理解可以对卫生服务的建构产生重大影响。这一影响具有双重意义，一是提供更好的医疗服务，二是使那些需要服务的人获得这种服务。

自我保健：给自己当医生

自我保健是全人类对疾病症状最常见的反应。自我保健包括采取预防措施（如补充维生素）、针对症状进行的自我治疗（如使用家庭偏方或服用非处方药），以及控制慢性病（如糖尿病人使用胰岛素）。自我保健也可能涉及对卫生服务提供者的咨询，并接受他们的服务。作为健康相关的行动方式，自我保健既包括健康行为，也包括患病行为。它基本上包括了普通人对自身疾病的预防、检查和治疗。自我保健的独特之处是，它是患者自我启动的，也是患者自我管理的。在现代社会，有几个因素促进了普通人的自我保健行为。这些因素包括：（1）疾病模式由急性状态转变为慢性状态，以及与之伴随的、对无法治愈症状的保健需求，（2）并不归咎于特定个人的对专业医疗服务的不满，（3）认识到现代医学能力上的有限性，（4）越来越多地意识到替代治疗方法的存在，（5）对生活方式会对健康产生影响的意识逐渐增强，（6）如果可能的话，每个人都有控制自身健康的愿望。当一个人熟悉自己的症状，当需要的保健种类和可能的结果是已知的时候，在并不需要医生的时候，这个人就可能进行自我保健。实际上，自我保健是普遍存在的。人们已经进行了数千年的自我保健，今天，由于可以接触到互联网上大量的医疗信息，它（自我保健）变得更加容易了。

可是，自我保健并不是一种完全独立于医学专业之外的行为。那些从事自我保健的人的做法，和医学规范、价值观和医疗信息是一致的。在通常情况下，医学建议指导着人们所采取的行动。如果普通人缺少知识、能力或者经验来采取进一步的行动，或者仅仅是感到让专业人员代为处理更为舒适，他们就会求助于医生。

老年人和女人更容易看医生

在对卫生服务的使用方面，女性多于男性，（在所有年龄段）老年人最多。现有的数据清晰地表明女性的患病率更高，即使是用孕产住院率进行校正以后，女性仍然具有较高的住院率。如果考虑到对有关疾病症状知识的了解程度，一般来说，与男人相比，妇女看起来对健康问题知晓更多，也能够更好地照顾自己。另外，一个家庭看医生的次数似乎与这个家庭里的女性人数有关。也就是说，一个家庭的女性越多，看医生的次数就越多。

显然，年过 65 岁的人健康状况较差，他们比其他年龄组的人更常住院。老年人也比年轻人更多地看医生。因为老年人更有可能处于残疾或者疾病状态，也更可能被公共保险（医疗保健计划）所覆盖，他们往往更频繁地看医生。有人研究了老年人对医疗服务的使用情况，研究显示，对医疗服务的使用更多地取决于实际的需求，这一因素比其他任何单独因素都重要。

和男性相比，女性表现出了一种终生模式，即更多地看医生。女性看医生的模式有三个高峰。最初，女童就诊率较高，随后下降，直到生育期再度升高。35 岁以后，就诊率下降，但在 45 岁以后持续上升。对男性来说，儿童期的就诊率较高，随后相对较低，从 45 岁开始，就诊率逐渐上升。

对年龄在 15～45 岁之间的妇女来说，怀孕以及相关病情无疑会导致较高的就诊率，不过妇女的生育角色只解释了不到 20％的就诊原因。妇女看医生的频率较高主要还是她们患病更多造成的。更频繁地接受医生服务很可能对妇女有较大的益处，因为一般说来，和男人相比，她们可以更早地获得诊断和治疗。

民族

其他几个医学社会学研究试图把一个人对卫生服务的使用与他或她的文化背景联系起来。最系统的研究之一是爱德华・萨奇曼的研究，他在纽约市的几个民族群体中，调查了他们对现代医学的信念和接受程度。萨奇曼试图把个人的医学取向和行为，与特定的社会关系类型及其对应的群体结构联系起来。他相信，群体关系的内部作用和个人对医学的取向，会影响他或她的健康促进行为。

萨奇曼把人们分成了两类，一类人属于四海为家型的群体，另一类属于地方型群体。地方型群体中的人与家庭、朋友或其民族群体的其他成员之间关系密切，有排他性，对疾病的知识有限，对医疗服务持怀疑态度，且在患病时高度依赖他人。和四海为家型的群体相比，他们更有可能延缓寻求医疗服务，更可能依赖一个“业余的咨询体系”来应对他们的疾病症状。一个业余的咨询体系包括非专业的家庭成员、朋友或者邻居——他们帮助个人解释他们的症状并推荐治疗方法。与此相反，四海为家型的群体表现出较低的民族排他性、更开放的朋友圈子，以及更少的权威性家庭关系。而且，与地方型群体相比，他们可能知道更多的关于疾病的知识，而且在患病时对他人依赖较少。

社会网络影响就医

萨奇曼的研究表明，在一些特定的条件下，密切的和具民族排他性的社会关系往往——至少在一开始——把求助行为导向某一群体，而不是导向专业的卫生服务体系。不过，10 年后，里德·吉尔森和他的合作者们在盐湖城重复了萨奇曼的研究，却发现了相反的趋势。他们观察到，由于其对良好健康、教育的高度重视和对家庭与传统的强调，摩门社区的表现是，群体的亲密性和排他性反而提高了个人利用专业卫生资源的可能性。他们（吉尔森等）总结说，属于具有亲密性和排他性的群体的人们，特别是那些属于传统指向家庭和权威指向家庭的人们，一方面更可能通过寻求医疗服务来应对其健康问题——如果这样的行动与他们的文化信念和文化实践相一致的话；另一方面更不可能寻求医疗服务——如果他们的文化信念支持怀疑主义，并且不相信职业医学。

相对于民族群体，吉尔森和他的同事们更多地关注家庭——作为决定求助行为的关键社会单位——的作用。家庭是一个人最重要的社会群体，而且常常是社会价值观的主要来源。因此，在一个人的医学定位中，关于疾病的知识和家庭权威似乎是两个相互干预的关键变量，因为知识帮助对症状的认知，而家庭权威则驱使患者进入专业的卫生服务体系。另外的可能性是，缺乏关于疾病的知识和/或孱弱的家庭权威可能成为获得专业治疗的限制因素，并且导致他或她把自己的健康状况置于危险的境地。

这里的判断是，家庭代表了一种社会经验，这种经验会影响特定个人怎样看待他或她的健康状况。个人出生于某个家庭，家庭成员都是他的重要他人——他们之所以重要，是因为他们为这个孩子提供了特殊的健康身份。这一身份不仅仅包括对其生理特性和智力特性的评价，也包括关于一个家庭或者群体的社会史知识，以及上述内容在社会地位、生活愿景和文化背景等方面的意义。随着孩子的长大，他或她逐渐把直系亲属、群体或者更大社会范围内的价值和观念当做自己的价值或看法——更大社会范围内的价值和观念也是通过家庭愿景这一中介而展示给孩子的——这时，这个孩子才被认为被适当地社会化了，因为他的行为已经和群体认可的看法相一致。

必须承认，孩子们可以接受由家庭代为呈现的社会愿景——这一愿景源自他们所在的社会，他们也可以拒绝它。不过，在社会化过程中提供给他们的各种选择却是由成年人安排的，这些成年人决定提供什么信息，也决定以什么方式来展示这些信息。因此，虽然儿童们在社会化经历中并不是完全被动的，但重要的是，他们在选择自己的重要他人时别无选择，因此，他们对家庭的认同是半自主的。这进一步意味着，孩子们对他们的家庭所表现的社会现实的内化，具有相对的不可避免性。虽然由他们的重要他人展示给他们的最初社会世界景象很可能被以后的社会联系所弱化，无论如何，它都会对他们产生持久的影响。例如，人们发现，在其子女的预防性健康信念方面，在塑造他们的健康生活方式方面，父母具有最重要和最持久的影响。

因此，毫不奇怪的是，一个人的家庭或者社会群体经常会引导他对整体社会的认知过程，或者为整体社会的愿景提供指导观点。出于这个原因，医学社会学中的许多研究都强调，社会网络是影响求助行为的主要因素。社会网络指的是一个人日常社会互动中的社会关系的总和，这些社会关系是观点、信息和情感交流的正常通道。通常的情况是，这一社会网络是由家庭、亲戚和朋友构成的，这也形成了该个人的直接社会世界，尽管社会网络的概念可以被进一步扩展，以包括逐渐增多的社会单位。

生病后怎么办？

有些研究提示，普通人通常把健康看做疾病症状的相对缺如、生理和心理的平衡或安康的感觉、能够完成日常事务，或者上述情况的各种组合。相反，患病则意味着症状的出现、感觉糟糕或处于不平衡状态，以及功能性无力（不能进行日常活动）。

因此，普通人所认知的疾病，在一定程度上是对正常标准的偏离，而这种正常标准是由常识和日常经验建立起来的。大卫·麦肯尼克和伊蒙德·瓦尔卡特曾经指出，疾病会凸显一些特定的性质，而这些性质与症状认知以及危险的程度有关。对疾病的认知取决于某种疾病在一个特定人口中出现的频繁程度，也取决于人们对该疾病的症状的熟悉程度。疾病的危险指的是对疾病的后果的预测，以及疾病可能导致的威胁或损失的大小。如果一个症状很容易被认出，并且相对来说没有危险，它就很可能被定义为一种常见病。当一种症状频繁出现，认定起来非常困难，而且和越来越强烈的危险印象结合在一起时，较强烈的担忧就会出现。

不过，麦肯尼克曾经指出，对症状的认知固然是启动求助行为所必需的条件，却不足以用它来定义疾病。有些疾病，如阑尾炎，具有明显的症状，而其他疾病，如癌症早期，却不一定有明显症状。还有一些人虽然发现了症状却迟迟不寻求医疗服务。众所周知的情况是，癌症病人逃避筛查程序，因为他们为下述结果而焦虑：知道患病的真相，并且被迫面对罹患癌症所意味的一切。因此，疾病认知的性质和疾病危险的性质可能成为一个重要的决定因素——决定人们对待疾病的方式。

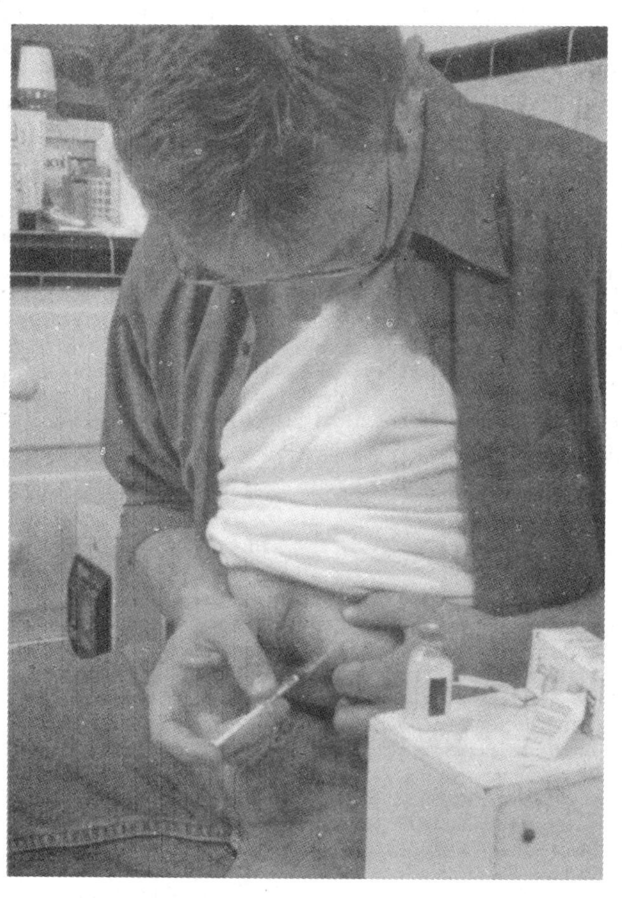

一位糖尿病患者正在给自己注射胰岛素。大约有 2 100 万美国人患有糖尿病，这已经成为这个国家最严重的健康问题之一。疾病控制和预防中心估计，美国 2001 年出生人口中的 1/3 会成为糖尿病患者。

麦肯尼克提出，一个人是否寻求医疗服务取决于以下10个决定因素：(1) 对症状的认知和症状的显著程度，(2) 症状被认定为危险的程度，(3) 症状对家庭活动、工作活动和其他社会活动的干扰程度，(4) 症状出现的频率和顽固程度，(5) 对症状的忍耐度，(6) 信息、知识和文化（对疾病的）假设是否存在，(7) 导致否认（疾病存在）的基本需求，(8) 其他和应对疾病相矛盾的需求，(9) 症状被认定后各种相互矛盾的症状解释，(10) 治疗资源是否存在、资源的可及程度，以及采取行动所需的心理代价和经济代价。

除了描述求助行为的决定因素，麦肯尼克还解释说，上述因素在两个层面上发挥作用：他人定义层面和自我定义层面。他人定义就是其他人试图将一个人的症状认定为疾病的过程，并且引起此人对这些症状的注意。自我定义就是个人定义他或她自己所出现的症状的过程。上述10个决定因素和两个定义层面相互作用，从而影响一个人是否针对某个健康问题寻求帮助。

构成麦肯尼克的"求助理论"的背景是，患病行为是一种反应，这种反应是文化习得的和社会习得的。个人对症状的反应依据的是他或她对实际情况的定义。这一定义可能受到其他人定义的影响，不过主要还是由他本人的学习、社会化和过去的经验塑造而成，也受此人社会背景和文化背景的调停。文化在形塑我们对疾病的理解和反应方面有着巨大的作用。我们可以在一些研究中看到这一点，这些研究显示，患者的文化信仰在其应对癌症的过程中非常重要。例如，马卓里·卡加瓦-辛格发现，和日本裔美国男人相比，盎格鲁裔美国男人在应对癌症时面临更大的困难，因为日本裔美国人得到的社会支持更多，而盎格鲁裔美国男人坚持认为自己是健康的——即使对自己的病情有所意识。痛苦和对疾病在体内客观存在的证实甚至也是建立在文化意义和文化理解的基础之上：什么疾病制造了痛苦？怎样应对它？艾伦·拉德雷指出，一个人对健康和疾病的信念建立在下列情况的基础上：他对他生活于其中的世界的理解，以及他在该世界中的位置。拉德雷声称，"这意味着，他们会参考大量关于疾病和身体症状的知识，而这些知识大多来自其文化背景"。

另一个解释求助行为的理论途径是罗纳德·安德森的"卫生服务使用的行为模型"。这一模型包括预设、赋权和需求要素三个内容，它们描述了个人决定接受卫生服务的过程。预设因素包括社会人口学变量，以及关于卫生服务的态度和信念。赋权因素指的是下列因素：家庭收入、医疗保险覆盖、服务是否存在，以及常规服务资源的可及性。预设因素和赋权因素为人们寻求卫生服务的行为提供了前提——在需求的驱动下，他们可能会寻求卫生服务，也可能不会。

萨奇曼对疾病经验的不同阶段的分析表明，在西方文化中，人们怎样利用其有关身体状态的知识和经验来认识疾病的症状，并对此有所作为。依据萨奇曼的说法，当个人认为自己患病的时候，他会经历五个不同的反应阶段，这些反应都建立在其特定的疾病经验的基础之上。如图 7—1 所示，这些阶段是（1）经历症状，（2）接受患病角色，（3）接触医疗服务，（4）依赖者性的患者角色，（5）恢复与痊愈。

经历疾病开始于症状出现阶段，在这个阶段，个人必须做出“情况是否正常”的决定。这一个人决定涉及以下方面：是否否认“症状需要注意”的判断，是否在症状变得更加严重前推迟决策，是否把症状看做健康问题的证据。他或她也可能试图通过使用民间偏方和自我保健来治疗自己。

个体一旦把对症状的体验解释为疾病，就可能进入萨奇曼所说的第二阶段：患病角色。这时，这个人被允许卸去正常的社会责任，前提是，这个人的外行咨询系统允许他这样做。外行咨询系统可以同意其接受患病角色。不过，“正式的”接受患病角色的许可，必须由医生来批准，因为医生是关于疾病的权威知识的社会代表。因此，虽然民间治疗方法仍在继续，个人被迫必须做出如下决定：否认疾病的存在并忽视疾病体验，还是接受临时的患病角色并寻求医学治疗？

知识窗

作为与文化相关联的综合征的神经性厌食

有一个研究阐释了文化在影响健康问题方面的作用，这就是欣格·李对神经性厌食的研究。他把神经性厌食看做一种与西方文化相关联的综合征。神经性厌食是这样一种情况，它的特征是，年轻的妇女拒绝进食，且体重急剧下降——很可能是致命的体重下降。它通常源于对“肥胖”的泛化的厌恶。欣格·李认为：“在西方人中间，苗条不仅仅标志着魅力，也是自控能力、年轻和高效的标志，在社会领域和工作领域都是如此。”在过去，神经性厌食曾经和西方文化价值直接联系在一起，不过仅限于西方国家。然而，欣格·李发现，现代化过程和西方价值在亚洲国家的传播，提高了这一疾病在日本、中国、新加坡的患病率。在这种情况下，文化价值观（苗条）和该价值观制造出来的心身疾病从西方传播到了东方。

如果得到了专业化的帮助，这个人就进入了卫生服务交流的第三阶段。在这个阶段，个人试图取得“合法的”患病角色地位，并且就治疗程序进行协商。患病经验可能被医生证实，也可能被医生否决。如果医生和患者不能达成共识，这个患者很可能转而“购买”另一个医生的诊断，这可能是一个更加容易接受的诊断。

如果患者和医生都同意治疗的必要性，这个人就进入了“依赖性的患者”阶段。此时，个人开始经历医生所建议的治疗过程，不过仍然可以在终止治疗和继续治疗之间进行选择。有时，患者会在“继发性获益”中安顿下来，不再认真努力地使自已痊愈——继发性获益是病人享受的一种特权，如请假不工作。或者，患者和医生一起合作，促使患者进入最后的第五阶段：恢复与痊愈阶段。在这个阶段，人们期望患者放弃患病角色，并恢复正常的社会角色。这种情况也可能不会出现，例如在慢性病的情况下，或者是患者选择沉溺于患病经验——即使他身体状况良好。

虽然不是每一次患病都会经历萨奇曼所描述的几个阶段，因为该过程可能在任何阶段因患者的拒绝而被打断，但是，萨奇曼模型的意义在于，每一个阶段，患者都必须做出不同的决策和行动。在评估患病经验的时候，患者不但需要解释其病症，还必须解释涉及下列事情的问题：已有的资源、备选的行动以及成功的概率。

医生与病人

第七章　病人角色
第八章　医患互动
第九章　以何种方式接受治疗？

第七章

病人角色

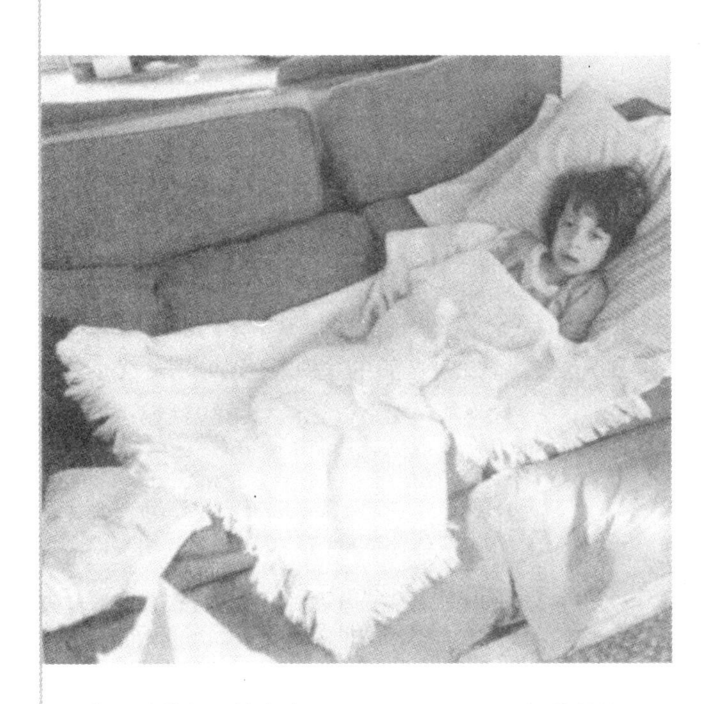

作为越轨行为的疾病

功能主义对越轨的主张

病人角色

医学化

对病人角色理论的批评

标签理论

患病是越轨吗?

作为病人和残疾人

污名

小结

每个社会都会在其文化模式中规范对病痛的定义，所以衡量社会进步的一个指标就是该文化中关于疾病的定义。在一些较原始的社会里，病痛被定义为一种自主性的力量或者“存在”，如一个攻击人的恶魔，这个恶魔留驻在人们体内，给他们带来痛苦或死亡。在中世纪，有些人将疾病定义为对“罪过”的惩罚，而对病人的照顾被看做一种宗教慈善。今天，病痛被定义为一种受苦的状态，是疾病或患病的结果。这一定义建立在现代科学观点的基础上：病痛是不正常的生物学病态或者有原因的心理学病态，有一系列的症状特征以及治疗方法。

作为越轨行为的疾病

医学上认为疾病对生物学上的健康或安适感的越轨行为。这一观点涉及病理机制在体内的存在，且这些病理机制可以被客观地记录下来。例如，对某种疾病的诊断，是把可观察的症状和关于人体功能的知识联系起来的结果。理想的情况是，当一个人的症状、主诉、体检和/或化验结果提示了病态的存在时，他或她被定义为“病了”。疾病的传统认定标准是：(1) 患者体验到疾病的主观感受；(2) 医生通过检查和/或化验发现，病人的身体功能不正常；(3) 患者的症状与某种可识别的临床类型一致。临床类型是诊断者所持有的某种关于疾病的模型或者理论的再现。在诊断过程中，逻辑是基本工具。

医生在治疗疾病中的作用首先涉及作出诊断，然后是对健康问题实施治疗行为，目的是尽量使患者恢复正常状态。医生对疾病的评估包括关于下面这一问题的医学认定：与不好的、不可欲的和不正常的情况相比，什么是好的、可欲的和正常的？这一评估是在现有医学知识的框架和医生经验的框架中进行的。在此基础上，医学专业人员制定为生物学越轨作出定义的医学规则，并且试图执行这些规则：运用他们的权威来治疗那些被他们定义为患病者的人。

在医学社会学中，术语“疾病”被赋予了如下特征：(1) 反常的生理状态，由一个人的生理功能障碍构成；(2) 患病的主观状态，即一个人意识到自己得了一种病，并且通常会促使他或她改变自己的行为；(3) 一种社会状态，用以提示病人受损的社会角色。虽然医学社会学感兴趣的主要领域是患病行为，但尤其对“患病”概念感兴趣，因为它涉及对一些具有社会学特色的因素进行分析，这些因素是：社会普遍对那些被定义为病人的人的期待和（对待他们的）常规做法。

社会学家通常把患病看做一种越轨行为。这一观点最初是由塔尔科特·帕森斯提出的，包含在他的“病人角色”的概念中。“病人角色”的概念描述了一个人在感觉到自己患病的时候所采取的常规行为。帕森斯把患病看做对人的“正常”状态的干扰——从生物的和社会的两个方面。以前，对健康和疾病的社会学研究依赖于这样一种医学图景，在这幅图景中，对患病的研究仅限于把社会因素和生物学因素联系起来——在卫生从业者所提供的参照系的基础上。这一医学取向的研究方法强调人类有机体的生理学事实，却忽视其社会学事实——在一个人患病并且其行为也"患病"的时候。

把患病定义为一种越轨行为的基础，是社会学对越轨的定义：在一个给定的社会体系中，任何违反社会规范的行动或行为。因此，越轨就不仅仅是对统计学平均值的偏离。相反，对越轨的宣告涉及社会评价的做出：依据某一社会规范，什么是正当和合适的行为。规范反映了对适当行为的期待，这种期待在特定的社会情境中被大家所共享。规范也可能是对行为的一般期待，这些行为在各种社会情境中都很常见。对占主导地位的规范的遵从一般会受到群体认可和群体赞许的奖赏。当然，违反规范可能导致对行为的不认可、惩罚，或者其他形式的社会制裁，这些都会落到冒犯者的身上。规范往往会允许一定范围内的行为变通，但越轨行为通常会违反这个许可的范围，从而引起其他人的负面反应。关于越轨行为，大多数社会学理论关注的是犯罪、违法、精神障碍、酒精依赖、吸毒中所常见的行为。这些类型的行为通常会冒犯一些人。

需要注意的是，并不是所有类型的越轨行为都会对社会导致不可欲的后果。在艺术、音乐、戏剧、文学和舞蹈等领域中，对惯常规范的违反会获得奖赏的回报——对创造性的违反者和社会都是如此。当然，对病人和社会来说，作为越轨的患病被认为是一种不可欲的情况。对病人来说，患病显然意味着不舒服，以及正常生理功能和社会功能的暂时或永久中断，包括死亡。患病还会给患者的家庭带来经济困难的风险。对社会来说，患病可能意味着社会群体或社会组织从事日常事务能力的下降，以及承担正常社会功能的能力的下降。

社会学家曾经提出，可以在生物学和医学之外找到对患病的解释——把它作为社会事件进行解释，也就是把患病纳入一般类型的越轨行为之中。社会学中最早的越轨发生理论基本上是生物学模型，它把越轨的根源定义为特定个体的遗传特质。当时认为，不受欢迎的行为是由具有犯罪特征的基因遗传或者是由某种变幻莫测的基因组合导致的。当代社会学家基本上否定了越轨的生物学观点，这是因为对个体生理学的排他性关注完全忽视了社会规范意义，也忽视了对个体行为的社会评判。

此外，这些社会评判也受到社会变迁的各个方面的影响。例如，在过去的农业社会，疾病在很大程度上发生在小群体——如家庭——的情境中。那是经常出现的情况，而且患病的角色和照料病人的角色是一个角色丛的一部分——这个角色丛不仅仅包括行为的变异，也包括所谓的"正常"行为。可是，工业社会中发生了意义深远的变化：大家庭的衰落、疾病治疗理论的变化、疾病治疗药物种类的长足发展，以及通常需要住院才能够进行的复杂治疗技术的进步。这些变化已经把疾病逐出了可预期的领域，使其进入一个高度专业化和制度化的情境。与此相似，我们应对病人的方法也改变了，通常把他们交给专家并由专家进行照料——这些专家活动于我们熟悉的情境之外，而且普通人对他们没有任何控制力。这一转移本身，以及我们对医院常规和医疗规程的遵守，造成了一系列专业化的情境，而这些境遇导致了对患病的越轨定义。患生理性疾病的病人，像疯子和罪犯一样，如果他们的疾病被判定为足够严重，就代表了一个特殊的人口类别：一个偏离社会主流的人口类别。当然，一般来说，和患生理性疾病的病人相比，疯人和罪犯受社会的污名化更严重。但是，这里的要点是，对待患生理性疾病的病人的模式（离开社会，接受专家的治疗）与对待疯人和罪犯的方式——进入精神病院和监狱——是相似的，尽管不完全相同。由于对待病人、罪犯和疯人的方式在某些方面是类似的，我们可以为把患病定义为越轨找到一个基础。

功能主义对越轨的主张

虽然社会学家否定越轨的生物学模型，但功能主义——也被称为结构功能主义——强调社会水平的过程、系统、平衡和相互关系，代表了对越轨的一种自我平衡主义的理论取向。这一模型既不是有机模型，也不是生理模型。它没有从个人的需求、冲动、本能、遗传构成，或者任何纯个人的模式中发现越轨行为的根源，而是从个人和社会系统之间的关系中发现越轨行为的根源。这一理论取向建立在这样的观点之上：社会在平衡状态中被凝聚在一起，把它凝聚在一起的是（人们）共享的各种规范和价值观之间的和谐一致。使社会生活得以实现的是人们所拥有的期望，这一期望和他们所在的特定社会体系的规范和价值相一致。这一过程是“功能的”，因为它促成社会和谐，并且对抗“反功能”过程，如犯罪和精神疾病——它们扰乱社会秩序。社会通过平衡而实现自我维护的倾向，和生物学中的“内稳态”概念很相似。内稳态指的是，人体试图把内在的生理学状态调整到相对恒定的范围之内，以便维持身体的功能。一个人可能会长出一个赘疣，也可能会消化不良、腿部骨折，甚至可能罹患恶性肿瘤，但其整体上还是健康的。与此类似，从功能主义者的视角来看，一个社会系统也能够维持其功能——通过把其组成部分调整到相对恒定的范围之内。一个社会系统也会有问题存在，如犯罪和越轨，但仍然能保持“健康”，因为它仍具备有效运转的整体能力。

因为功能主义理论家们把社会系统看做是由许多紧密联系在一起的部分构成的，他们声称，该系统的某一部分做出的改变、决定和定义，在某种程度上会不可避免地影响系统的其他部分。因此，一个人在社会系统中的位置，会把他或她置于某些事件和压力之下——而这些事件和压力却源于系统的其他地方。那些对个人来说是适应性的行为，如采取犯罪手段，可能会被社会看做越轨。此时这个人就面临一个选择：是继续这一适应性的行为并被定义为越轨者，还是改变该行为，即使他或她认为该行为对其生存是必要的。毫不奇怪，很多人继续这一不被赞同的行为，进而在社会的强压下成为越轨者。他们将承担对抗下列权威的风险：精神病医生、警察和法庭。这些人的职责是控制或者消除反功能的社会过程。因此，通过对违抗者使用社会制裁，一个社会系统中的越轨行为就被削弱了。这些制裁包括利用监狱和精神病院把这些越轨者带离社会，以保证社会秩序和社会团结。

根据功能主义理论，患病是反功能的，因为它也威胁并干预社会系统的稳定。医学职业的功能是，通过预防、控制或治疗疾病，对抗患病的反功能。医学职业还可以通过发展技术来实现这一点——运用这些技术，残疾人士也可以有助于对社会系统的维持，有助于其自我维持。这一分析方法是帕森斯的“病人角色”理论的基础，而“病人角色”是医学社会学中的一个核心概念。

病人角色

塔尔科特·帕森斯在他的《社会系统》(1951）一书中提出了“病人角色”的概念。这本书旨在对一个复杂的功能主义社会模型进行解释。在这个模型中，社会系统与人格系统和文化系统联系在一起，进而构成社会秩序的基础。和他之前的社会理论家不同，帕森斯在他的社会理论中加入了对医学的功能分析，这促使他考虑这样的问题：病人与他生活于其中的社会系统的关系。这就导致了“病人角色”概念的诞生，这一概念是解释西方社会中病人行为特征最贴切的理论工具。

帕森斯的“病人角色”概念建立在一个假设的基础之上，即患病并不是患者有意识的选择或知情的选择，即使疾病可能是主动暴露于感染或损伤（环境）下的结果。因此，如果说人们认为罪犯之所以违反社会规范是因为他或她“愿意这样做”，那么病人被认为是越轨者仅仅是因为他或她“不由自主”。不过，帕森斯警告说，有些人可能被患病角色所吸引，以便使其通过对正常责任的逃避而获得认可。一般说来，社会有责任在这两种越轨角色之间做出区分：惩罚罪犯，而为病人提供治疗服务。上述两种过程（惩罚和治疗）的功能都是减少越轨和改变现状——这种现状干扰了对社会规范的遵守。两种过程都要求社会机构的介入、法律的实施或治疗的实施，以便控制越轨行为。帕森斯声称，患病不仅仅是体会患病的生理状况，更重要的是，它成了一个社会角色，因为它所涉及的行为建立在制度期待的基础之上，并

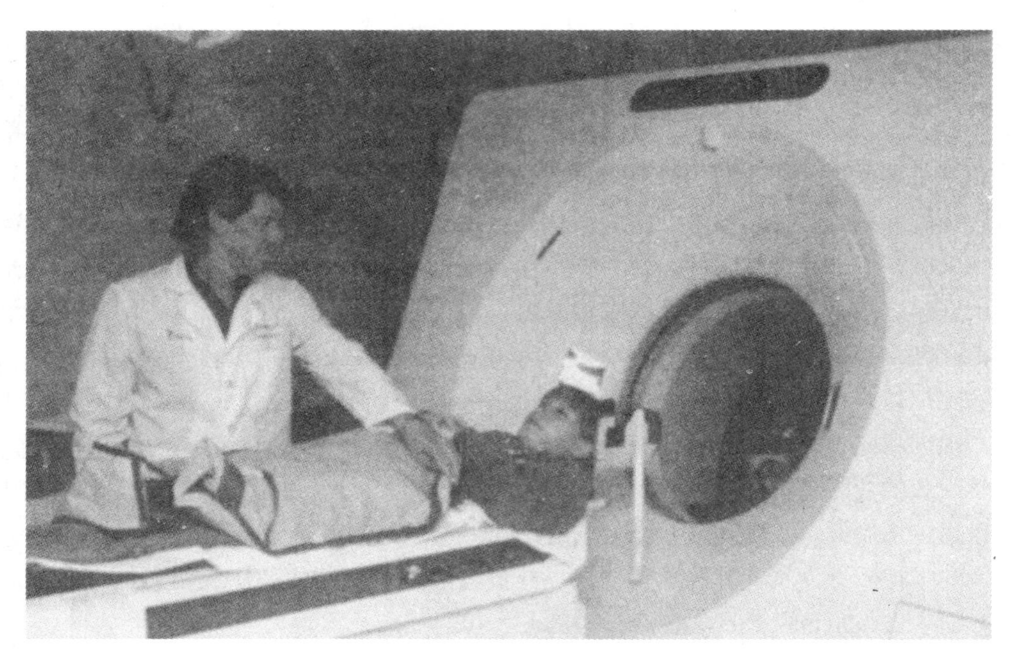

依据“病人角色”理论，患者应该努力使自己痊愈，并寻求有效的帮助。照片显示一个男孩正在准备接受核磁共振检查。

且被与此期待相适应的社会规范所强化。

一个关于病人的主要期待是，他们无力照顾自己。因此，病人必须寻求医学建议并与医学专家合作。做出上述预测的基础，是帕森斯提出的一个假设：患病是一个不可欲的状态，并且病人希望康复。

帕森斯坚称，患病是反功能的，因为它代表了一个应对社会压力的反应模式，这一模式允许逃避社会责任。一个人可能希望——在一定程度上——永远保持患病角色，原因是帕森斯所说的“继发性获益”，即对正常责任的豁免和病人通常获得的其他特权。因此，医学实践变成了这样的一个机制：社会系统力求对它的越轨患者的疾患进行控制——通过使他们尽量恢复到正常的功能状态。

帕森斯病人角色概念的具体内容可以总结为以下四种：

(1) 病人被免于承担“正常的”社会角色。一个人患病是他或她被豁免承担正常的角色和社会责任的理由。当然，这一豁免与患病的性质和严重程度相对应。患病越严重，豁免越彻底。需要医生对此豁免进行合法化，是因为他们是“什么是疾病”这一问题的权威。合法化承担了保护社会的功能，即使它免于被诈病所欺骗。

(2) 病人不用为自己的情况负责。人们通常认为一个人患病超出了他或她的控制能力。身体的患病状态需要被改变，某种治疗过程——除了个人欲望和动机之外——是必需的，以便病人康复。

（3）病人应该做出努力（使自己）康复。病人角色的上述两个方面均以本特征为其前提：病人承认，患病是不可欲的。正常责任的豁免是临时的、有条件的，这个条件就是（病人的）康复愿望。因此，病人有义务（使自己）康复。

（4）病人应该寻求技术上可行的帮助，并且应该和医生合作。康复的责任引致了进一步的责任，即病人应该寻求技术上可行的帮助，通常是医生的帮助。人们还期望，在追求康复的过程中，病人应该配合医生。

帕森斯的病人角色概念建立在埃米尔·涂尔干、马克斯·韦伯和精神分析学家西格蒙德·弗洛伊德理论的基础之上。精神分析理论的人格结构（本我、自我和超我理论）和潜意识理论帮助帕森斯构建了其“个人动机”的思想。按理说，病人应该有康复的动机（作为社会化的结果和超我的影响），但他仍然可能被保留“继发性获益”的动机所驱动——他可能意识得到，也可能意识不到——这些“继发性获益”包括与病人角色相伴随的特权和对日常责任的豁免。

涂尔干关于道德权威的观点和韦伯对宗教价值的看法被帕森斯用来描述医生的角色。帕森斯认为，医生承担了控制社会的功能。这一功能——和历史上由神甫所承担的功能类似，并且也源自宗教——就是为了控制越轨。在这种情况下，具有反功能特性的患病就是越轨。在帕森斯看来，把患病认定为一种不可欲的和非法的状态，对健康人具有重大意义，因为它强化了人们保持健康的动机。所有这些都反映在健康的重要地位和人们接受它的方式上：在美国社会中，健康是一个重要的社会价值，人们在社会化过程中接受这一价值。通过把对健康和患病的综合考虑纳入其社会系统进行分析，帕森斯是把医学的功能描述为一种社会控制方式的第一人，而且，他是在经典社会学理论的范围内进行这一描述的。

医生和病人的角色关系

帕森斯的病人角色概念的一个主要贡献是它对一系列模式化期待的描述，这一描述定义了西方文化中与患病相对应的规范和价值——既是对病人而言，也是对和病人互动的其他人而言。因此，病人角色（理论）在社会角色、社会态度和社会行动的框架中看待医患关系，这一框架是双方带到这一情境中来的。这一方法使我们能够——有少数例外——理解和预测西方社会中患者的行为。和其他角色一样，医患角色涉及基本的相互性，也就是说，人们希望社会情境中的每一个参与者都熟悉他或她的自我行为期待，也熟悉对他人行为的期待，以及可能的后续社会行动。病人角色诱发了一系列被模式化了的期待，这些期待定义了与患病相对应的规范和价值——既是对病人而言，也是对和病人互动的其他人而言。双方都不能在脱离对手角色的情况下独立地定义他或她的角色。“做得像一个医生”的全部意义，取决于在社会角色的语境中，患者对“什么是医生”这一问题的观念。帕森斯告诉我们，医生的角色就是把病人送回到正常的功能状态。

与此类似，病人角色取决于医生所持有的“病人角色”概念。根据帕森斯的说法，人们期待患者承认，患病是不愉快的，并且他或她承担了通过寻求医生的帮助来恢复健康的义务。因此，医患之间的角色关系并非一个自发的社会互动形式。它是一个被良好地定义了的会面，包括了两个或更多的人，他们的目标是某人的健康。这一情境是如此重要，以至于不能使其停留于未被定义的行为模式中。出于这一原因，患者和医生都倾向于以一种稳定的、可预期的方式行动。

社会希望医患关系具有治疗性的特征。患者需要医生的技术性服务，而医生是一个技术专家，他被社会定义为具有帮助患者的资格，并且受过相应的训练。因此，医患会面的目标是，为了改善患者的健康，促成一些有意义的改变。

虽然医患关系涉及行为期待的相互性，但双方的地位和权力是不平等的。医生的角色建立在权力不平衡的基础之上，医生的技术专长居于完全有利的地位。这一不平衡是必需的，因为医生需要在和患者的关系中握有权柄，以便促成有利于患者健康的积极改变。有些时候，达到这一目的需要实施一些对患者来说可能是痛苦和不舒服的程序，而患者必须遵循治疗计划——如果想要使医生的治疗有效的话。医生通过三个基本技术行使权责：（1）职业声望；（2）情境性的权威；（3）患者对他人的情境性依赖。

医生的职业声望建立在两个基础之上：技术资格以及社会对其作为治疗者身份的授权。医生的情境性权力指的是医生拥有患者渴望和需要的东西。相反，患者是无依无靠的，因为他或她缺乏治疗健康问题的专长。

医生的角色还被特定的神秘感所加强，这种神秘感反映在对治病能力的信念上。医生角色的这一方面来自患者对医生的依赖——依赖医生做出关乎其生命和健康的决策。由于医生承担了“尽其所能”（挽救病人）的责任，也由于患者的生存仍然是一个问题，患者可能对医生产生一种强烈的情感依赖——希望或者相信医生在治疗艺术方面具有“天赋”或者天然的技能。由于医疗实践有时候具有“不确定”的特征，在医患关系中，医生被假定具有的天赋可能成为非常重要的一个方面。很多轻微病症和大多数慢性病的确切证据可能是无法得到的，或者因为对患者的检查所涉及的风险，确立这样的证据的企图缺乏理由。虽然医学科学取得了长足的进步，医生有时仍然需要凭借直觉行事。

关于医患关系的一个有趣的比喻是亲子关系。对有些人来说，患病可能引发一种依赖性的儿童状态。不过孩子的角色是一种不成熟的角色，而患者的角色则代表了一种“受干扰的”成熟状态。儿童和病人都缺乏成年人在日常生活中所行使的正常功能，他们依赖于一个更强大、更有能力并且照顾他们的人物。说医生类似于父母形象的另一个理由是，他或她所提供的支持和控制将会为依赖一方带来重要奖赏。

对儿童的主要奖赏可能是赞同，而对患者的主要奖赏可能是康复。当然，医生和父母有一个方面不同，即他们对依赖者的情感涉入，以及他们的情感深度。显然，儿童状态和患病状态不完全相似，但其类似性令人惊奇。这是因为重病的人是无助的，在技术上完全无能力治疗自己的疾病，而且还受到疾病状况所产生的情感困扰，这样的人可能完全无依无靠，完全有可能以儿童的方式行事。

根据艾略特·弗雷德森的说法，医生创造了“像病人一样行事”的社会可能性，因为他们是社会的权威，决定“疾病到底是什么”这一问题。他们决定谁是病人，并决定对他应该做些什么。本质上说，医生是大多数专业卫生资源的“守护者”，因为没有他们的许可，这些资源（如处方药和医院）不能使用。因此，弗雷德森声称，医生和卫生领域的其他人的行为，是特定的社会主导价值的体现。帕森斯阐述了这些主导价值，并且把“健康是好的且应该被追求”的观念纳入其中。体现在他的“病人角色”概念中的是，人们期待病人和医生合作，并且努力实现他或她的康复，以及恢复正常的功能。

病人角色在研究中的应用

帕森斯的病人角色概念，正像弗雷德森所阐释的那样，代表了“一种对患病人木三分的、得心应手的分析，而且是基于社会学的独特视角”。考虑到“病人角色”概念在医学社会学领域里所引发的大量研究，这一评价特别中肯。以下介绍几个重要的研究。保罗·沙尔芬特和理查德·科尔兹使用帕森斯的“病人角色”概念来研究社会工作者对酒精依赖者病人角色的否认。在这个研究中，社会工作者发现，饮酒是一种主动的行为，而且，他们可以避免病态的出现——如果酒精依赖者真想这样做的话。因此，酒精依赖者没有被授予对日常责任的豁免权。

另一项对病人角色的应用是斯蒂芬·科尔和罗伯特·勒居恩对依赖社会福利的母亲的研究。科尔和勒居恩观察到，在纽约市依赖社会福利的母亲中，普遍的规范是接受主流文化的观点，即依赖社会福利是个人失败的结果。那些对摆脱社会福利失去希望的母亲，倾向于接受病人的角色，以便使其自我定义的失败合法化。该研究的结论是，对那些缺乏其他社会认可的地位的人来说，通过对日常角色责任的豁免，病人角色可能提供了一个“替代性的”社会地位。这里的寓意是，有些人会利用病人角色，因为和被认为是一个失败者相比，这一角色的污名化程度要低。

类似的发现也出现在了阿诺德·阿鲁克、罗安尼·肯尼迪和罗纳德·凯斯勒对1 000名患者的研究中，这些患者从纽约市的三所大医院里出院。阿鲁克和他的同事发现，低收入和老年的患者最有可能同意，那些患病的人有权利不为他或她的患病负责。对一些老年人来说，他们认为病人角色为依赖他人提供了借口。作为结果，这些老年人最不愿意放弃病人角色。年轻人最可能同意个人有努力康复的责任。在伊利诺伊州，笔者和合作者研究了医生治疗自己身体出现的小毛病的方式。医生们倾向于在某种程度上接受病人角色，请求其他医生介入，如为他们开处方或者申请诊断检查。其他还有以色列的大卫·里尔的研究。这个身患重病的医学社会学家以前对帕森斯的病人角色概念持批评态度。此时他发现，重症监护病房里的医患关系正是帕森斯所描述的情况。里尔说：“对我自己来说，作为我在重症监护病房（ICU）里体会到的不寻常的被动性的结果，我的病激发了我对帕森斯的批评的重新评价——数周以前，我还在教授这些批评呢。”

知识窗

重症监护病房里的病人角色

大卫·里尔是一个医学社会学家，因为患了严重的肺炎而被收入重症监护病房。他在某一天早晨醒来，非常虚弱，他说他不能进行清晰的思考，在发烧、打寒战，并且呼吸困难。两天以后，他被一家医院收治。里尔评论说：“作为一个医学社会学家，患病为我提供了一个宝贵的机会，以亲身经历的方式进行我的终身事业。”数天以前，在课堂上，他曾经批评过帕森斯的“病人角色”理论，认为帕森斯对医生的观点过于武断，太轻易地假设患者会信任医生，而且对患者的愿景和能力关注不足，如挑战医生、和医生谈判、主动合作以及回避医生等。帕森斯的医患关系模型似乎反映的是 20 世纪 50 年代的现实，而不是 21 世纪的现实。

里尔差一点死掉。实际上，他说他可以感受到生命正在溜走。随着病情越来越严重，他也越来越虚弱，他必须使用呼吸机。这时，他思考了死亡（他对自己说：“我从来没有这样做过。”），并发现这对他似乎并不是那么困难。他可以放松自己，并让生命离去。不过他想到了自己的家庭，并告诉自己，他会活下来的。他所能做的，就是躺在那里继续呼吸，并且依赖医护人员把他从这种状态中救出来。里尔活了下来。对“病人角色”概念，他的看法更深刻了。他发现，正像帕森斯所主张的那样，他必须信任他的医生。那时，他对治疗的愿景是不重要的，挑战和谈判就更谈不上，他完全被医生掌握在手中，努力和医生合作，以便使病情好转。

医学化

在帕森斯的观念里，患病是越轨的一种类型。该理论的一个明确观念是，医学是（而且应该是）一种对越轨行为进行控制的制度。也就是说，为了社会的利益，通过医学手段来控制不正常行为是医学的任务。布莱恩·特纳指出，为了保护公共健康、经济和社会秩序的需要，对人体的管理和社会的利益是一致的。特纳注意到，可以通过公共卫生和对适当行为方式进行社会教育来控制疾病。不过，人们也会有意识地危害自己的健康——通过一些习惯如药物依赖、过度进食、吸烟、不锻炼和酗酒。他还说，这些行为或者已经被认为是社会越轨行为，或者正走在被这样看待的路上。当特定的行为威胁到人们的健康和社会的福祉时，国家被要求进行干预，如禁止在公共场所吸烟。相应地，特纳的立场是，“医学本质上就是社会医学，因为它是这样一种活动：在国家的支持下规范社会行为”。因此，在某种程度上，由于对人类行为的控制是社会组织的基础，也由于对越轨行为的控制正在成为医疗职业的功能，帕森斯的“病人角色”概念可以帮助我们理解医学在促进社会稳定中的作用。

不过，有些医学社会学家通过把它们定义为医学问题来表达他们的关切，即医学已经对过多的越轨行为和身体状况承担了太多的责任。那些本该被定义为罪过或犯罪并且原来被教堂和法律所控制的行为，越来越多地被看做疾病，并通过治疗来进行控制，就像特定的生理变异如身材矮小、女性平胸和男性秃顶一样。这一倾向被称做“医学化”，当“以前的非医学问题被定义为医学问题，并作为医学问题进行治疗——通常以疾病或者症状的名义”时，医学化就会出现。托马斯·萨兹这样解释这一过程：

> 从梅毒、结核病、伤寒热、肿瘤和骨折等等诸如此类的东西开始，我们创造了一个类别“疾病”。开始的时候，这一类别仅仅包括少数条目，所有的条目都有一个共同的特征，即和作为理化机器的人体的结构和功能紊乱有关。随着时间的推移，更多的条目被加入这一类别中。实际上它们不是被加入的，因为它们是新发现的身体紊乱状况。医生的注意力逐渐被这一标准转移到了其他的事情上，即把残障和苦难作为了新的选择标准。因此，一开始缓慢地，诸如癔病、疑病症、偏执—强迫神经症和抑郁症之类的情况被加入疾病的类别中。然后，伴随着日益增长的热情，医生们，特别是精神病医生们，开始把所有他们可以诊测出的任何功能异常叫做“疾病”——无论依据什么规则。

萨兹因此提请人们注意这样的趋势：不仅趋向于把患病和越轨打造成同义词，而且趋向于仅在医学模式中治疗越轨。里克·梅叶斯和艾伦·豪维茨观察到，美国精神病学协会 1952 年出版的《精神疾病诊断和统计手册》列举了 106 种精神疾病，共 130 页。而 1994 年出版的第 5 版则有 297 种疾病，共 886 页。显然，精神病学诊断数量大量增殖，包括诸如“书写性表达障碍”（书写困难）和“对立违抗性障碍”（儿童的违抗行为，如发脾气、讨人嫌、愤怒和恶作剧），这些诊断看起来引人怀疑——并没有其他更多的不正常行为的证据。有些批评者，如安德鲁·图瓦杜，甚至宣称：“只有很少的——如果有的话——人类行为问题没有被认定为医学问题。”弗雷德森也有类似的争辩：与它表现出来的“治疗”能力所确认的范围相比，医学所建立的管辖权过于宽泛了。

无论如何，医学职业在获得定义不正常行为的权威方面是成功的。甚至自然发生的生理状况，如老化，也被定义为疾病——疾病才是医生最拿手的问题。例如，学龄儿童的多动症被定义为注意力缺乏/多动障碍，因而需要进行利他林治疗；绝经通过补充雌激素替代治疗，数年后，这种治疗的副作用被认定，它会引发更大的疾病风险，如血栓、中风、心脏病和乳腺癌；治疗身材矮小为使用生长激素提供了充足的理由，因为这些人苦于身高低于平均水平；用非那雄胺延缓或者预防男性秃顶，而脱落的头发可以通过外科手术进行再植。但在以前，多动症、绝经、矮小和秃顶并不是医学病症。

当然，对有些人来说，以前不能治疗的疾病出现了新的医学治疗方法——如针对勃起障碍而研发的伟哥和其他类似药物，这是好事。不过，对医学化现状的说明却描述了远远超过上述过程的扩张。这一结果使得阿戴尔·科勒克和她的同事们宣称，医学对社会问题的管辖权的膨胀是“西方 20 世纪后半叶最有力的社会转型之一”。尽管传统上，医学化是专业医学获取更多的问题以便进行治疗的手段，科勒克等人还是认为，生物医学领域里主要的技术和科学发展进一步发挥了这种能力，并且制造出了她和她的同事们称之为“生物医学化”的东西。生物医学化包括计算机信息和新技术扩展医学监视和治疗性干预的能力——该能力跨越了原有的边界——通过利用遗传学、生物工程、个性化药物、多源信息、患者数据库、数字化患者档案，以及其他创新成果。在这一过程中，互联网、广告、消费者主义也很重要，还有制药公司在销售其产品中所发挥的作用。

其他医学社会学家注意到，在医学市场的扩张过程中，卫生产品和服务越来越被商品化。彼得·康拉德和瓦勒里·雷特尔观察到，保险公司可以通过限制准入来对抗医学化，不过也有一些支持医学化过程的力量。康拉德发现，推动医学化的动力已经发生了改变，目前，生物技术、消费者和管理式医疗服务是主要的动力。康拉德声称：“医生仍旧是医学治疗的守门人，不过他们在医学化的扩张或收束过程中的角色已经处于从属地位。”他注意到，生物技术很早就已经和医学化相关联，而且，制药工业在促进其产品直接面对消费者方面起到了越来越核心的作用；而未来，遗传学的影响会非常显著。

与此同时，通过购买医疗保险计划、卫生产品和类似的东西，消费者在卫生市场中成为一个主要的参与者。他们对这些产品的需求也推动了医学化。康拉德说：“互联网已经成为一个重要的消费渠道。”然后，在美国，管理式医疗服务已经成为主导性的卫生服务提供方式，它使得保险公司成为第三重要的参与者——既通过特殊服务的覆盖以支持医学化，又为这些服务设定限度。因此管理式医疗服务在医学化的过程中发挥了重要作用。康拉德观察到，医学化不仅仅在美国很普遍，它也越来越多地成为一个国际现象——跨国制药公司在引导这一方式。虽然公众和专业医学界对医学化的担心可能正在增强，它所代表的过程却仍然强有力地影响着我们的行为。我们对它的理解源自帕森斯的研究。

对病人角色理论的批评

虽然作为一个解释疾病相关行为的理论框架，帕森斯的病人角色概念展现了其研究价值，并且已经成为医学社会学的基础概念，但这一模型也有一些严重的缺陷。这些缺陷甚至使一些社会学家建议，它应该被放弃。帕森斯的病人角色概念受到批评是因为：（1）行为的变异；（2）疾病类型；（3）医患角色之间的关系；（4）病人角色的中产阶级取向。

行为的变异

对病人角色理论的很多批评都指向了不同的个人和不同的社会群体之间缺乏一致性。在对纽约市的一个随机样本的研究中，格拉德·高尔顿发现了至少两个互不相同但相互关联的社会地位，以及与患病有关且相辅相成的角色期待。当人们认为诊断是严重的或不确定的时候，行为期待一般与帕森斯对病人角色的描述相符合。不过，当诊断已知并且不严重的时候，"受损的角色"的概念就会从高尔顿的数据中涌现出来。"受损的角色"要求承担角色的义务，但拒绝角色义务的豁免——即使疾病存在。

在对罗得岛州的一些中年夫妇进行研究后，图瓦杜报道了至少七种病人角色的组合，帕森斯的模型仅仅是其中的一种。图瓦杜发现的病人角色组合，部分取决于患者的文化价值，以及该患者是否把自己定义为"病人"。不仅每个人对"患病"的定义不同，也并非所有的人都宣称他们期望康复，而且，也不是所有的人都和医生合作。图瓦杜发现，帕森斯所定义的病人角色更适合犹太人，不太适合新教徒和意大利天主教徒。犹太人更可能认为自己是病人，期望自己康复，而且和医生合作。新教徒最抗拒看医生，而一般来说，意大利天主教徒和医生的合作程度最低。在图瓦杜的研究中，还有其他重要的民族文化差异。例如，新教徒更可能把功能障碍（通常是工作能力障碍）看做疾病的第一个征象，而意大利天主教徒更可能强调感觉状态的改变，如疼痛。可是，犹太人倾向于强调对最终结果的恐惧，而不是感觉状态和功能障碍。

由马克·祖洛斯基进行的一项著名研究表明，重要的群体差异也见于疼痛。虽然疼痛显然是一个生物学现象，但祖洛斯基还是观察到，疼痛并不完全是生物性的，而是因民族文化群体而有别。祖洛斯基的样本包括了纽约市 87 个男性病人和 16 个健康男性，他们主要是犹太人、意大利人和有“老美国人”民族背景的人。所谓的“老美国人”被定义为白人、在当地出生，并且通常是新教徒，他们的家族在美国至少生活了两代以上。还有，他们并不认同任何一个外国族裔。所有的病人都罹患神经疾病，如椎间盘突出或脊髓损伤，它们代表了这样一类疾病，这些病所涉及的疼痛仅仅在一个很狭窄的范围内变动。

虽然疼痛的水平被认为大致相似，但祖洛斯基发现，研究对象对疼痛的反应存在显著变异。和“老美国人”相比，犹太人和意大利人显得对疼痛更加敏感，更趋于夸大疼痛的经历。虽然犹太人和意大利人在医院里对疼痛的反应是类似的，但这两个民族群体在家中的表现却存在差异。在家里的时候，意大利人表现得强壮和富有权威，但他们在医院里却是高度情绪化的。而犹太病人在两种环境中都是情绪化的。祖洛斯基观察到，犹太病人还会利用他们的痛苦来操纵他人的行为。不过一旦为他们提供有效的服务，并使他们满意，犹太人往往会做出克制的反应。

与此相反，“老美国人”病人试图和理想病人的医学形象保持一致。他们和医院工作人员合作，尽量避免让人讨厌。“老美国人”病人还避免在公共场合表达疼痛，在被医生检查的时候，他们倾向于扮演一个中立的观察者角色——通过变得冷静并试图对他们的体内状态提供有效的描述，以有助于做出正确的诊断。如果疼痛过于强烈，超越了他们的控制限度，他们就会把自己关进屋里，暗地里表达他们的疼痛。

对疼痛的态度也有不同。祖洛斯基指出，意大利人最关心疼痛本身的不舒适，当疼痛立即被缓解的时候，他们比较满意。意大利病人往往还表现出对医生的信任态度。不过，犹太人对他的医生并不是特别有信心，而且他似乎更关心疼痛对其整体健康的意义，而不是眼下的、特定的不适。意大利人希望用镇痛剂，而犹太病人却很不情愿服用药物，因为他们为药物的成瘾性感到担忧。和犹太人类似，“老美国人”主要关心疼痛对其整体健康的意义；和犹太人不同的是，他们对医学的力量和治愈能力感到乐观，因此，他们表达了对医生决定的极大信心。

为了解释这些民族文化差异，祖洛斯基提出了一个观点，他认为，犹太母亲和意大利母亲对她们儿子的健康表现出了过度保护和过度情绪化的态度，而这样的社会化经历促使犹太病人和意大利病人发展出对疼痛的焦虑。祖洛斯基相信，犹太父母和意大利父母倾向于通过阻止他们的儿子从事粗暴的游戏和运动来防止身体损伤。与此相反，“老美国人”的父母在对他们的儿子进行社会化的时候，期待他们在运动中受伤，并奋起抗争。“老美国人”教育他们的男孩子“不要娘娘腔”、“不许哭”，以及“像男人一样忍受疼痛”。如果这样的孩子真的受伤了，人们期望他不能情绪激动，而是马上寻求适当的治疗。

约翰·坎贝尔进行的研究涉及生活在华盛顿特区的 264 个儿童和他们的母亲。

这一研究支持了祖洛斯基有关“老美国人”对疾病反应的发现。虽然坎贝尔并没有重点关注民族性的作用，但他的数据显示，那些年龄较大的儿童，和那些父母的社会经济背景较好的儿童，倾向于对疾病采取一种“铁石心肠”和“一如平常”的做法。坎贝尔说：“这种斯巴达式的倾向和祖洛斯基所描述的——以‘老美国人’为典型——研究对象的反应之间，不仅仅只是外在的类似。医学职业人员很可能会赞同这样的反应——因为，也许这并非巧合，他们自己就属于社会经济地位较高的阶层的。”在坎贝尔看来，当父母对他们的孩子进行社会化时，在怎样教他们控制自己的情绪，以及是否拒绝病人角色方面，父母的影响都很大。

还有其他一些对民族变异的研究。在波士顿的两家医院里，埃尔文·祖拉比较了美国的爱尔兰裔、意大利裔和盎格鲁—萨克逊裔的病人。他的研究也支持了祖洛斯基的发现。一般来说，意大利裔倾向于夸张地表达他们的症状。祖拉发现，爱尔兰裔往往否认他们的症状，而盎格鲁—萨克逊裔却会以一种事不关己和中立的方式述说他们的健康问题，并不带焦虑情绪。祖拉总结说，在文化群体之间，在他们抱怨自己健康的交流方式之间，确实存在明显差异。

除了民族变异，还可能有其他的途径来对病人角色进行诠释。有一个研究显示，在接受了手术的心脏病人中间，和男性相比，妇女更愿意接受病人角色，并且更不情愿在手术后恢复她们的工作角色。因此，在对病人角色的接受程度上，也可能还有性别差异。数年前，埃米尔·博肯诺维克研究了洛杉矶市政雇员对“病人角色”的观念。虽然他不能断言他的样本代表了市政雇员的整体，他的发现确实提示，有些人感到，在特定的情况下，他们可以定义合适的患病行为。这些人不拒绝疾病的医学理论，却对决定什么是病人的正确行为感到自信，但这样做的前提是，症状已经被认定，而且也知道疾病的后果。博肯诺维克指出，咨询医生通常是最后的选择——只有当其他所有的健康信息都不足以提供有效解释的时候。

所有上述研究表明，帕森斯的病人角色概念并不能解释所有的显著变异，这包括人们在看待疾病上的变异，也包括他们对合适的病人角色行为进行定义时的变异——既为他们自己，也为他人。

疾病类型

第二类对帕森斯的病人角色概念的批评是，它似乎仅仅适用于急性病，这些病本质上是短期的，对外行人来说易于确认，而且在医生的帮助下很容易治愈。可是，依据定义，慢性病如癌症、心脏病、糖尿病和阿尔兹海默氏综合征就不是短期的疾病，而且患者也不会像帕森斯的模型所暗示的那样康复——无论患者多么愿意和医生合作。因此，对慢性病患者来说，被短期豁免承担角色责任是不可能的。

对慢性病患者的研究显示，和急性病患者相比，他们对病人角色的看法是不同的。慢性病患者所面临的是，不可能再恢复到正常的角色，他们的行为必须适应永久性的健康问题。不过，在对病人角色进行了重新考虑之后，帕森斯声称，即使完全康复的目标是不现实的，仍然可以对很多慢性病进行“管理”，以使患者能够保持相对正常的心理功能模式和社会功能模式。例如，虽然糖尿病很难像肺炎一样被治愈，帕森斯仍然坚持，不能把糖尿病列入一种完全不同于“可治疗疾病”的疾病类型——如果患者可以恢复到正常的功能范围之内。诚然，这一解释允许“病人角色”概念涵盖一些慢性病，可是，它仍然不能被应用于广泛患病情境，如卧床的病人、临终病人，以及感染 HIV 的病人。

另一个问题是在把病人角色理论应用于精神疾病时出现的，因为病人角色理论规定个人应该寻求专业帮助，可是仅仅是看精神病医生这一行为本身就可能被污名化。承认有精神疾病史的人在找工作时常常面临困难。很多研究文献描述，患过精神病的人在应对他人的拒绝方面有困难。还有，精神病医院的很多病人拒绝承认他们患有精神病，大多数患者不是主动地寻求帮助，而是非自愿地被收入精神治疗机构的。

医患角色之间的关系

对帕森斯病人角色模型的另一个主要批评领域建立在医患之间一对一的互动传统之上。这种类型的互动是常见的，因为互动的场合通常是医生的办公室——这正是帕森斯病人角色理论形成的地方。这是一个医生享有最大限度控制的情境。可是，在医院里可能出现相当不同的互动模式，在那里，医生团队和医院其他人员就可能介入。在那里，医生仅仅是许多医生中的一个，他会受限于组织的约束和组织的政策。如果患者在家里，医患关系还会变化，因为患者和他或她的家人显然能够在很大程度上影响互动。

还有，如果对当事人使用预防技术，而不是治疗手段，帕森斯所描述的病人角色中的关系模式也需要修正。当代医学实践中的很大一部分，关注的不是把一个人恢复到正常的社会功能，而是维持和改善公共卫生。当工作目标是一群人，特别是当健康问题不是致人残疾的疾病，而是行为问题和环境问题的时候——前者如吸烟，后者如水和空气的污染——医患关系也会不同。在这种情况下，医生或者卫生从业人员通常必须进行说服而不是命令，因为他或她缺乏控制一群当事人的权柄。医生必须说服这群人，特定的行动——如体检或者结核病 X 线检查——对他们是有好处的。当然，在为帕森斯的病人角色理论辩护时必须注意，在上述例子中，需要改变的行为常常是“正常行为”，而不是“患病行为”。

中产阶级的取向

最后，需要注意的是，帕森斯的病人角色模型是一个中产阶级的行为模型，它强调的是个人义务的美德，以及为恢复良好健康和正常状态而进行的有意识的努力。它指向中产阶级的假设，即在面临困难的时候，理性解决问题是唯一可行的办法，以及努力总会导致积极的收益。它没有考虑生活在贫困的环境中是什么样子——在那里，成功仅仅是例外。

而且，较低社会经济阶级中的许多人可能倾向于否认病人角色，这不仅仅是因为他们可能没有机会享受典型的中产阶级的“继发性获益”；还因为穷人的失能可能会导致他或她无法糊口，或者无法苟活于贫困之中。因此，无论他们的病是多么严重，在贫困的环境中生活的人们可能都会工作，只要他们感到还能够进行一些工作活动。

不过，需要注意的是，即使“为良好健康而努力”的说法反映的是中产阶级的取向，底层阶级仍然使用病人角色概念来使自己的不利社会地位合理化。也就是说，有些穷人声称，他们之所以穷，是因为他们患病了，而患病（以及贫穷）可不是他们的错。如果说患病后努力康复是中产阶级的典型（形象），那么患病后利用病人角色为自己的生活境遇找借口，则似乎在底层阶级中更常见。

帕森斯的病人角色：结论

虽然可以在社会学文献中发现数量可观的对帕森斯病人角色概念的批评，但还是应该注意到，这一模型代表了医学社会学的一个重大贡献。帕森斯坚持认为，疾病是一种类型的越轨，那么依据这一定义，社会使病人恢复到正常的社会功能状态就是必需的。因此，帕森斯把医学看做一种机制，通过这一机制，社会试图控制越轨和保持社会的稳定。鉴于越来越多地把社会问题界定为医学问题的倾向，在对待我们社会里未来的越轨者时，帕森斯对医学的功能的解释具有深远的意义。

虽然我们承认对帕森斯理论的某些批评是有效的，我们还是应该注意到，有些批评是出于对帕森斯的误解。显然，有些批评者会不正确地假设，帕森斯把病人角色看做一成不变的、机械的“笼子”，它使病人看起来行为雷同，根本不考虑不同的文化背景和不同的个体学习经验。相反，帕森斯给我们的是一个“理想型”的病人角色。依据定义，理想型在现实中间并不存在。它们是抽象概念，建立这些概念是为了强调特定情境中典型行为的特征，它们是比较和区分具体行为的基础——这些行为发生在不同社会文化环境下的相似情境中。尤根·格拉佛的表述可能是最好的。他指出，无论是谁，如果他掌握了理解当代社会健康和疾病问题的社会学知识，马上就会意识到社会学分析在多大程度上受益于帕森斯提出的病人角色理论，相比较而言，有些批评看起来是多么微不足道。

因此，可以做出结论，在特定情境下，帕森斯的模型是有用且可行的社会学分析框架。虽然这一理论不足以解释所有的患病行为，但它确实可以描述很多一般的类型，因此不应该被抛弃。实际上，在后来撰写的一篇文章中，帕森斯承认，他从来没有企图用他的病人角色概念来涵盖与病人角色有关的全部现象。有两种可能性存在：一是把这一模型作为一个“理想型”来对照各种形式的患病行为，二是对这一概念进行扩展，以解释大多数患病情境中常见的各种情况。

标签理论

由于无法在患病角色中涵盖行为的变异，功能主义研究疾病的方式忽视了患病行为的许多方面。对于患病行为，两个患有同样症状的人，其行为可能很不同。一个人可能很担忧并寻求医学治疗，而另一个人很可能完全无视症状的存在。利波斯基注意到，个人应对疾病的策略变化很大，从被动合作到积极行动以求康复，从恐惧被诊断为患病到在对继发性收益的期待中享受快乐。有一些社会学家，包括弗雷德森，采取了这样的立场：作为越轨行为的疾病是相对的，但必须被这样看待——这就是标签理论的视角。

标签理论建立在这样的概念之上：被某个人或者某社会群体认定为越轨的行为，不一定被另一个人或者另一个群体也认定为越轨行为。霍华德·贝克尔是标签理论的首倡者之一，他在对大麻吸食者的研究中阐述了这一概念。他的分析揭示了美国社会的一个矛盾，这一矛盾存在于两派人之间。一派人坚持认为吸食大麻是有害的并且应该被定义为非法；另一派人支持有利于吸食大麻的社会规范，并认为吸食大麻应该被合法化。虽然社会总体把吸食大麻看做越轨，但在特定的群体内部，大麻吸食者却把自己的行为看做可接受的社会行为。

贝克尔的立场是，越轨是社会群体制造出来的——他们创造规矩或规范。违反这些规矩或规范就构成越轨。因此，越轨不是一个人所从事的行动的性质，而是其他人对他的行为进行定义的结果。理解越轨的关键变量是社会大众，因为社会大众决定究竟什么是越轨行为。

可以把标签理论作为解释患病行为的工具，其可行性在于，虽然疾病是一个独立于人类知识之外的生物学状态，患病却是一个社会状态，这一社会状态是由人类认知所创造和型塑的。因此，正像弗雷德森所指出的那样，当一个兽医把一头牛的状况诊断为疾病的时候，诊断本身并不会改变牛的行为；可是当一个医生把一种人体状况诊断为疾病时，这一诊断就能够而且常常改变病人的行为。因此，在标签理论看来，患病是一种人为创造的状态，这一状态和他们对实际情况的理解相一致。

例如，在苏门答腊的库巴人中间，由于艰苦的丛林环境，皮肤疾病和皮肤损伤很常见。在库巴人中，一个罹患了皮肤病的人不会被认为是一个病人，因为那种状况虽然不是健康状态，却也不会被认为是不正常的。在非洲的一些地方，有些疾病如钩虫病和轻度的疟疾因为广泛流行，不被认为是不正常的。上述例子使人们认识到，本质上不健康的状态不一定总是被等同为疾病——当它所涉及的人能够有效地承担社会功能，以及症状的出现并不影响日常生活的正常节奏时。因此，关于什么是患病的判断和关于什么是越轨行为的判断是相对的，不能把它们和人们生活于其中的社会状况分离开。

标签理论和患病行为

迄今为止，标签理论还没有发展出一种能够和帕森斯的模型相媲美的理论。最为接近帕森斯理论的对应理论是一种源自符号互动论（标签理论）的理论，它是由弗雷德森提出来的。弗雷德森提出，在各种病人角色之间进行区分的关键是“合法性”的概念。他认为，在疾病状态中，有三种类型的“合法性”，它们所涉及的越轨程度可能很微小，也可能很严重。(1) 有条件的合法性：这种情况下越轨者被临时豁免承担正常的责任，并且获得了一些额外的特权，附带的条款是，他们应该寻求帮助摆脱越轨状态。在这一类型中，感冒是微小的越轨，而肺炎是严重的越轨。(2) 无条件的合法性：在这种情况下越轨者被永久地豁免了承担正常的责任，并被授予额外的特权——考虑到他们越轨行为的无助性。临终的癌症患者属于这一类型。(3) 不合法：在这种情况下，由于他们的越轨事实——从技术上说，他们不应为其越轨行为负责——越轨者被豁免承担一些正常责任，但是也没有获得什么特权，并且还要承受一些困难，如恶名。在这一类型中，口吃是微小的越轨，癫痫是严重的越轨。

弗雷德森的分类系统说明，对个人来说，(越轨的) 结果是不同的，而且其他人对越轨者的态度，取决于其他人对他或她的健康紊乱的定义。弗雷德森的模型考虑到了疾病问题的各个方面——这些方面是和社会环境联系在一起的。例如，一个库巴部落人的皮肤疾病，或者一个非洲人的钩虫病，不可以被界定为无条件的合法的，因为病人并不能获得任何特权，或者责任的变更。其原因是，该疾病对大多数人来说很普遍，而且他们在其社会里发挥着正常的功能。与此相反，一个患了癌症的人，因为他或她的情况的严重性，会得到永久性的正常责任豁免。

不过，弗雷德森的概念完全是理论的，也没有得到广泛的检验。因此，它能否涵盖患病行为的变异情况，仍然只是一种猜测。虽然弗雷德森的模型在对患病行为的分类有所贡献，却无法解释人们把自己定义为病人的不同方式，也无法解释他们对专业医疗服务的不同需求。如前文所述，有些人无视他们的症状，有些人进行自我保健，还有一些人寻求专业帮助。弗雷德森模型的长处是，它确实比帕森斯的病人角色概念有所进步，因为它能够描述病人的不同类型，同时指出疾病是一个社会制造出来的标签。

对标签理论的批评

标签理论强调，对于什么是越轨的判断是相对的，取决于其他人的认知。因此，理解越轨行为的关键变量是观众，他们拥有对所关注的行为的知识，因为观众决定什么是越轨、什么不是。不过，虽然标签理论的长处是为分析人们对越轨的认知差异提供了一个框架，但还是有一些缺陷。

首先，标签理论不能解释是什么导致了越轨，只是解释了人们对它的反应。很少有人否认，当群体建立规范的时候，它们也就制造了越轨。必须承认，“观众”对各种类型的行为的反应既影响个人的自我概念，也影响社会的反应。可是标签本身并不导致越轨。有些情况，如谋杀、盗窃、药物依赖和自杀，一般被定义为越轨，可是人们干这些事情的时候，并不考虑它们将被贴上什么样的标签，而他们干这些事情的原因，可能与这些贴给他们的标签毫不相干。其次，如果在社会对其反应之外，在不同的越轨行为之间和不同的越轨者之间还有什么共同性质的话，这些共同的性质既没有被定义，也没得到解释。可是，实施越轨行为的人可能有很多相似之处，如压力、贫困、年龄、同侪关系以及家庭背景。这些性质可能和社会大众的反应同样重要——如果不是更重要的话。杰克·吉布斯提出了一个重要的问题，即标签理论解释的是什么？是越轨行为还是对越轨行为的反应？最后，标签理论不能解释为什么有些人实施了越轨行为，而在同样的情况下，其他人却没有实施越轨行为？所有这些似乎都提出了一个问题，即社会反应是否能够独立、有效地解释越轨行为。回答似乎是否定的。后来，经过重新思考，贝克尔承认，标签理论“不能被认为是唯一的解释——解释那些被认为越轨的人真正做了什么”。

标签理论：结论

在和帕森斯的患病角色概念相比较的时候，标签理论并不试图解释患病行为特定的变异情况，这些患病行为在美国社会中，似乎在不同社会经济地位和民族文化的群体中均有出现。它还为患病行为提供了一种分析框架——依据特定社会群体的定义和认知——也为社会科学家解释社会情境和疾病类型之间的差异提供了可能。除了这些长处，标签理论也有缺点，这就是概念化过程的模糊，换言之，在社会反应之外，越轨的原因是什么？而社会反应和疾病的关系不大，或者根本就没有关系。虽然弗雷德森的模型很有潜力，但它还没有吸引到能和帕森斯的病人角色理论相比肩的关注。最重要的是，有一个严重的疑问：社会反应本身是否足以解释出现在病人身上的行为的共同性。

患病是越轨吗？

本章已经讨论了把患病作为越轨这一研究方式的各种类型。未解决的问题是，对患病的这种研究框架对社会学研究是否有益、是否充分。把患病概念化为越轨行为确实使患病成为一个社会学相关变量，但它也限制了在“社会事件”框架下对患病的分析。这和社会学中“把患病作为越轨”的主要倾向是一致的，即心无旁骛地关注患病的社会特征，进而把疾病的生物学特征排除在外——只有医生可以定义这些特征。可是，由于仅仅关注患病的社会特征，越轨框架限制了自己处理患病的生物学面向的能力——而这一面向才是痛苦的前提。

还可以争论的是，虽然越轨是违反社会规范性期待的行为，但患病本身并不违反社会规范。任何社会的成员都可能在其生活的某个时段患病。患病的人们确实不符合健康规范，不过这种情况并不会把他们变成坏人，这（变坏）才是越轨概念的意味。当然，当人们患病的时候，他们便身不由己了。他们和其他人有区别（不正常），这是一种负面的区别，大多数人会像避免入狱一样避免这种区别。患病的人不仅感觉糟糕，也可能变成生理上的残疾人。他们还可能经历心理功能障碍。根据埃里克·卡塞尔的说法，患有严重生理疾病的人往往会失去他们的愿景感，只剩下唯一的一个视角——感觉如何——他们无法思考其他情况。他们进行推理和决策的能力也可能改变，进而严重依赖医生和他人的照顾。他们也可能变得自恋和孩子气，因为他们仅仅关注自己，无视外部世界的存在。

凯西·查马兹曾经提出，慢性病人也会经历负性的自我感觉，因为疾病限制了他们的活动，把他们和其他人隔离开来，通过降低他们的自身价值感来破坏他们的自尊，并导致他们成为别人的负担。实际上，由于他们的疾病，有些人会有被污名化的感觉。我们可以在对下属患者的记述中看到这种情况：生理残疾、帕金森病、癫痫、艾滋病，以及其他疾病如糖尿病、晚期肾病、多发性硬化。上述后果将会把他们置于越轨的地位——相对于他们的自我感觉、与他人的关系以及他们在社会中的角色。

因此，当我们把患病角色与社会处置病人的方法联系起来考虑（也就是说，把他们置于医生的控制之下，把他们送入医院）的时候，“患病是越轨”这一观念的适用性就很强了。在没有其他的医学社会学概念的情况下——那样的概念也许会为理解医学的社会学面向提供更好的途径——“患病是越轨”的理论框架仍然是对这一主题最好的社会学思考。

作为病人和残疾人

每个人都会在某一时间患病。苏珊·桑塔格在她的著作《作为隐喻的疾病》中这样写道：

> 疾病是夜晚那一面的生活，是一个更加繁重的公民身份。每一个人生来都拥有双重的公民身份，一个在健康王国里，一个在疾病王国里。虽然我们仅仅愿意使用那个好的护照，但是或早或晚，每一个人都有义务——至少作为一种诅咒——认同另一个地方的公民身份。

作为一个异邦——疾病王国——的居民，我们通常会感觉糟糕或者虚弱，也许两者同时存在。我们无法感觉正常，因为我们体会到一种感觉，即比通常的自我少了点什么。彼得·弗伦特和麦里蒂斯·麦克居尔解释说："患病是令人沮丧的，因为患者体会到一种对秩序和意义的威胁，而这秩序和意义却是人们生活的价值所在。"弗伦特和麦克居尔说的是，患病打乱了我们的日常生活，导致各种程度的苦难，并且威胁到我们为未来计划的能力，以及我们控制自己的行动的能力。患病，就意味着嫉妒那些健康人，或者嫉妒我们过去的健康时光，并且希望重回过去的时光。如果一个人患有不可治愈的慢性病，那么后者（时光倒流）就是不可能的。例如，在一项对纽约市 HIV 呈阳性的男同性恋的研究中，卡罗琳·西格尔和彼特里斯·克劳斯发现，感染艾滋病意味着必须面对短寿的可能性，必须应对高度屈辱和高度污名化，必须为保持生理和情绪健康而设计一种策略。显然，患病是一种不可欲的状态，虽然它也意味着对日常工作的免除——那不过是病人角色的天然特性。

前文说到，疾病状态有两种。一种是急性病，它通常指的是紧急发病，或者疼痛、不适或肿胀的突然加剧。通常这些问题仅仅持续相对短的一段时间，它们或者在数天之后消失，或者在医学治疗之后得到缓解或被治愈。急性病常常是传染性的，可以从一个人传播到另一个人，如感冒、流感、麻疹和水痘。另一种类型的疾病是慢性病，它通常发展缓慢，持续时间长，并且通常无法治愈。慢性病一般是不传染的，虽然有一些例外，如艾滋病。慢性病的进展只限于一个人身上，不会从一个人传播到另一个人。它们通常和遗传、环境和生活方式的影响有关。如果慢性病是致命的，如癌症、糖尿病和心脏病，患者最终会死于该病。其他慢性病，如关节炎，虽然令人不适，但不至于威胁生命。

无论一个人的疾病是急性的还是慢性的，当他忍受苦难时，他的个人力量感可能会被削弱。弗伦特和麦克居尔指出，患病对一个人的自我概念尤其有害——当他经历被压垮、不可预料和失去控制等感觉时——因为疾病能够使一个人的行动能力和管理正常生活的能力瘫痪。患重病的人常常感到，自己和身体在一定程度上疏远了，或在心理上分离了，因为它（身体的）感觉不再正常，其功能也无法充分实现。患病的人常常远离他人，因为他们感觉糟糕，不能追求正常的社会关系。他们经常失去寻找乐趣和欣赏美的能力，或者变得浅薄。

患有慢性病的人，特别是生理残疾的人，面临着进一步的问题，如变化了的能动性、负面的身体形象以及污名。相应地，祖拉指出，有生理障碍的人面对的问题不仅仅是医学的，也包括社会的、态度的、经济的和其他方面的调整。简单的走动也可能成为一种挑战。例如，斯科特·希曼和西泽·特纳在研究加拿大的残疾人时发现，随着年龄的增长，他们逐渐失去了驾驭感和对自己生活的控制感。衰老且残疾，是所谓的“双重弱势”的特征。希曼和特纳声称：“随着年龄的增长，年龄和残疾联合作用，和健全人相比，残疾人在驾驭感方面变得更加弱势。”

在其他地方，凯西·查马兹在对北卡罗来纳州的慢性病人进行研究时观察到，这些人经常体验到先前自我形象的恶化，并且不能获得一个具有相同价值的自我新形象。由于他们的疾病或残疾，他们的生活是受限制的，与社会隔绝，得到的评价低于正常价值，并且感到自己是他人的负担。所有这些因素结合起来，降低了他们的自我价值感，除非可以发现其他替代性的满足手段。大多数残疾人和很多慢性病人迫于他们的生理状态，不得不重构他们的自我感觉和个人历史——由于迈克尔·巴里所说的“传记中断”机制——以便理解作为生理残疾人士的自己。巴里总结说：“身体的变化在文化和结构框架中与更广泛的社会进行互动，这一互动超越了实用性的结果，进展到形象和社会表现的事务，进而影响到身份认同。”

安瑟伦·斯特劳斯解释说，慢性病人的主要任务并不仅仅是活下去，或者控制他或她的症状，他们的另一个任务是生活得尽量正常。在斯特劳斯看来，终生疾病要求终生的努力，即控制它的发展、管理它的症状以及在残疾中生活。在这种情况下，患者所承担的病人角色是一种永久状态。

污　名

如果病人或残疾人的疾患——如他们的外表、气味或行为——令其他人不快，他们就可能被污名化。埃尔文·戈夫曼对“污名”的定义是“一种严重败坏人声誉的归因”。戈夫曼解释说，“污名”源自古希腊人，他们使用这一术语来指代一些身体疤痕——这些疤痕代表了一个人的劣行和他的不道德性。通常情况下，这些疤痕是刀割或者火烧的结果，用以认定疤痕携带者的罪犯身份、奴隶身份或叛徒身份。遇到这些人时应该避开他们。戈夫曼说，当代社会有三种主要类型的污名：（1）令人厌恶的身体状况，如各种类型的身体变形；（2）人格缺陷，如精神疾病、性传播疾病、酒精依赖、自杀倾向等；（3）部族性的污名，如种族、宗教和民族。有这类污名的人是那些和多数人有差异的人，不过这些差异是负面性质的，并且他们因此而受到歧视。

生理残疾的人通常被归入“令人厌恶的身体状况”一类。他们可能被污名化，并且被排斥和健全人待在一起，因为他们的生理缺陷使周围的人感到不舒服。罹患性传播疾病的人也具有“令人厌恶的身体状况”的某些特征，但他们的疾病征象通常被衣服所掩盖。不过，罹患性传播疾病的人还是常常被污名化为具有“人品污点”，因为人们常常认为，这些疾病通常是通过不道德的性行为染上的（即婚外恋、和名誉败坏的人交往，等等）。戈夫曼指出，污名代表了个人真实社会身份和现实社会身份之间的断裂，这一断裂在某种程度上被认为是堕落。也就是说，在一个人应该怎样做和他实际的所作所为之间出现了严重的不一致。这种堕落把一个人抛入另一个社会类型中，这一类型中的人的身体和人格是有污点的。被污名化的人可能试图通过“过渡”的方式来补偿他们的被污名化。例如，戈夫曼注意到这样一个情景：一个曾经严重烧伤的房地产商人在和他的客户见面的时候，安排客户从较远的距离开始接近他，以便他们在他靠近之前，有时间适应他的相貌。

不过，即使污名是其他人强加于某人的，污名化还是会对其受害者的自我概念产生负面影响。在公共场合中，和正常人相比，被污名化的人会感到被轻视。贝茨·费弗和埃里克·赖特研究了这种情况——通过考察污名化对自尊和身体形象的作用，疾病类型包括 HIV 感染/艾滋病和癌症。他们发现的证据清楚地表明，污名化是影响这些患者生活的核心力量。HIV 感染者/艾滋病患者报告了强烈的被污名化的感觉，考虑到公众负面的格式化倾向——把他们格式化为静脉注射毒品者和同性恋者——这一点毫不令人惊奇。不过患癌症的人也感受到了污名化，体会到社会拒斥以及受损的身体形象。在这两类人中间，疾病越严重，掩盖它就越困难，被污名化的感觉就越强烈。污名化是下述情况的实例：某人对自己的疾病的感受和其他人对他的疾病的感受怎样影响患病者的自尊。

丹尼尔·雷德帕斯和他的合作者指出，从本质上说，污名以四种方式影响健康状况。第一，被污名化的人们所体验到的心理压力可能对他们的健康造成不良后果。第二，害怕被污名化的恐惧和随之而来的歧视，可能导致人们躲避或者推迟寻求卫生服务——如果他们出现了健康问题（如肥胖），或者怀疑自己得了导致污名的疾病（如 HIV 感染/艾滋病）。第三，被污名化的个体可能在卫生服务机构中经历他人的不良对待，如被一些员工躲避，或者被员工拒绝治疗，例如 HIV 呈阳性的人。第四，雷德帕斯等人指出，有些社区——如果主要是这些社区为被污名化的群体提供服务——很可能在为他们提供治疗设施方面故意拖延，或者为他们提供质量低下的设施。虽然你可以抗议污名化不应该存在于和健康相关的事务中，但事实显然就是这样。

小　结

迄今为止，人们发展了两个主要的理论来解释疾病和社会之间的关系。到目前为止，帕森斯的病人角色概念对社会学的理论框架影响最大，不过弗雷德森的标签理论也代表了一个重要的理论贡献。

帕森斯的病人角色理论包括了下列假定：（1）一个人的疾病是免除其正常责任和义务的理由；（2）一个人的患病不是他或她的过错，他或她需要帮助以便康复；（3）病人有义务努力康复，因为患病是不可欲的；（4）病人康复的义务包括了更加特定的义务，即寻求技术上更有效的帮助。帕森斯还展现了医学作为社会控制机构的用途——通过其治疗越轨的患者的使命。

虽然帕森斯的病人角色概念为理解患病行为提供了一个有用的框架，它并不是普遍适用的，因为（1）它不能解释患病行为的各种变异；（2）它不适用于慢性病；（3）它不能涵盖影响医患关系的各种情境和情况；（4）它不能解释底层阶级患者的行为。无论如何，即使我们已经认识到了帕森斯病人角色理论的局限性，我们仍然可以把它作为一个理想型来使用。

弗里德森提出的标签理论为分析患病行为的问题面向和疾病的社会意义，提供了一个有益的理论取向。不过，结合标签理论的、完善的病人角色理论仍待开发。帕森斯的病人角色概念和弗雷德森的标签理论的提出，都是在“把患病作为越轨”的理论框架之内进行的。目前，在社会学的患病行为研究领域，这一观点包含了最佳的理论成果。

第八章

医患互动

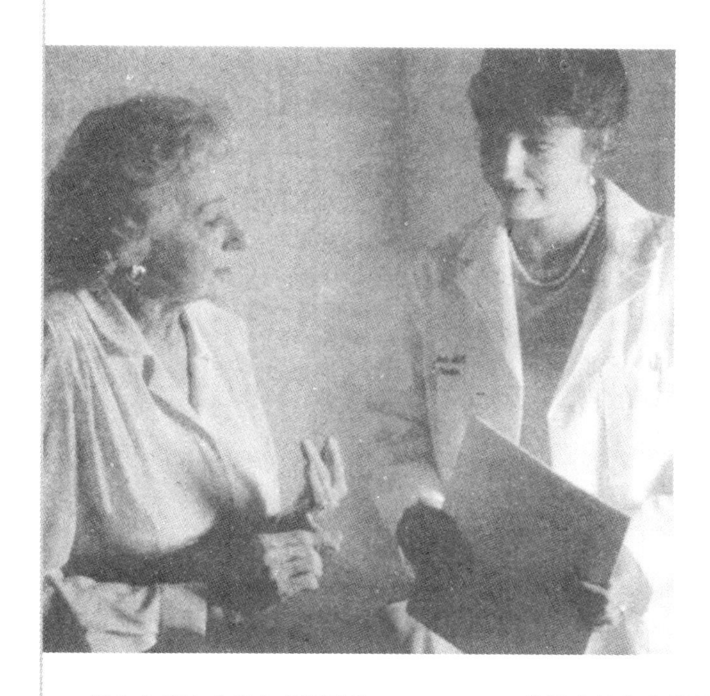

医生与病人之间如何互动?

沟通中的误会

沟通和阶级背景

男医生和女病人

女医生

沟通中的文化差异

病人的遵从行为

医患关系的未来

医患关系与新技术

新遗传学

帕森斯的病人角色概念为理解医患关系提供了基本的指南。帕森斯解释说，医生与其患者之间的关系是这样的，即以医生帮助患者有效应对其健康问题为指向。医生扮演主导角色，因为他或她拥有医学知识和专长。患者处于服从的地位，其行为取向是，接受或者拒绝医生提供的治疗建议，或者就此和医生协商。不过，在紧急的医疗情况下，患者拒绝或者协商的选择也可能被抛开，因为患者的医疗需要要求医生做出快速和果断的决定。

帕森斯的病人角色概念详细描述了医生和患者相互承担的义务。患者应该配合医生，而医生应该试图使患者尽量恢复到正常的功能水平。当人们为了寻求治疗和医学建议而看医生的时候，医生通常会（但不总是）采取某种行动以满足患者的期待。艾略特·弗雷德森提出，医生有一种倾向，即倾向于在他们的患者身上发现疾病。他引用医疗决策规程作为日常医学决策的指导原则。托马斯·舍夫描述了这种医疗决策规程。它的含义是，由于医生的工作是出于为病人考虑，医生倾向于把疾病归咎于患者，而不是否认它、忽视它和错过它。虽然这一思路会导致开药方和申请检查——如 X 光检查——的倾向，但这一结果并不令人奇怪。患者渴望和要求服务，而医生接受了满足这些要求的训练。弗雷德森指出："虽然医生的工作是做决定，包括不作为的决定，但实际情况似乎是，每个执业医生都感到——当患者忍受痛苦的时候——不得不做点什么。"

痛苦并不都是生理性的，完全心理性的需要也会促使患者看医生。因此，假定医患互动总是遵守既定方针——在相互理解的基础上医患双方竭诚合作——而忽视了下述潜在可能性：误解、不确定性，以及患者根本不理会医生的治疗方法。有时候，医患互动的质量确实存在问题，不过该互动的重要性不可否认，因为它具有影响医疗服务的潜力。本章会回顾下述内容：互动模型、交流中的误会、症状表现中的文化差异以及患者服从行为中的问题。这些话题之所以吸引社会学家，是因为医患互动构成了（医患）关系的结构，也构成了对话的模式——这些对话在本质上是社会性的。

医生与病人之间如何互动？

自从帕森斯提出他的病人角色概念以来，又先后有两个关于医患关系的理论框架出现，这有助于我们对现实经验的理解。首先是萨兹和霍兰德的观点。托马斯·萨兹和马克·霍兰德两个人都是医生，他们主张患者症状的严重程度是医患互动的决定因素。萨兹和霍兰德声称，根据症状的严重程度，医患互动可被归入三个可能模型："主动—被动"、"指导—合作"以及"双向参与"。

"主动—被动"模型适用于患者病重的情况，或者接受急诊治疗的情况，此时患者处于无助的状态——由于严重受伤或者丧失意识。通常情况非常紧急，医生处于高强度的工作状态，以便稳定患者的病情。决策力和权力都在医生一边，因为患者是被动的，在互动中无所作为。

“指导—合作”模型出现在患者紧急发病时，常常是传染病如流感或麻疹。患者知道正在发生的事情，而且能够和医生合作——通过遵循医生的相关指导，但由医生做出决定。

“双向参与”模型适用于对慢性病的管理，在这种情况下，患者为了控制病情和医生全面合作。患者常常会修正他或她的生活方式，如改变饮食、戒烟等，患者还负责根据医嘱的程序服药，并不时进行医学检查。糖尿病病人和心脏病病人属于这一类型。萨兹和霍兰德的贡献是，显示了医患关系怎样受患者症状的严重程度的影响。

大卫·哈耶斯-鲍梯斯塔重点关注患者修正医生嘱咐的治疗措施的方式。哈耶斯-鲍梯斯塔发现，他们或者试图说服医生治疗没起作用，或者自行采取行动抵制治疗，如有意降低或提高服药剂量。医生的反应是，通过自己的专业权威告诉患者，如果他不遵从医嘱，他的健康将会受到威胁；治疗是正确的但见效可能会慢一些；或者直接要求患者遵从医嘱。卡琳·卢特菲在对两个糖尿病诊所的研究中发现，为了引导患者遵守治疗计划，医生必须扮演多种角色：教师、侦探、谈判专家、商贩、称赞者和警察。因此，哈耶斯-鲍梯斯塔的模型对理解医患关系的意义在于，它把医患互动看做一个谈判过程，而不仅是医生发出命令、患者执行命令——以一种自动的、毫不怀疑的方式——的过程。当然，这一模型限于这样的情况：患者对治疗不满意，并想说服医生改变治疗。

萨兹和霍兰德的模型以及哈耶斯-鲍梯斯塔的模型都显示，在非急诊的情况下，患者在和医生就健康事务进行互动时，不一定是被动行事。患者提出问题、要求解释，并对医生所提供的信息和治疗的适当性做出判断。但是，这种互动似乎受到了社会阶级差异的严重影响。底层阶级人士在应对医生这个权威人士时往往更加被动，并且表现出对健康事务的个人控制感的降低。而中等或高等社会经济地位的人们往往更加具有消费者导向，并且是医患会面中积极的参与者。这种情况显示，中产阶级和上层阶级最有可能试图与医生协商，并且在关于他们的医学问题决策中成为平等伙伴，而底层阶级人士或多或少地成为专业卫生服务的被动接受者。

在对医患会面中的消费者主义所进行的早期研究中，玛丽·豪格和贝勃·列文发现，受过较好教育和更年轻的成年人，往往对医生提供治疗的动机持怀疑态度。他们更可能提出质疑：医生在申请检查和提供服务的时候，主要是为了帮助患者，还是为了赚钱？这些人深信，医患关系中的决策权不应该完全交给医生。

不过，需要注意的是，虽然在为了自身的健康进行决策时，患者与医生之间越来越平等已成为一个趋势，但仍然有这样的时候，即患者不希望承担责任，或者他无力承担责任。还有的时候，医生运用他们的权威，并且在决策时无视患者的愿望，也无视患者家属对治疗的话语权。在这些情况下，“主动—被动”模型就压过了“双向参与”模型。例如，大卫·里尔——一个患有急性呼吸衰竭和肾衰竭的医学社会学家——发现，帕森斯的病人角色概念高度适用于他的情况：住在重症监护室里并依赖于医生。他病入膏肓，有时甚至濒临死亡，他只能信任他的医生。里尔发现所谓“协商和伙伴”的说法对重病的患者没有多大意义。他还注意到，“这样的患者常常缺乏挑战医生或者和医生合作的力量与清醒度”，而且他们的状态在很大程度上限制了治疗选择。

在另一项研究中，露丝·魏茨发现，那些正在治疗她的妹夫布莱恩——在一次工业事故中严重烧伤——的医生们，不愿意分享决策权。这些医生把知情同意（处于昏迷边缘的布莱恩所做出的简单同意）看做对他们所有决定的全面授权，包括在没有通知家属的情况下启动冒险的治疗程序。布莱恩再也没有清醒过来，他在三周半以后去世。虽然医生们承认，布莱恩的妻子丽莎具有允许进行各种治疗的决定权，但他们基本上忽视了她的存在。当他们确实想和家属交谈的时候，他们喜欢和布莱恩的父亲交谈，他是一个自信和富有的商人。可是这位父亲也没有比别人得到更多的信息，也没有更多地参与到决策之中。魏茨写道：“毫不奇怪，这一经历使得家庭成员变得愤世嫉俗，甚至对医疗服务感到害怕，他们认为，和患者的福利相比，医生们可能更对自己的职业生涯或者自我感兴趣。”

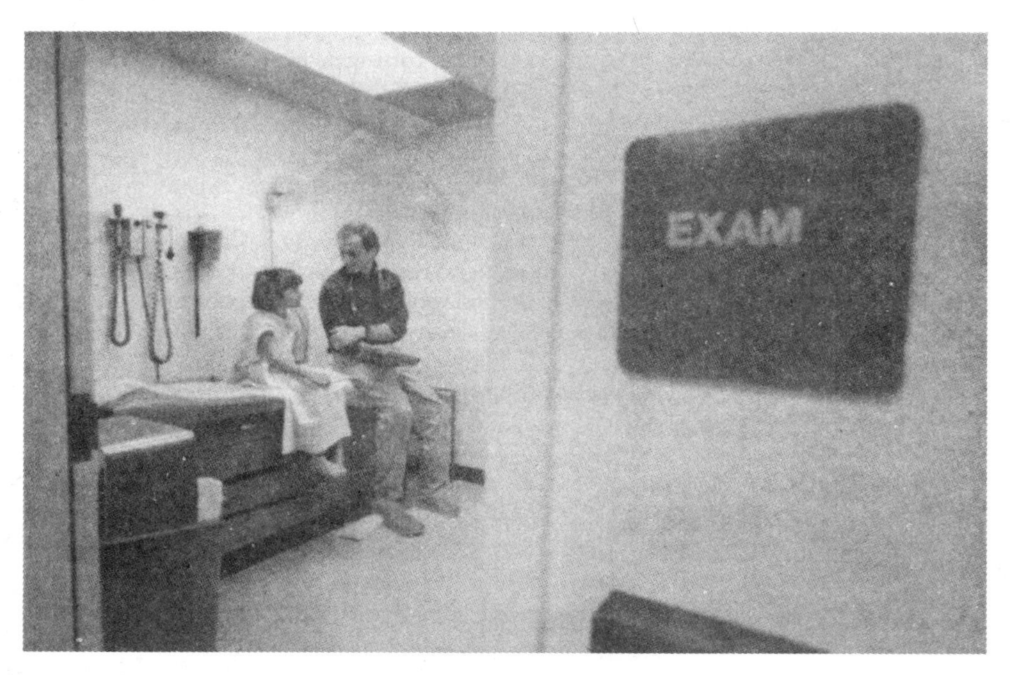

一位医生正试图消除小女孩对其疾病的疑虑。帕森斯的“病人角色”概念强调传统的一对一的医患关系。

除了ICU医生之外，外科医生也以此著称：试图把决策权留给自己，他们给患者及其家属提供信息，仅仅是为了给自己的行动找到理由。患者感到，迫于压力他们只能顺从医生的命令。不过在某些情况下，患者和/或其家属确实选择了充当决策者的角色。泊尔·卡茨报道了一个案例，一个80岁的老妇人被诊断出患胆结石。外科医生提出由他来做决定并支持手术。他说："如果你把决定权交给我，我就会治好它。"不过，妇人的儿子撇开医生，获得了决策权。卡茨写道：

> 她的儿子回答说："我认为，你、我和我妻子都没有替她做决定的权利。这样做决定是不合适的。任何需要讨论的事情，都应该和她讨论，并由她做决定。"

当一个患者病情极为严重，或者情况非常紧急时，医生有时必须快速做出救命的决定，没有咨询的时间。在这种情况下，医生的职业权力和权威得以完全行使，无论患者及其家属最终说什么，事情都会是这样，因为医生可以确信，他或她拥有"道德权威"去治疗疾病。有些医生可能就是不想让患者及其家属参与到决策中去，即使情况允许。不过，即使有上述例外，在大多数医患互动中，双向参与仍然是常规。玛丽·瓦伦、露丝·魏茨和史蒂芬·库里斯在对亚利桑那州的医生进行研究时发现，在过去的20年里，医生们医学实践的情境已经发生了巨大的变化。这些变化之一，就是医患关系变得更平等了。瓦伦和她的同事们说：

> 我们的数据显示，(行医) 情况的变化已经达到这样的程度，即无论年龄多大、从医有多久，很多医生都已经把更具合作性的医患关系作为常规，而不是把自己目前的地位与医生从前的理想状态相比较……与此相似，医生们目前已经接受下述情况：患者了解医学知识，并且希望参与医疗决策。因此，医生们也不再把患者看做圆满完成工作的障碍。

沟通中的误会

治疗往往开始于对话。像其他面对面的场合一样，医患互动的有效性取决于参与者相互理解的能力。当然，有效沟通的主要障碍是医生和患者在下列方面的差异：地位、教育、职业训练和权威。很多文献报告说，不能用容易理解的术语向患者解释其病情是医患会面中最严重的问题。相应地，医生们说，(病人) 不能理解威胁性的信息和不能理解威胁性信息潜在的负面效果，是不能和病人完全沟通的两个常见原因。作为结果，正像弗莱德·丹维斯在研究麻痹性脊髓灰质炎患儿父母与医生之间的互动时所发现的那样，最常见的沟通形式是逃避。医生倾向于使用不明确的或者难以理解的技术术语回答患儿父母的问题。当然，有些医生是有效的沟通者。正如埃里克·卡塞尔所解释的那样，在医疗情境中，信息可以是重要的治疗工具，如果它符合下述三个条件：(1) 降低不确定性，(2) 为行动提供理由，(3) 加强医患关系。通过下述男医生和女患者之间的谈话，卡塞尔为这一情境提供了一个实例：

医生：好吧，首先我希望你一开始只听我说，仔细地听。用你的耳朵听，而不是用你的恐惧听。我很直率，这你知道。我告诉你所有情况，很好。好，在你的颅骨X光片上，有一个地方是脑垂体所在的位置。我指给你看。就是这个地方……

患者：唔……唔。

医生：它比正常情况大。

患者：我看到了。

医生：脑垂体就在这里。脑垂体对你的身体做很多……做很多事情。它很小但分泌激素，这些激素告诉身体的其他腺体做什么。

患者：唔……唔。

医生：当它变大的时候，就像现在这样，我们认为它长了肿瘤。这种肿瘤不是恶性肿瘤。那种肿瘤不是这个样子。

患者：唔……唔。

医生：就是它导致你所说的头痛。肿瘤会导致头痛，它长得很慢。它不是癌症。它长得非常、非常慢……我们现在的看法是，有迹象显示你得了垂体肿瘤。

患者：唔。

医生：最常见的名称，唔，叫做抗染色腺瘤。你知道，名称不重要，除非……我说过，不是癌症。

患者：唔。

医生：好。如果你真得了这个病，你得动手术。

患者：唔。

医生：好，当有人指着你的脑袋说这是肿瘤的时候，听起来很恐怖，但这不是那种恐怖的肿瘤。

患者：我明白。

医生：我并不是说，在这个过程中你不会恐惧、担忧和受到惊吓，顺其自然，医生啊什么的，所有的事情，因为你碰上了这个事。在所有事情结束之前，你会害怕，无论我对你说什么也不会让你少害怕一点……除非，我告诉你真相。你最后会恢复如初，如果情况真是这样的话。

患者：唔……唔。

医生：听明白了吗？我不是说最后完美无缺，我是说活着，我是说很好。

患者：唔……唔。

医生：你明白了？你能够锻炼、做爱、做饭、对你的孩子发火，像你的妈妈那样活到 120 岁。最后让人讨厌……脾气让人讨厌。

患者：（笑）好吧。

其他医生在与患者沟通时却做得很糟。卡塞尔提供了进一步的例子，如医生告诉他们的病人，他不会向患者解释那种疾病，因为他们不理解他在说什么，还有的医生含混不清，最终吓着了病人。下面这个实例来自英国的研究，一个因车祸而颈部受伤的妇女试图寻求一些安慰，即告诉她没什么严重的问题。可是，她显然没有得到安慰，下面的对话说明了这一点：

患者：××医生，我的脖子总是"咔咔"作响，你说我没事吧？

医生：没事。

患者：真的没事？

医生：是的，它可能没事。没事。

患者：好的。谢谢。

她不断向访谈者表达她的担心。"医生仅仅问了问我的脖子是不是没事就把我打发了。可是我们本想和他讨论一下……我的脖子痛。我是说，我不知道它是不是真的没事。"

另一个医生沟通能力不良的例子是由魏茨的研究提供的。在这个研究中，ICU 的医生在决定布莱恩——魏茨遭受致命烧伤的妹夫——的治疗时拒绝分享决策权。布莱恩的妻子丽莎说："当我试图（从医生那里）获得更多的信息时，他们的反应从'这不好估计'——好像他们从来没有听到过这样的问题——转变为几乎是敌对。"医院里的社会工作者、咨询牧师和心理学家也对获得信息没有帮助，他们似乎更加关注"消气"或者安抚家属。医生们确实同意每周和家属会谈一次。魏茨描述了这个情况：

……当布莱恩的母亲要求全家开会以决定布莱恩是否保留耳朵时，医生回答说，考虑到最近整形外科的进展，（保留耳朵）问题不大。类似的情况还有，很多家庭成员说，汤普森医生告诉他们，"既然布莱恩的肺脏已经开始发挥功能，我们能解决其他的问题"。这是公然的撒谎，因为烧伤病人的最大危险来自感染。当布莱恩——他从一开始就被绑在呼吸机上——偶尔开始喘几口气时，医生们声称"他开始自主呼吸了"。可是，询问护士（事实证明她们比医生更乐于助人，对丽莎来说，她们比医院其他任何工作人员提供的帮助都大）时，她们指着监护器告诉我们，他的呼吸是多么浅，多么少，根本无法维持生命。

当然，这种情况必然导致医患之间的误解，并且使患者对医患关系不满。不过，被认为通常与医生有沟通问题的两个社会群体，是底层阶级和妇女。

沟通和阶级背景

例如，人们发现，教育程度不高的人们提出的问题最可能被忽视，他们也最可能受到不人性化的待遇。上层和中产阶级人士倾向于接受医生人性化的服务。他们在向医生表达自己的意见和寻求医生更进一步的病情解释时也更加主动。

霍华德·魏茨金是一个医生，也是一个医学社会学家，他研究了医疗服务中的信息提供。他发现，社会阶级差异是医患沟通中最重要的因素。鉴于信息常常是拥有权力的人——在他们和无权的人的关系中——的权力基础，魏茨金认定，医生们并不总是为了对患者实施控制而保留信息。事实是，与来自底层和工人阶级家庭背景的医生相比，来自上层和中产阶级背景的医生一般更倾向于和患者交流更多的信息。而且，来自较高阶级地位和教育水平较高的患者，通常也会获得更多的信息。看来，在提供和获得信息方面，社会阶级地位都是决定因素。

根据英国医学社会学家保罗·阿特金森的看法，临床咨询的一个主要特点是会面中医生的主导角色。阿特金森注意到，（医疗）咨询的一个关键特征是控制的投入，在这个过程中，医生接手患者的问题，并着手控制或者指导应该做什么。通常，话题被医生限制在医疗事务之内，而社会事务则被降格为谈话的边缘话题。医生的重点是发现医学问题，并努力解决它，以便他或她可以接待下一位患者。在这种情况下，底层阶级的患者在维持医生的注意力方面尤其有困难，他们充其量只能让医生对其病情简略地说几句。

玛丽·巴尔顿和她的同事们阐明，社会阶级对医患关系的影响最好从社会距离的观点来理解。和医生的社会阶级相近的患者，更可能与医生拥有同样的沟通风格，并且进行有效沟通。阶级背景和医生不同的患者，就可能遇到沟通障碍，因为他们的沟通风格和医生不同，而且在医疗会面中，他们缺乏进行有效协商的社会技能。社会距离的效果不仅仅适用于阶级差异，也适用于种族差异，因为当医生和患者属于同一种族时，患者的满意度最高。不过，医生针对患者的行为——无论双方属于什么种族和民族——是培养医患信任最重要的因素。

男医生和女病人

男性对女患者表现得麻木不仁，是妇女卫生运动兴起的主要因素，这一运动就是要反抗医学中的性别歧视。作为这一运动的一部分，女性健康组织发展了起来，她们主张顺产、助产服务、居家分娩、自我保健、堕胎权利、为乳腺癌建立基金，以及承认患者的权利和智慧。她们特别关注的一点是，男医生对女患者和其他女性卫生工作者所表现出来的性别主义态度和行为，以及他们对求助妇女的需求和抱怨所表现出来的无动于衷。

休·费舍尔提供了一个关于后者的例子。她在一个位于美国东南部城市的家庭医疗诊所里对医患交流进行了研究。这个诊所的职工都是中产阶级男性。她发现，很多女患者不满意医生给她们的解释。费舍尔认为，关于妇女的治疗决策并不总是为她们着想。她提供了下述例子：

> 一个宁静的傍晚我的电话响了。打电话的是一个研究生，她正遭受着痛苦。前几年她一直使用宫内节育器作为避孕手段。最近她患了盆腔感染，并接受了抗生素治疗。第一个疗程的抗生素治疗没有起效，而医生建议她接受子宫切除手术。面对医生的这个建议，我的朋友安德丽叶感到绝望。她不知道子宫是不是必须切除。她打电话给我，看看我能不能帮助她。我建议她告诉医生，她已经和一个医生订婚，而他希望有孩子，并且询问医生是否有其他解决问题的方法。
>
> 几周以后电话又响了。安德丽叶听从了我的建议。当医生知道了她准备结婚，他的态度改变了。他安慰她说，有其他供选择的治疗方法，而且他们会尽力避免子宫切除术。她接受了另一个疗程的抗生素治疗，她的感染消除了，避免了不必要的手术。
>
> 安德丽叶的故事是令人沮丧的，但并非个例。我在生殖和家庭医学科从事研究工作期间，一次次地看到，医生向患者提出治疗建议，而患者不加怀疑地接受它们。我的研究使我能够接触背后的信息，这些信息通常都是留给医生的。没有一个星期没有电话打来，正像安德丽叶所做的那样，这促使我利用那些信息。打电话的妇女往往受过良好的教育，并且能言善辩，但她们感到缺乏信息以做出合理的决定，她们还感到无法理解或者信任医生的建议。当她们的医疗问题和生育有关时，这种感觉还会被放大。妇女的问题总是同一类型的：我怎样判断医生的建议和治疗方案是否真的符合我的利益？

费舍尔所要表达的基本意思是呼吁更深入地理解男医生在应对女患者及其主诉时扮演的角色。一个男医生误会女患者的例子是，他们倾向于把心脏病发作诊断为胃肠疾病或焦虑症。人们认为，在妇女绝经后雌激素下降时，外源性的雌激素可以保护妇女远离心脏病。相应地，在绝经前妇女中，心脏病往往被忽视，或者没有被检查。黑尼格报道了这种情况的一个例子，他说：

宝拉·乌普绍是马里兰州劳累尔市的一个36岁的呼吸治疗师。1991年她心脏病突发，作为一个卫生职业者，她比大多数人都更加清楚她的症状——被称做心脏病发作的“典型”症候（剧烈的胸痛、左半身麻木、出汗和恶心）。她说：“他们从来没有考虑过我的心脏……他们都确定是我的胃的问题。”在她的坚持下（她是一个固执的患者），她接受了三次心电图检查。可是，她报告说，急诊医生认为她的症状是（胃病的）常见症状，并且让她回家服用抗酸药和抗溃疡药。她的心脏状况没有被诊断出来，直到一个星期五的傍晚，她第三次来到急诊室并拒绝回家。即使她被那家医院收治了，她说，还是没有一个人考虑她的心脏问题。第二天，周末值班的一个心脏病专家翻看星期六的一堆心电图，这里边就包括乌普绍的心电图。他没有注意到患者的性别，问：“这个大面积心梗的36岁患者是谁？”

另一项在英国和美国进行的研究中，安妮·亚当斯和她的同事们考察了在初级保健医生关于冠心病的诊断决定中出现的性别偏见和不确定性。他们发现，女医生对患者的说法及其病史更加关注，特别是对女性病人。男医生在决定诊断时更少受患者年龄的影响，不过男女医生都对男性患者的年龄给予了更多关注，并且，与对女患者相比，对男患者更多考虑的是与年龄相关的疾病。这一研究并没有发现，在治疗冠心病时，妇女会从女医生那里得到更高质量的服务。不过，该研究确实认定，医生普遍持有的冠心病诊断模型更适用于男性的症状，而不是女性的症状——特别是当她们相对年轻和被认为不会得此病的时候。妇女的心脏病可能被胃部不适和焦虑症状所掩盖，这些症状通常不会见于男性心脏病人。这一研究凸显了一种需要：为妇女提供更好的冠心病诊断模型，特别是与年龄相关的诊断模型。

女医生

有时候，对工作场合的女医生来说，女人的身份比医生的身份更有意义。康达斯·韦斯特报道说，有些患者可能把女医生看做比男医生权威低的人物。有一次，韦斯特注意到，一位女医生问一个住院的男病人，他是否有排尿困难，病人回答说：“你知道，医生问过我这个。”在这里，韦斯特认为，很难知道谁是“医生”，因为显然“医生”不是那个正在给他进行治疗的女医生。一位沮丧的女外科医生提供了下述记录：

我不知道有多少次——当然，尤其是第一年——我每天在两次查房中见到病人，75%的病人是我单独负责。我安排他们入院、送走他们、给他们开处方、签署出租车票和假条，给他们做出解释，然后问他们还有什么事情不明白，他们说："医生什么时候来?"

朱迪丝·汉蒙德提出，女医学生有意识地形成关于她们自己的个人记忆，这种个人记忆告诉她们，她们和其他医学生没有任何区别。她们这样做是为了让男学生接受她们作为自己的同事，这些男学生往往质疑她们的动机、技能和医学潜力。一个女医学生描述她的男搭档的态度时说：

> 这个男生有这么个理论……如果你是一个女人，显然你会成为那个抚育孩子的人……你知道吧？母性本能和所有那些相关的事儿。比如你不应该把所有时间都花在行医上。你不能同时做这两件事。唉，他们大多数人就是这么想的：你不能同时做这两件事。

当然，也有证据显示，在医学职业中，有关妇女的不良态度和刻板印象已经开始得到了修正。可见的变化出现在医生和医院对待妇女的方式上。一个特别显著的变化是女医生越来越多了。第一位从医学院毕业的女性是伊丽莎白·布兰克维尔，不过她的经历不是常态。在历史上，在医学院的班级里，女性的比例总是低于在人口中的比例。男孩和女孩不同的社会化过程，以及那些成绩不佳的男学生的坚持精神导致了这种情况。20世纪70年代以后，一年级医学生中的女生比例才达到不少于10%的水平。而在2006年到2007年，进入医学院的女性比例是49%。

这并不是说医学领域中的性别主义已经不再明显，因为许多女医学生和女医生的记述详细地说明了女性面临的问题。这些问题包括女性被男医生认可为身份平等的同事以及被男病人承认为"真正的"医生。不过，这些研究都有些过时，目前针对女医生的性别主义态度存在的程度如何仍然未知。可能的情况是，随着越来越多的妇女从医学院毕业、开始行医，并且其技能被患者所赏识，这样的态度正在明显地被削弱。性别主义最明显的地方是医学学术的顶尖位置，很少有女医生。女医生常常因为职业和身为母亲的双重负担而遭遇到职业阻碍——特别是在她们的孩子幼小的时候。通常的情况是，其中一个职责会受到损害，除非做医生的母亲能够找到一个工作时间灵活的职位，或者一个工作时间较短的职位。报酬虽然低一些，但较短的工作时间允许她能够享受更多的家庭生活。苏珊·辛泽从性别的视角研究了医学领域的声望等级，她发现，顶级的专业如外科和内科被赋予男性化的特征，常常和"坚强"、"男子气概"、"咄咄逼人"等性格相联系，而低层职位如家庭医疗、儿科和精神科被认为是"阴柔的"。顶尖的专业对女性是开放的，不过，为了取得成功，进入这些领域的妇女往往具有男性化的性格特征。下面就是一个例子：

> 一个男外科医生把一个外科协会的女主席描述为"一个称职的外科医生，一个引人注目的女人"。他继续说，"开始的时候，噢，每个人都叫她巫婆，她就是一个巫婆，不过有魅力，穿着入时，职业化，有能力，而且她的外科技术

很好，高于平均水平，至少我认为是平均水平或可能比平均水平高一点”（加重语气）。他坚持说，“如果你是一个男性职业里的女性，你可以保持你的女性气质，但你必须成为一个专业人士……你会受到尊重，而且你会谋得发展”（加重语气）。一个女外科医生声称，她认识的唯一一位女外科医生“不太热情，而且没有女人味”。

另一位女医生描述了她拒绝了一个声望极高的专业——神经外科，却选择了一个声望较低的专业——妇产科时，她的同侪们是多么地惊奇，用她自己的话说，她这么做是因为“喜欢每天出生的奇迹”。这个医生承认，她也不太情愿接受一个“女人的”专业，因为她是班上最出色的学生之一，她可以选择她希望的任何专业。无论女医生在她们的医学生涯上做出什么选择，明显的事情是，未来，她们会占据医生数量的一半，她们对医患关系的影响会非常显著。例如，朱迪丝·劳勒尔发现，当男医生评价他们的成就的时候，他们倾向于仅说明自己的技术能力，以及合适的治疗选择。医患关系的人际特征很少被提及。相反，女医生强调她们对患者的价值，她们这样说的时候，用的是“帮助”、“照顾”等字眼。斯蒂芬·马丁和他的合作者认定，男女医生拥有类似的诊断和治疗技能，但他们的沟通风格却存在差异：女医生往往更富同情心，在和患者的关系中更加平等，更加尊重他们的关切，对患者社会心理困难的回应更多。其他研究显示，当医生是女性的时候，患者感到自己更像是一个伙伴，这主要是因为女医生有更好的沟通技巧。

今天，女医生不仅仅进入了吸引她们的传统专业，如儿科、妇产科以及全科医疗，她们还更多地进入了男性主导的专业，如外科、泌尿科和整形外科。因此，女医生正在接受比以前更多的专业，并且进入这些医学领域后，她们还要应对种类更广泛的患者。相应地，我们已经开启了医学的一个新潮流，这一潮流不仅仅会影响医患关系（在改善沟通和愿意人性化地对待患者方面），也会影响医学职业中妇女的整体形象。

知识窗

医学还会是一个男性主导的职业吗？

芬兰的医学社会学家，艾利安尼·里斯卡问道，鉴于越来越多的女性进入了医学领域，它还是一个男性主导的职业吗？这也是一个由女性健康的支持者们和其他人在过去几年提出的问题。里斯卡的回答是，当前改变的可能性不大。虽然西方社会从来没有过如此多的女医生，但男性仍然占据着大多数的领导职位，这一点变化甚微。而且，在美国、英国和北欧国家，在医疗工作中存在着明显的性别隔离。也就是说，女医生往往在与女性角色保持一致的医学专业中工作，如初级保健，这些专业关注儿童和老人，如儿科和老年科。与此相反，男医生青睐男性主导的和带有英雄色彩的领域，如外科、运动医学和内科学。女医生也可能会进入这些领域，不过她们数量很少，而且不可能占据最有权力的职位。

里斯卡解释说，对医学实践中的性别隔离有两种解释：结构性的和自愿性的。结构性的解释认为，很多障碍，如缺乏导师，会阻碍妇女进入医学的顶级职位。那些已经占据顶级职位的男人，倾向于指导期望接他们班的其他男性，而不是女性。自愿性的解释的观点是，妇女接受了追随刻板的性别期待的社会化，因此倾向于做出和这些期待相一致的选择。她们选择这样的专业：这些专业允许她们实践其喜爱的医学类型，也使其性别特有的技能得到最佳的施展。因此，里斯卡提出，大量女性进入医学职业产生的最快效果，将会是其职业文化的整体改变，及其男性化形象的弱化，而不是把它变成一个女性化的工作领域。

当然，如果女性医学生的数量继续扩张，超越目前见于美国医学院班级的男女对半的比例，医学职业很可能变成一个严重女性化的职业。随着大量女医生取代男性而占据未来的领导职务，这一情况尤其可能出现。虽然，因为能够帮助他人，医学仍然吸引着男女两性的加入，但由于管理式医疗对收入和权威的限制、日益提高的工作负担和案头工作、日益降低的公众地位，以及日益提高的女性化程度，这些都可能促使男人不再选择医学作为职业。成为一个卫生服务的“提供者”，他们可能并不梦想获得这样的称号。和被称为“医生”相比，被称做卫生服务“提供者”，很多男医生感到地位被贬低了。一位现在在一家风险投资公司全职工作的曾经的男医生说：“我们以前上的可不是一个医疗服务提供者学院。”对顶级大学毕业生来说，最令人兴奋的机会可能来自投资银行、对冲基金、私人股本公司，以及其他投资生意，这些领域的财务机会正扶摇直上，超越了原来的医学和法律（法律行业也在经历女性化）。艾利克斯·威廉斯解释说：

> 在一个奖励风险和巨大回报的文化中——这里的职业英雄是拥有价值亿万美元网站的辍学大学生——有些医生和律师感到，他们的社会地位下滑了一个档次，滑向了“饿不着也撑不死”的牙医和会计行业。并不是因为职业发生了变化，而是因为职业声望的标准变化了……特别是在年轻人中间，职业声望令人费解地和灵活性、创造性联系在一起。上一代人中，除了学艺术的，所有人都会对这样的观念感到陌生。

沟通中的文化差异

医患互动也会受到文化差异的影响。这个领域的一项重要研究是由埃尔文·祖拉完成的。祖拉研究了爱尔兰裔和意大利裔的美国人在一个五官科诊所表达他们的症状的方式。祖拉发现，爱尔兰裔患者往往对他们的症状轻描淡写，而意大利裔的患者往往夸大症状。也就是说，爱尔兰裔人士做出的表述简短、准确（“我看不清街道对面的东西”），而意大利裔人士会提供更多细节（“我的眼睛很模糊，特别是右眼……两三个月以前，我起床后发现眼睛肿了。我洗了洗眼睛，可是它还是肿，而且还有模糊的感觉。”），其实他们眼睛的问题完全相同。医生必须弄清楚这种沟通风格差异，并做出合适的诊断。

在当代美国社会，在医疗会面中，收入低、受教育较少的拉美裔人士特别容易遇到问题——他们在人际关系中感到不适应，没有稳定的服务资源，并且发现，在一个盎格鲁化的卫生服务体系中很难通过协商保护自己的权益。对于那些英语熟练程度有限的中国人、韩国人和其他移民来说，情况也是如此。

在和一个墨西哥裔美国人的交谈中，威廉·麦迪逊得到了一个文化误解的例子。这个人带着他的妻子到得克萨斯州的一位医生那里看病。这个男人说：

> 在长时间的等待之后——很多盎格鲁裔人士在我们之前进去了——我们见到了医生。那个医生问我的妻子，“你哪里不舒服?”我接过了话茬。我说我的妻子感到无力，而且经常食欲不振。我告诉他她常做噩梦，而且在睡梦中哭喊。我解释说她肯定是着魔了，可是对巫师的治疗没有反应。因此，她肯定是得了着魔后遗症。我说我来找他是因为我兄弟说他能看好这个病。在我说话的时候，医生坐在那里微笑。当我说完的时候，他冲我大笑起来。然后他站起来严厉地说：“忘掉那些鬼话。你来找我，我会给你妻子治病。诊断她得了什么病，这是我的工作。忘掉那些愚蠢的迷信。我从来没有见过一个像你一样的成年人会相信这些鬼话!”他对待我就像是对待一个傻子。

然后，医生要求这个丈夫去候诊室，并要求他的妻子宽衣以便检查。这个丈夫拒绝让他的妻子以这种方式接受检查，他带着她走了，再也没有回来。麦迪逊的报告说，对医生日益增加的信任软化了一些社会樊篱，因为有些医生使用简单易懂的术语对疾病进行解释，并且尊重病人。不过还是有一些医生对他们傲慢无礼，并且不尊重民间医学文化。

其他底层阶级的弱势群体和医生之间也存在沟通问题。比弗利·罗宾逊提到，有一位黑人妇女在被问及她感觉如何时，告诉她的医生说“疼痛走了”。医生一开始认为这个妇女正在康复，但后来另外一个人告诉医生，那个妇女的意思是，疼痛暂时消失了。那个妇女对英语的使用受到了一种非洲方言的影响，在那种方言中，“走了”意为“暂时消失”，而“done gone”和“done been gone”意为“什么事情确实走了，但还会再来”，只有“gone gone”意为“一去不复返”。另一项关于医患咨询的研究是由霍华德·格尔顿和他的同事们在休斯敦的荣军医疗中心里进行的。这项研究在患者进行冠状动脉造影（将导管插入冠状动脉，注入造影剂，以便对动脉进行 X 光成像检查）之后进行。他们发现，医生向黑人患者提供的信息往往较少，而且，和非拉美裔患者相比，黑人患者问的问题往往也更少。这一模式提示了一个恶性循环的存在，即一些患者获得的信息较少，进而丧失了要求医生提供更多信息的能力。

当代医学实践是在由中产阶级的规范和价值所提供的情境中进行的，这些规范和价值强调医学信念，强调复杂技术的应用，强调和医生的合作。对于那些具有不同文化背景的患者来说，和医生的互动可能很困难，双方都可能产生误会。

病人的遵从行为

医患互动的另一个重要方面是患者对治疗程序的遵从。医生开出关于药物、饮食和其他干预措施的医嘱，并期待患者全心全意地遵守这些医嘱。大多数患者会遵从医生的指示，但有些患者却不这样做。实际上，有些患者对医生的指导毫不在意，特别是当他们感觉病情好转，或者当他们的症状不再明显的时候，就更是如此。

例如，在对苏格兰一个门诊部进行的一项研究中，米尔德里德·布拉克斯特和理查德·赛斯特发现，大多数罹患饮酒导致的肝脏疾病的患者仍在继续饮酒——虽然医生建议他们限制饮酒或者戒酒。也许是医生没有就继续饮酒的危险和患者进行有效的沟通，也许是患者误解了医生的话。一个男病人被告知他每天不能喝超过两杯雪莉酒——作为他每天能喝多少酒的示例。可是，由于他喝的不是雪莉酒而是威士忌，他便很高兴地戒掉了雪莉酒，然后随心所欲地继续饮用威士忌。另一个患者拒绝相信医生，或者就是不想改变饮酒的习惯，因为这意味着改变他向往的一种生活方式。

遵从的前提是患者一方的理解，而沟通是避免抗拒的关键。对遵从影响最大的几个因素是，保持健康的动机、对患病脆弱性的认知、（患病后的）潜在负面后果、治疗的有效性、个人控制感，以及有效的沟通。

医患关系的未来

爱德华·肖特回顾了医患关系的历史。首先，他解释了医学职业怎样从一个地位低下的职业上升为一个高度受人尊敬的科学领域。医患关系的理想形象——体贴的医生和信任的患者——却没有延续下来。在肖特看来，这一形象在 20 世纪 60 年代终止了。医生们在和患者互动时变得越来越疏远，而相应地，患者则从被动角色转变成了活跃的、消息灵通的顾客——他们希望更平等地参与服务活动。服务的高成本，很多医生的高薪，以及医生们高高在上的态度，还有对卫生改革进行的有组织的对抗，导致一些患者对医学职业不再抱有幻想。而在医生一方，他们对患者和其他人对他们献身精神的质疑感到愤怒。作为结果，肖特总结说，近年来，美国的医患关系受到了严重的腐蚀。

不过，并不是所有的患者都在某种程度上感到不满，如前文所述，在这种情况下，社会阶级差异似乎是关键变量。弗雷德森认为：

> 那些社会地位低于医生的人，那些缺乏较高的教育资源的人，那些无法获得广泛的媒体信息的人，那些没有被迫做出精打细算的选择的人，不太可能成为医生的麻烦。另一方面，那些认为自己的社会地位与医生平等或高于医生的人，那些具有阅读合同语言的经验的人，以及具有和官僚体制打交道经验的人，有成为严重的管理问题的潜在可能。

因此，卡塞尔解释说，外行人的“医生知道得最多”的信念，实际上已经不再被接受。美国人关于医学的知识越来越丰富，虽然他们并不认为自己是医生，但他们确实相信，他们能够理解和应用（医学）知识——就像医生们自己患病时所做的一样。当然，卡塞尔观察到，仅仅是拥有一些医学知识并不足以把医生从其以前的崇高地位上拉下来。卡塞尔注意到，在20世纪60年代，随着与民权运动和越南战争相关的社会动荡，美国的个人与权威之间的关系发生了改变。美国人变得越来越个人化，他们开始质疑权威人士的动机，包括医生们。卡塞尔声称：

> 在这一历史阶段，医患关系的性质被置于审视之下，明显的情况是，关系本身就是医疗服务中的一股强大力量，它可能受到威胁，作为社会力量和个人力量的结果，它也可能被改变。在与医生的关系中，患者原来实际上被视为一个被动的角色（除了总是期望患者在“努力康复”的意义上保持主动），而现在，他们常常相信自己在服务中是主动的伙伴。他们希望参与原先被留给医生的决策过程，他们希望行使对治疗的选择权，他们对结果抱有很高的期待。

相应地，在卫生服务这件事情上，在很多美国人中间，一个可以认定的模式是消费者主义，即消费者希望针对现存的服务做出明明白白的选择，并且不在待遇上低人一等。卫生服务向消费者主义的转移意味着，患者在医患关系中占据了更高的地位。不过，这一关系受到了一个外在因素的显著影响，即第三方付费者的影响。这一影响甚至让沙林·波特和约翰·麦克金利质疑，21世纪的医患关系还是不是一种真正的关系。波特和麦克金利声称，虽然患者需要有效地利用他们和医生在一起的时间，医生也需要改进他们和患者进行沟通的技巧，但最需要改进的是组织环境——医患会面发生的地方。他们指出，理想化的长期关系——医生认识患者及其家属并和患者生活在同一个社区——对很多患者来说并不常见。实际上，波特和麦克金利的问题是，患者对医生的上一次拜访是不是与他们和出租车司机的邂逅相似？或者，是不是与他们和上次卖给他们皮鞋的人的邂逅相似？他们的结论是，事情正在朝着那个方向演化。

传统的医患关系所发生的变化是，它被第三方付费者入侵了。所谓第三方付费者，是医疗保健计划和医疗救助计划中的政府，是私人医疗保险公司，是管理型医疗服务计划。这些机构监督医生会见的患者人数、医生和患者会面的时间，以及对医生诊疗决定的微观控制。由于第三方付费者决定他们是否报销一个医生的服务费用，以及决定他们付费多少，他们对医患关系的影响颇大。波特和麦克金利注意到的其他相关因素还有：(1) 为了降低成本，州政府的角色从对医学职业的保护转向了对卫生服务业整体利益的保护，这一措施削弱了医疗机构的权力；(2) 不需要医生参与患者就能够使用的商品得到了广泛传播；(3) 慢性病的上升导致了对长期医患关系需求的上升。最后一项是一股逆流，它本该使医患关系再获生机，但波特和麦克金利发现，其他因素削弱了医患互动的力量。因为互动的重要性使得看医生永远也不可能像购买一双皮鞋一样。不过，清楚的一点是，外在原因会对医患关系的未来发挥作用，并可能引发新的改变。

医患关系与新技术

对医患关系具有重大影响的一个重要因素是新的医疗技术。计算机化的信息高速公路的发展把患者的家用电脑和下列（人或机构的）电脑连接起来：如医生、医院、制药公司、医疗供应商、医疗保险商以及医疗数据库等。这使患者能够直接从他们自己的电脑里获得医疗信息，而不必通过看医生来获得信息。电子监控装置将会允许患者追踪自己的生理和心理状态，并通过电脑把它报告给医生或者数据库。也可以通过家用电脑、电子邮件或者电话会议咨询医生，而不必直接见面。电脑也可以用来诊断患者的疾病和决定治疗方案。处方药也可以通过电子途径进行预订，并给病人送货到家。还有，医生自己可以获得最新的在线诊疗信息，包括药物的新疗程和新数据，这可以改进对患者的服务。患者的问题也可以（通过电子方式）得到解答。相应地，我们发现医学吸收了很多信息科学的技术特征，它创建了大量关于卫生知识的电子图书馆——为那些需要它的人们。

因此，发达社会的医学实践越来越依赖于其他领域里日益复杂的技术，如计算机科学和生物工程。对新技术日益增长的依赖促使医学逐渐远离“个人史医学”——重点关注患者对其病史的口头描述。与上述方式不同，“技术医学”涉及在检查和诊断中对先进技术的广泛应用。在日益多样化的卫生服务领域，科学化的治疗决策被采用。上述“技术医学”正在快速发展。

网络医疗

对许多外行人来说，互联网已经成为主要的医学信息来源。目前，0.93 亿多美国人在网络上寻找医疗信息。虽然信息的质量和专业性参差不齐，目前大约有 1 万家有关健康问题的网站，范围从小毛病到各种致命疾病。在著名医学杂志上发表过的文章也被收入其中。这些信息向每一个拥有网络连接的人开放。迈克尔·哈迪指出，这一进展改变了医患关系，因为患者获得了以前仅限于通过和医生接触才能获得的信息。哈迪研究了英国的家庭，这些家庭把互联网用做医学知识的来源。他发现，互联网的使用者——而不是医生——决定获得和使用哪些信息，在此过程中，他们针对下列方面进行自我教育：各种疾病、药物、被认为有效的治疗程序。他们中的很多人就有关自己和自己孩子的治疗事务和医生进行协商——根据他们在互联网上的发现。有一个受访者说：

> 我被诊断为高血压，他们给了我这些药丸。他们告诉我说会有效果，但我吃药后感觉很不好。好在我发现，在美国有大量关于这种药的信息。结果我发现，其他人也出现了和我一样的症状，而且另一种药效果更好……我去看我的全科医生时，她对我掌握的处方知识感到惊奇，并给我开了另一种药，这种药效果很好。实际上，我向她出示了从网络下载的打印资料，这份打印资料清楚地显示了有关该药的实验，也显示了和我情况相同的患者的症状改善结果。她有些吃惊，不过仍认真地对待我，她以前从来没有花那么长的时间和我一起就细节进行讨论。

曾淑芬和张良铭对台湾互联网上的医患关系和一个社区医院里的会面进行了对比。对这两类患者来说，和医生之间的双向参与是最常见的互动方式。不过，和在线用户相比，那些亲自去看医生的患者更多地表达了对医生的信任，并且更多地依赖医生来治疗其疾病。与此相反，在线用户显示出较少的对医生的信任，也较少遵从医嘱，而且更愿意使用其他备选药物。在线用户也显示了继续使用互联网来获取医生咨询和医学信息的倾向。当然，在线用户并不完全依赖互联网，需要的时候，他们也去看医生。对他们的健康问题来说，互联网常常作为“第二意见”发挥作用。

在对新泽西州南方三个县的妇女进行的一项研究中，萨吉·潘迪和他的同事们发现，互联网已经成为研究对象卫生信息的主要来源。有证据表明，存在着所谓的“数字鸿沟”：与社会阶梯末端的妇女——她们无法接触互联网——相比，高收入和高教育水平的妇女会更多地使用互联网来获得健康信息。不过，那些积极使用互联网的人，主要是为了对医生提供的信息进行补充。对这一群体来说，现存健康信息奇迹般地改变了这些妇女，并且赋权给她们，使她们在和医生互动时显得更加见多识广。加利福尼亚的另外一项研究显示，那些因为和疾病相关的污名（如焦虑、疱疹和排尿问题）而羞于拜访医生的人们，转而利用互联网来获得信息，此外，美国和英国的青少年也利用互联网获得健康信息，因为它保密而且方便。

不仅互联网为个人提供丰富的健康知识，电子支持群体也开始在拥有类似需求的人们中间形成。他们希望在线分享他们的经验，并提高其专业性。克莉丝汀·巴克尔说："作为结果，理解一个人自身痛苦的过程，从本质上的医患之间的私密事务，日益转化为网络空间里患病者之间的公共成果。"巴克尔研究了纤维肌痛综合征——一种疑难疼痛疾病，其病因不明——的一个电子支持群体。这一疾病的患者组成了一个网络社区，他们针对医生的治疗在线交流信息，也交流他们的患病经验。在另一项研究中，帕特里西亚·德伦提亚和珍妮弗·莫伦-克劳斯研究了一个年轻母亲的电子支持群体。他们观察到，随着越来越多的母亲走出家庭工作，邻里社区里的儿童和母亲越来越少，因此，已经无法形成对儿童友好的、提供支持和建议的社会网络——这一网络过去是存在的。它的功能改由医生或者其他正式专家——通常是男性——来承担。不过，这些研究者发现，在分享育儿信息和建立与其他母亲的联系方面，母亲网站很受欢迎。在这一过程中，母亲们之间的联系会构建一个女性网络社区。

其他进展

计算机技术不仅成为针对外行人的主要教育工具，还改变了很多人和医生进行互动的方式，治疗方式也可能会有所不同，因为各种不同剂型的药物，如药丸、注射剂、贴剂、喷雾剂和吸入剂也变得广泛可及。而且，通常情况下仅见于医院的治理方法，如化学疗法，可能变为药丸，从而可以实现居家治疗。其他手段，如机器人的使用和电脑指导的影像检查，可能会提高外科手术的有效性和准确性，并且大量降低住院需求。医生可能很少参与特定的外科手术，因为机器人和受过外科训练的护士将实施具体操作。

而且，患者自己也可能发现治疗需求——通过自我监护和电脑辅助的病史和症状分析。这种情况会对传统医患关系的改变产生深刻影响，因为是由患者，而不是医生来启动卫生服务进程。医生们会对患者自己决定的医疗需求做出回应，而不是相反。医生和患者仍然会接触，不过多数接触将通过电脑进行。因此，新技术正在改变服务提供系统，因为卫生服务的提供者和消费者将获得以前不存在的准确诊断和治疗选择。

新遗传学

在人类基因组计划完成之后，遗传学的迅速进步吸引了医学社会学家的广泛注意。这是因为，遗传学的突破具有显著的社会影响。这一进展预示了医患互动的潜在变化，因为患者通过遗传筛查可以获知，他们可能罹患哪些疾病，以及需要什么样的手段来治疗这些疾病。不仅此类筛查可以使一个人预知各种疾病，基因治疗也可以在发病之前消除某些潜在的疾病。基因治疗背后的思路是清晰的：通过提供健康基因以替代有病基因，进而治疗或治愈疾病。

遗传信息或者染色体信息或许还可能为所谓的“定制”药物提供基础，通过和特定的个人的 DNA 相配合，人们可为他量身打造药物，并且提供更加精确的治疗，副作用也会更少。基因治疗和转基因药物还有待开发，不过人类基因组计划已经为研究者提供了人类基因密码的图谱。这一进展很可能导致“新基因”时代的来临，那时，基因检验将成为大部分医疗实践的基础。一开始，基因检验可能会被用来进行药物优化，如对治疗偏头痛和心脏病药物的优化，不过总有一天，基因治疗会成为很多疾病的常规疗法。

基因研究的社会应用、信息控制、风险和伦理学也促成了一个新的医学社会学研究领域的诞生，即遗传社会学。医学社会学家对遗传学的兴趣正方兴未艾，不过人们已经开始审视那些具有重大社会意义的问题。例如，基因检验能够变成一种社会控制方式吗？或者，它对个人和社会的后果是什么？（这些问题）目前没有答案。不过，如果依据人们的基因性状和基因的健康潜力对他们进行分类，可能会导致新形式的污名化和歧视。

隐私和基因所有权

关于基因研究的社会争论还包括有关隐私和基因所有权的事务。正像玛格丽特·艾佛里特所解释的那样，基因检验使下列情况成为可能：你知道某人可能的健康前景，这些情况甚至连他自己都不知道。因此，基因信息对家庭和群体有特殊的意义，而且这些信息对雇主、保险公司、研究者和制药公司具有潜在价值，他们可能为了自己的目的而使用它。这种情况可能会引发就业歧视和保险相关歧视。美国的很多州禁止医疗保险领域有建立在基因检验基础上的歧视，并通过了针对就业歧视的相关法律。

因为存在着针对某个人的 DNA 信息商业化的可能性，知情同意就显得特别重要。例如，艾佛里特就报道了佛罗里达州迈阿密市出现的这种情况。在那里，一些受到脑白质海绵状变性疾病困扰的家庭，允许医院的研究者使用自己孩子的标本，来开发产前诊断方法和新的治疗方法。诊断方法被开发出来以后，医院却在这些家庭使用这些方法时向他们收费。这激怒了这些家庭。医院争辩说，它需要收回研究的成本，而这些家庭却声称，他们并未签署书面的知情同意，也并没有被告知医院会获得专利并限制它的使用，而且当他们需要检查的时候还要付费。由此而起的问题是，基因是不是商品？它们是否具有财产权？它们是否属于某一个人或其他人？这些人能否因为研究或者商业目的而使用它们？或者，其他人能否在未经允许的情况下使用一个人的基因检验结果，并且拒绝其保险申请或求职？俄勒冈是少数几个对这些问题进行了审查的州之一，它把财产权授予了个人。不过，这一领域的法律事务仍悬而未决。

产前遗传学筛查

另一个有争议的领域是产前遗传筛查，因为有对存在基因缺陷胎儿实施流产的可能性。芬兰的一项研究发现，医务人员和未出生的缺陷儿童的母亲之间关系紧张。医务人员期望母亲们采取负责任的、具有健康意识的行为方式，其目标是通过自愿堕胎来避免遗传疾病。可是，母亲们拒绝了，筛查计划因此而终止。母亲们认为，有遗传残疾的生命也比没有生命强，她们选择反对堕胎。美国的研究显示，在有遗传缺陷的情况下，公众对堕胎的态度变得越来越消极。这一消极态度看起来主要是和堕胎有关，而不是和基因检验本身有关，而少数种族人士对这种检验的态度更为悲观，这大概是因为他们害怕这些检验会成为产生歧视的根源。

人类克隆

另一个主要的争议领域是克隆。克隆的意思是对一个分子、细胞、植物或动物的精确复制。克隆技术被成功地用在了农业中的选择性作物育种上面。在克隆动物上的成功稍逊一筹，因为克隆动物的死亡率是有性繁殖孕育动物的两倍。迄今为止，对人类的克隆尚未成功，虽然有些研究者声称，它早晚会实现。人类克隆的性质分为两类：一是“治疗性克隆”（为了给患者进行器官移植而克隆某个器官），二是“生殖性克隆”（人类自身的克隆）。埃里森·皮尔尼克报道说，生殖性克隆受到广泛批判，说它不道德和不自然，在一些国家如美国，人类克隆被认定为非法。在其他地方，有媒体报道说，人类克隆实验却在进行。皮尔尼克观察到，在实验室里创造生命代表了一种终极的科学力量，而且，和以前的技术相比，为人口控制提供了更大的潜力，因为人们期待克隆技术会展现特定性状——作为其基因构成的结果。目前，人类克隆的可能性，以及它实现成功的途径，均属未知。不过，彼得·康拉德和乔纳森·盖博指出：“围绕着遗传学的事务不可能被限制在遗传病人身上，也不可能被限制在具有遗传脆弱性的人身上，新遗传学将会影响我们所有的人。”

第九章

以何种方式接受治疗?

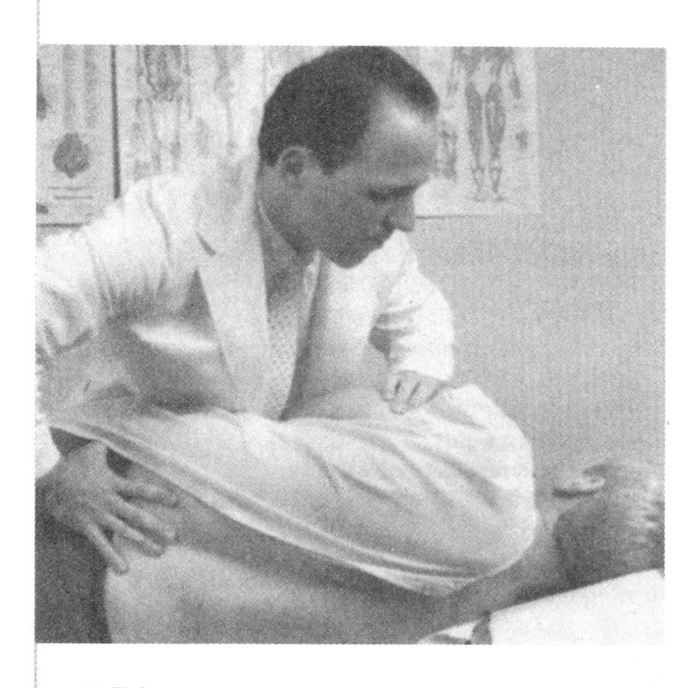

正骨术

补充和替代医学

脊柱推拿师

信念疗法

民间治疗

发达社会的大多数人在患病或者受伤的时候会向医生寻求帮助。其他人则到别的地方接受治疗。这样做的原因可能是宗教的、经济的、文化的，或者只是因为没有找到医生，或者现代医学不能满足他们的需求。为了完善我们对求助行为的讨论，本章将考察美国的治疗选择情况。这些治疗者之所以存在，是因为他们能为其顾客提供某种服务。我们关注的是，这些服务都有哪些，以及人们为何要寻求这些服务。首先，我们会讨论正骨师，这是医生中的一类。然后，我们会扩展我们的讨论，包括补充和替代医学、脊柱推拿师、信念治疗师和民间治疗师。

正骨术

在很长一段时间里，正骨术被医学职业看做一种骗术。不过，通过从仅仅关注脊柱操作技术转向对一般健康问题的治疗，正骨术渐渐地获得了尊重。现在，正骨术已经是主流医学的一部分，而且正骨师和其他医生一起工作，但受过脊柱疗法的额外训练。正骨术起源于 19 世纪 60 年代密苏里州的柯克斯维尔市。它的创立者是一位医生，安德鲁·泰勒·斯蒂尔。他相信患病的原因是某节或某几节脊椎骨的错位，而且，人体某个器官的状况会影响其他器官。由于脊髓和自主神经系统之间的紧密关系，他认为神经肌肉系统一定对人体的功能健康发挥着重要作用。到 20 世纪中叶，正骨师已经在外科和药物学等领域接受科学的医学训练。对正骨师的训练在美国的 19 所正骨术学院中进行，它们的毕业生会获得正骨术博士学位。他们还必须接受实习医师和住院医师的训练。正骨师们还组建了他们自己的专业组织，即美国正骨术协会，其职能是促进正骨术的专业化。

1953 年，美国医学会承认正骨术是一个医学专业，现在正骨师享有医师的权利和声望。迄今为止，正骨师仍然保留他们独立的身份，不过趋向于被医学吸纳。例如，正骨师可以从事外科、麻醉科、精神科、儿科、放射科以及其他医学专业。关于正骨术的一个激烈争论是，“经典的”正骨术是不是已经向医学投诚，因为是医师在进行正骨术实践。这一问题仍未解决，因为正骨术职业继续抗拒完全融入正规医学。由于正骨师接受的训练是对肌肉骨骼系统进行操作，他们自认为能够为卫生服务增加一个额外的维度。不过，有些观察者发现，对大多数正骨术从业者来说，把正骨术和正规医学区别开来的治疗实践越来越不重要。2007 年，美国大约有 61 000 名注册正骨师。

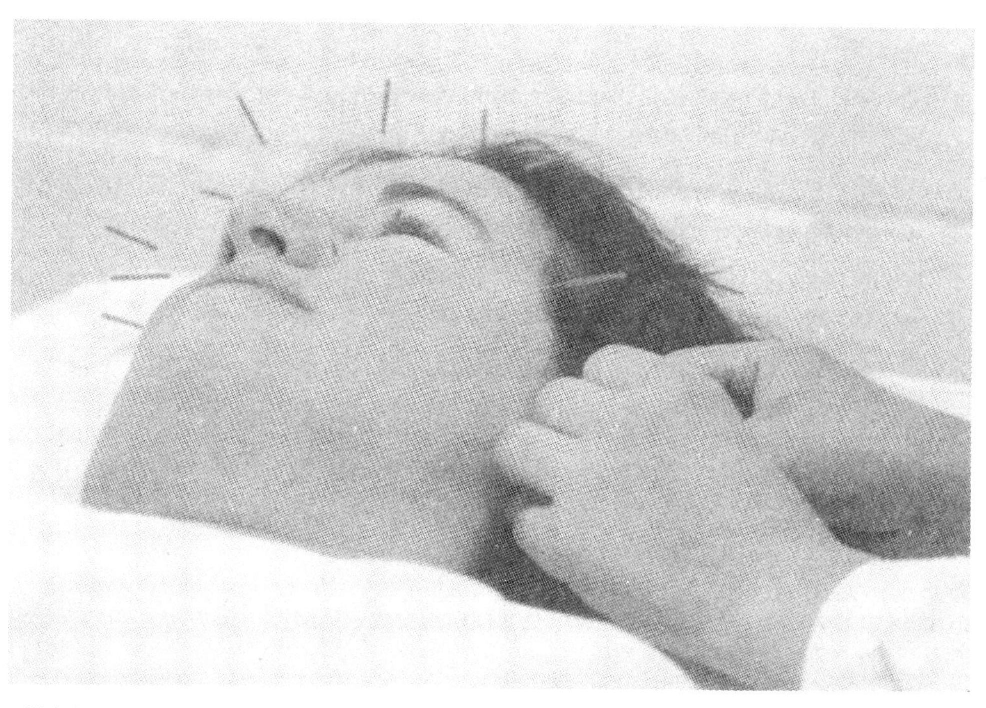

针灸是补充和替代医学的形式之一。

补充和替代医学

补充和替代医学就是应用一些医学专业不常进行的治疗方法。补充和替代医学包括去看脊柱推拿师、信念治疗师、民间治疗师，以及针灸师、顺势治疗师、自然治疗师，以及通过饮食进补来预防和治疗疾病。针灸是一种古老的中国医术，即把细针扎入人体的特定位置来缓解疼痛或者激发身体机能。顺势治疗就是使用一些微量的自然物质来增强免疫力。在大剂量使用时，这些物质可能是致病的，但微小剂量则能促进疾病预防，或者通过激起身体的防御而治愈疾病。自然疗法建立在这样的想法之上：疾病源于人体内生命力的阻滞，从而需要接受针灸和顺势疗法等来恢复能量的流动。

其他类型的治疗师还提供下列服务：精油按摩（使用精油以实现放松）、阿育吠陀（一种古老的印度医术，用油和按摩来治疗失眠、高血压和消化问题）、日式按摩（日本的治疗性按摩）、水晶疗法（它的思想基础是，可以通过水晶及其他矿物获得治疗性的能量）以及生物反馈疗法（利用仪器训练人们控制非自主的身体功能）。补充和替代医学还包括利用饮食进补，如用海藻来提高警觉性，用鲨鱼软骨来治疗癌症，用鱼油胶囊来降低心脏病的发作，用蒜来预防血栓，以及服用大剂量的维生素和草药来预防和治疗疾病。

迄今为止，这些技术是真的有效，是有害健康，还是毫无用途，都不得而知。有些疗法如针灸看起来是有效的，显示了被主流医学承认的可能性。可是，大多数支持各种替代医学的证据，都建立在个人观察和患者满意的基础上，而不是科学试验。“替代医学办公室”现在已经变成了“美国补充和替代医学中心”。它是在1992年由国会创立的，是美国卫生研究院的一个组成部分。该中心的使命是资助对补充和替代医学技术的研究和评价，而且执业者和公众都可以得到这些信息。

虽然缺少科学研究，补充和替代医学执业者却日渐增多，与之相应的还有公众对其疗法令人惊奇的广泛接受。一些补充和替代医学执业者甚至被允许进入医院和诊所提供服务，不过他们通常不是正式员工，而且，和其他执业人员相比，拥有的只是边缘性的职位。不过，公众对补充和替代医学的接受是广泛的，据估计，美国人每年花费270亿美元用于购买补充和替代医学服务和产品。单是保健食品业每年的销售额就超过10亿美元。自从国会在1994年通过了《保健食品健康教育法案》，这个行业就开始蒸蒸日上。该立法允许把食品作为疾病治疗物质进行销售，只要不在商品说明中声称它们真的能促进健康即可。不过，在销售产品的地方，相关的书籍、小册子和商店标志可以进行宣传。

虽然没有对这些现象进行过多少社会学研究，那些使用这类替代医学或者叫做“新时代”医学的人们，似乎拥有中产阶级或者工人阶级的社会背景，而且通常是中年人或者年轻的成年人。他们也经常咨询医生。当然，他们使用补充和替代医学疗法，是因为他们对医师服务不满，不喜欢和保险商人扯皮，希望掌控自己的健康，享受接受治疗的经历，以及相信这些疗法真能帮助他们活得更健康、更长久。

脊柱推拿师

脊柱推拿疗法也涉及对脊柱的操作。这种类型的治疗起源于1895年的艾奥瓦州的达文波特市，创始人是丹尼尔·帕尔默。这一疗法的思想基础是，对脊柱的操作可以缓解神经的压力，进而缓解疾病和疼痛。虽然，对于正骨术和脊柱推拿术是否是相互独立地发展而来的——从其最初理念的角度来说——这一问题仍有争议，但今天的脊柱推拿术仅限于非医学技术范畴。美国有17所脊柱推拿学院，其他则分布在加拿大、英格兰和澳大利亚。脊柱推拿术的训练时间是四年，三年在教室里，一年学院实习，没有（医院的）实习期或住院医师阶段。

虽然有证据表明，脊柱推拿术对缓解患者的腰部、肩部和颈部疼痛有所帮助，传统上，医学职业仍然反对授予脊柱推拿师专业地位。这种反对建立在下述判断的基础之上：脊柱推拿术源自不确切的理论，脊柱推拿术的教育标准低下，以及该疗法对患者并没有价值。有些医生不仅反对把脊柱推拿术划入医学，还倾向于全面革除这一行当。1987 年，一个联邦法庭裁定，美国医学会曾经密谋铲除脊柱推拿医学，因此违反了反托拉斯法。美国医学会收到命令，停止了削弱公众对脊柱推拿术的信任的相关活动。

脊柱推拿术在所有的 50 个州都有行医执照，被授权可以接受针对年龄 65 岁以上人士的治疗的医疗服务计划的付款，也可以为商业保险购买者提供服务。全美有超过 6.7 万名脊柱推拿师在为他们的顾客服务。有些患者青睐脊柱推拿师，因为他们除了能对背部疾病有所助益以外，还有比医生收费低的声誉，待人友好，会花更多时间和病人在一起，并且使用易懂的词汇。

不过，脊柱推拿师专业化的努力存在阻碍，不仅仅是因为医生们的反对，也因为他们的内部冲突。有些脊柱推拿师喜欢更加宽泛的角色，使用各种技术，治疗更多种类的疾病。其他人则青睐更加“纯粹”的方式，他们把脊柱推拿仅限于脊柱操作。脊柱推拿师们必须进行激烈的竞争，而且无法控制谁能获得行医执照。

医生们很少向脊柱推拿师介绍病人。可是，看脊柱推拿师的人却也会看医生以接受治疗。因此，大多数接受脊柱推拿服务的人似乎并不完全依赖这一疗法。相反，他们以相互补充的方式，接受脊柱推拿师和医生的服务。因为医生通常不向脊柱推拿师介绍病人，所以大多数人必然是主动去看脊柱推拿师。很多人把看脊柱推拿师作为他从医生那里所接受的治疗的补充，但是，他们都是为了同一种疾病向脊柱推拿师和医生求助。在美国，脊柱推拿术是数量位居第二的初级卫生保健职业者类别，仅次于医师——服务提供者和患者人数都考虑在内。不过不管怎么说，脊柱推拿师仍然居于主流医学之外。

信念疗法

信念治疗师是这样一类人，他们运用暗示、祷告以及对上帝的信仰来促进疾病的痊愈。根据约翰·登顿的说法，两种基本的信念在宗教疗法中最常见。一种形式的信念支持这样的想法：疗效主要是通过心理过程实现，并且仅对心身疾病有效。另一种信念是，疗效通过上帝的干预而实现，并在现实中形成一种现世的奇迹。登顿将信念疗法分为五大类型：（1）通过祷告的自我治疗；（2）外行人的治疗，这个人被认为能够和上帝沟通；（3）正式教堂领袖提供的治疗，而治疗仅仅是他的众多任务之一；（4）一个人或者一群人所提供的治疗，他或他们全日执业，但和任何宗教组织都没有关系；（5）宗教治疗师所提供的治疗，他们也是全日执业，并且归属于一个主要的宗教群体，如基督科学治疗师。这些类别的共同之处是，他们都求助于上帝来改善一个人的生理和心理状态。

关于信念治疗的一个例子是吉利安·艾伦和罗伊·沃里斯所进行的一项研究。他们研究了苏格兰一个城市里的一座五旬节派教堂"神召会"里的会众。这个教堂的成员赞同这样的信念，即魔鬼导致疾病，还有，即使是像精神病、失明、失语和癫痫这样的疾病，也可能是因为魔鬼的附身。把《圣经》作为话语真理，"神召会"正式支持建立在《圣经》章节之上的治疗，这意味着，（1）有些人具有传递圣灵力量的能力，或者是驱魔的能力；（2）治疗效果可以通过信念来达成，正像是从罪过中得到拯救。治疗过程被描述成下面的样子：

> 在神召会中，针对治病的祈祷在正常礼拜结束后进行，这时，需要治疗、帮助和服务的人被要求"到前面来"。在那里，牧师和长老们把圣油喷到这些人的手上，与此同时祈祷说："噢，上帝，治愈这个女人！是的，上帝。我们知道你能治愈她。"偶尔发生的恶魔附体也以类似的方式来解决，牧师或福音传播者用下面的句子对魔鬼说话："滚出去，肮脏的魔鬼！我以耶稣的名义命令你，离开她！"

虽然五旬节派教堂使用"圣疗术"作为其教条的主要内容，它并不禁止其成员寻求专业的医疗服务。人们之所以希望运用圣疗术，是因为它有这样的长处：同时获得精神治疗和生理治疗。人们还相信，在很多例子中，当正规治疗失败时，圣疗术却见效了。教会成员知道很多事情，证明"神奇的治愈"的存在，这些治愈或是通过情感疗法的特殊效果，或是通过祈祷的力量。不过，由于教堂成员也相信，"上帝的方法要通过人来实现"，或者"上帝把医生派到世界上来，并将技能赋予他们"，因而寻求医生的帮助是允许的。特别是对于严重的疾病，圣疗术和专业治疗可以共同进行。因此，对疾病的原因和治疗，教堂成员同时抱有宗教和科学信念，两者不存在明显的冲突。艾伦和沃里斯说："患重病时，教堂成员并不需要在打破宗教信念和完全拒绝医学治疗之间进行抉择。"相应地，五旬节教徒通常能够避免下述两难选择：是使用宗教疗法还是使用医学疗法。

在马里兰州的巴尔的摩市，德布拉·格里克采访了参与精神治疗群体的一些人。大多数的受访者声称，他们体验到了某种类型的疗效，而且把这疗效归功于他们对精神治疗的参与和信念。虽不能治愈，但最常见的疗效是症状的缓解。随之而来的是心理困扰的缓解、对自己的健康或生活状况的接受，或者对自己的情况采取另一种态度。在有些情况下，人们对"哪里不对劲"这一问题进行重新定义，以便更好地适应他们的治疗经验。也就是说，在宗教治疗以后，他们把疾病重新定义为"不那么严重"或者"不太需要医学干预"。格里克说："虽然很少有人声称治疗完全有效，但大多数人举出了一些改善的例子——在健康状况或生活状况上。”格里克的数据提示，宗教治疗的益处主要是心理压力的缓解、被上帝支持的感觉的提高以及对生活中健康问题的意义采取了不同的视角。例如，格里克研究中的两位受访者报告说：

一位经历了离婚并正受抑郁和关节炎困扰的61岁女教师说：“信仰和信念使我接受了这些问题。上帝已经充溢于我的内心，他不会再让这些问题困扰我。”

一位34岁的房地产经纪人正在遭受压力和腰痛的折磨，“我现在感到放松了。我已经学会放弃，并且让上帝活在我的身心和我的事务中。生活已经向好的方面发生了戏剧性的变化”。

在美国，信念治疗师在教堂或者他们的家里提供服务。其他治疗师旅行于各个城市之间，举行各种会议（也许是在帐篷里），或者出现在电视和广播里。人们并不知道经常接受这些治疗服务的人有多少，以及什么人得到了这些疗法的帮助。不过信念治疗师很容易找到，而且在全美范围内，这些治疗师每年至少拜访各个城镇一次。

在美国，在处理健康问题的时候，大多数的宗教团体倾向于把宗教服务和专业医疗服务结合起来。不过，少数宗教团体的教义禁止其成员寻求医学治疗。这些团体在治疗疾病时使用信念疗法，如按手礼，以及进行单独的或者群体性的祷告。有时候，会出现“奇迹性”的痊愈，即致命的疾病如癌症被克服了。在另外一些情况下，会发生悲剧性的事件，如儿童因其父母的宗教信仰而拒绝寻求医学治疗而枉然送命。

在美国，最著名的主张宗教治疗优先的团体是基督科学会。由玛丽·贝克尔·艾迪创立于1866年的波士顿的基督科学会坚称，疾病和痛苦是一种幻觉。他们认为疾病并不是上帝给的，而是由人们对自己精神本性的歪曲认识导致的。所有类型的疾病都被认为仅仅是症状而已，是由它背后的精神状态决定的，而这一精神状态可以通过祈祷被治愈。因此，生活和健康的关键可以通过精神发现来获得。他们认为基督科学家具有治愈自身疾病的能力，而在该教会注册的、自谋职业的基督科学执业者也可以提供服务。他们并不认为基督科学执业者可以和医生平起平坐，但这些执业者愿意帮助病人，使他们通过祈祷来治愈疾病，病人为他们的服务支付费用。治疗过程由祈祷构成，旨在向个人传达一种对其精神存在的更深刻理解。这一理解被认为是消除错误的心理态度的关键因素，而这些态度正是疾病的源头。当然有一些医学问题被认为是机械的，而不是精神的，如骨折，此时手术需求可以合法地由医生来满足。不过，对大多数疾病来说，基督科学治疗被认为是首要的治疗选择。

20 世纪 80 年代后期，基督科学会教众中出现了四起有罪判决，包括过失杀人罪和遗弃罪。在这些案例中，父母因为他们的孩子的死亡而被判罪，因为他们没有为其孩子寻求常规治疗。有一个案例涉及波士顿一个两岁男孩的死亡，他患了肠梗阻，但其父母完全依靠祈祷来帮助孩子解除病痛。在佛罗里达州的另一个案例中，在陪审团认定一对基督科学会教徒夫妇有罪后，法官否决了对他们的过失杀人罪的指控——这对夫妇任由他们的 7 岁女儿因糖尿病而濒于死亡。法官接受了更严厉的三级谋杀判决，辅以虐待儿童罪，判决这对父母 4 年监禁，缓期执行以及 15 年的假释期，并且裁定他们必须为他们活下来的孩子提供医学治疗。佛罗里达的上诉法院维持了这一判决，并且宣称，宗教信仰自由并不包括把自己的孩子陷于疾病和死亡的危险之下。法院还补充说，虽然父母拥有让自己成为殉道者的自由，但没有让自己的子女成为殉道者的自由。20 世纪 50 年代，仅仅美国就有基督科学治疗师 11 000 多人。到 20 世纪 90 年代的时候，由于法律和其他问题，美国全国就只有不到2 000 人了。

在上述案例中，法律意义非常明确。一方面是宗教自由和父母的自主权，另一方面是国家保护儿童的权利。在这一问题上，目前的法院裁定趋势可以在 1991 年马萨诸塞州高等法院的一个裁定中看到，这一裁定涉及一对“耶和华见证人”教徒父母，他们分别两次拒绝为其患病的孩子输血，一个孩子患有白血病，另一孩子因溃疡出血。法庭裁定，虽然成年人拥有拒绝医学治疗的权利，但父母可以被强制要求使他们患致命疾病的孩子接受治疗。

当然，当涉及信念治疗的时候，激烈的争论必然出现：它真的有效吗？而且，在过去的几年里，电视上的福音传道领袖的令人质疑的道德污点，包括性丑闻，无助于信念治疗改善其公众形象。还有，医学职业并没有给信念治疗太高的尊重，大多数民众也是这样。在美国，这种形式的健康服务的未来是不确定的——至少对其电视版本是如此。

无论如何，健康和宗教之间的关系仍然是一个需要仔细研究的领域。这样的研究不应当仅限于信念治疗，还应该包括宗教信仰影响健康和医疗服务的一般方式。有一点是明确的，即向一种精神的或神圣的存在求助，可以促进一个人的心理安康。针对这一问题的少数研究之一是由艾伦·艾德勒进行的，他调查了康涅狄格州纽黑文市的一个老人样本，研究他们的健康水平和宗教参与水平。艾德勒发现，那些宗教参与水平最高的人，抑郁和生理残疾的水平最低。在一个后续研究中，艾德勒注意到，宗教虔诚度也可能和不良健康状况相关，因为患病的人会运用其宗教信仰来应对他们的疾病。

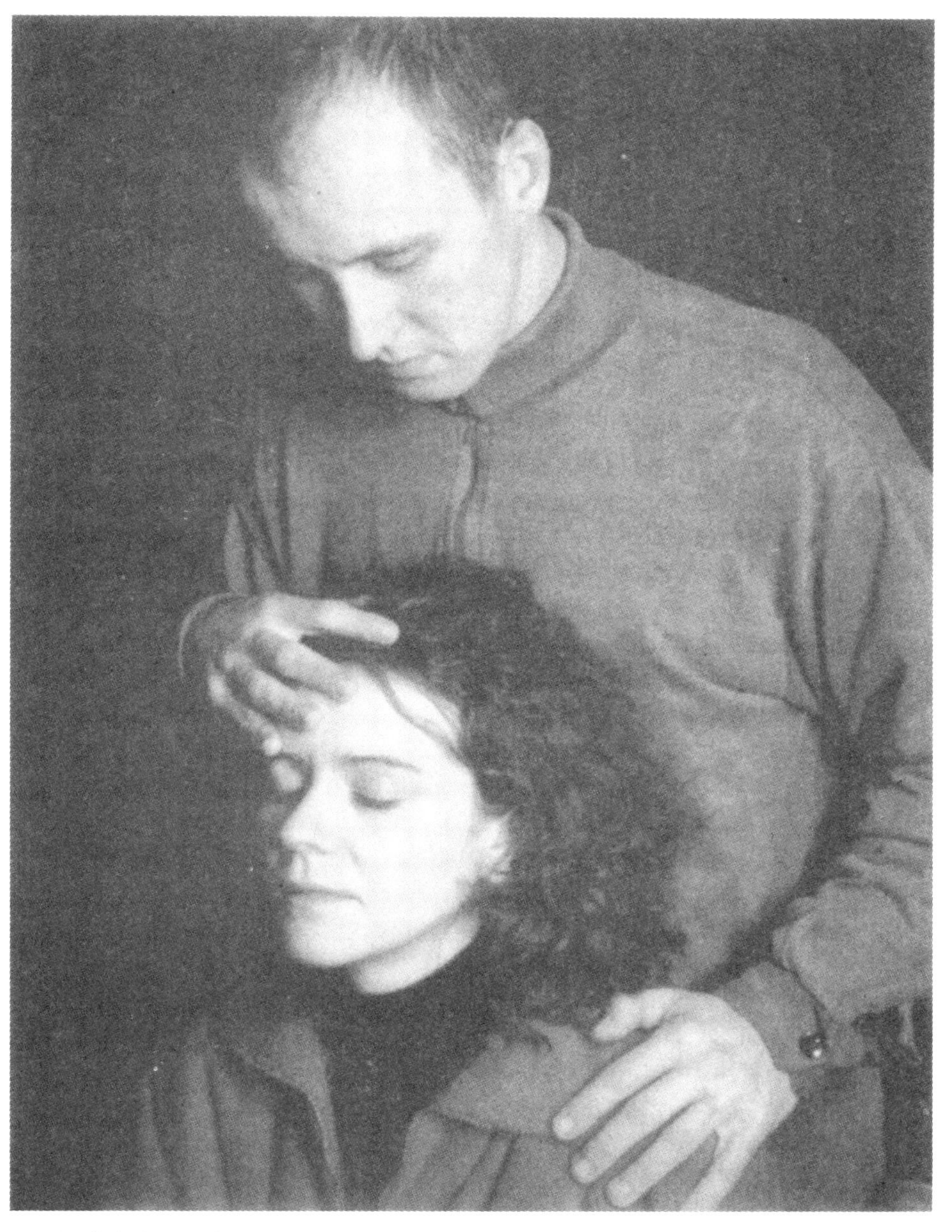

一位信念治疗师正在使用一种触摸疗法，名为“按手疗法”。治疗者试图把治愈力导入患者体内，以纠正平衡失调，人们认为正是平衡失调导致了生理和心理疾病，或者精神烦恼。

知识窗

街边教堂

在华盛顿州的西雅图市，玛丽·阿布鲁姆斯访问了一个贫穷的工人阶级黑人妇女群体，她们隶属于一个街边教堂。她发现，这些妇女对她们和卫生服务体系的接触持怀疑态度。例如，她们有些人参与了一些有偿的新药试验和治疗程序试验，不过她们很少认为这对她们有好处。不管怎样，她们形成了一种态度，这种态度使她们能够更好地理解她们和医生的接触，并且感到其治疗尽在掌控之中。她们相信，身体是上帝的礼物，而且只有上帝，而不是医生，才对其身体健康会发生什么事拥有最终的权威。她们知道谁掌握真正的权柄，这一信念使她们在面对疾病和医生时表现得更加自如。一个妇女报告说：

> 我钦佩医生但他们并不是无所不知的。医生们也不会接受那些他们不懂的东西。医生说他已经准备签署我的死亡证明了（这个妇女的体温降到了华氏60度），可是我说："医生，你不懂，因为我不属于你！"

这个妇女活了下来，很明显的是，她的宗教信仰是她应对其健康问题的主要资源。

民间治疗

在美国，民间治疗并没有在很大程度上得到应用，除了在一些低收入者中间，这些人通常属于少数种族群体或者少数民族群体。显然，很少有非拉美裔的白人去看民间治疗师，虽然一些生活在乡村地区的贫困老年人可能会倾向于使用"土方子"来治疗其疾病。土方子中常见的成分是这样一些东西，如姜茶、威士忌、蜂蜜、糖、柠檬汁、小苏打、阿司匹林、胡椒、蒜、煤油、盐、黄油、芥末和檫树皮。执业的民间治疗师最常见于非裔美国人、拉美裔美国人和美国印第安人。

民间医学常常被看做前科学历史阶段的治疗方法的孑遗。不过，民间治疗仍然顽强地存在于现代社会，这种情况存在的主要原因似乎是人们对专业医学的不满，以及生物医学执业者和特定患者之间的文化鸿沟。这些患者通常属于低收入人群，他们可能把民间医学看做一种资源，因为它代表了一个关于怎样治疗疾病的知识体系，而这一知识整体是从他们的家庭和民族群体的历史中发展出来的。

非裔美国人的民间治疗师

低收入黑人向非专业人士而不是向医生寻求服务的倾向，在卢代尔·斯诺的研究中体现了出来。卢代尔·斯诺于数年前研究了芝加哥市的民间治疗师。虽然这一研究有些陈旧，但它仍然是关于美国都市民间治疗师的最权威研究。在斯诺看来，这些治疗师和他们的病人服膺这样一个信念体系——这一点和现代医学不同——该信念体系不区分科学和宗教。所有的事件包括疾病，都被看做与整体环境有关，无论它是自然的还是非自然的，善良的还是邪恶的。健康是好运气的个案，就像拥有一份好工作或者忠诚的配偶一样。患病是厄运的例子，就像失业和夫妻冲突一样。因此，生活不是善就是恶，而且，斯诺说，如果解决了一个问题，可能就会解决所有的问题。

而且，斯诺注意到，对健康问题的民间诊断关注的是问题的原因，而不是症状。身上起疹子在开始的时候可能被认为是因为不洁净，但最终被定义为黑魔法的结果。在这一信念体系中，重要的不是疹子，而是什么东西，或者什么人导致了疹子的出现。斯诺给出了下述的例子：

> 即使有一个已知的直接因果关系——这一因果关系与专业观点是相对应的，并且受到宗教或者魔法意义的支持，也是如此。我的一个受访者的姐妹死于细菌性脑膜炎，全家人都了解这一病因。不过这些细菌到底为什么要入侵她的身体呢？在他们看来，是为了惩罚他们的父亲“饮酒和整天围着女人转”。

另一个显著的信念是，所有疾病都能被治愈，如果不是被医学治愈，就是被魔法治愈。这样的信念受到下述观念的支持：疾病不是自然的就是非自然的。自然疾病是那些由于滥用自然环境而导致的病患（睡得太晚、吃得太多、未及时添衣），或者是因为罪过或没有依照上帝的期望而生活，因而遭到上帝的惩罚。因此，在神圣惩罚的情况下，患者必须通过像信念治疗师这样的中介，直接或间接地与上帝接触。斯诺报道说，“祈祷和悔改能治愈罪过，但青霉素不能”。

非自然疾病是在“上帝计划”之外的，并且自我治疗和亲友推荐的治疗都无法奏效。而且如果心灵受到影响，非自然疾病被认为是超越于医生的能力之外的，他们通常仅与对自然疾病的治疗有关——这些疾病有明显的生理症状。非自然疾病的原因可以是忧虑或压力，不过常见的病因被归结为恶魔的影响或者巫术活动。当人们怀疑是黑魔法作祟的时候，就需要找一位拥有非凡魔力或宗教法力的治疗师，他能够成功地干预受害者的命运。

斯诺观察到，在芝加哥的黑人社区里，“治疗师”这一术语包含了一个令人迷惑的人物谱，这些人承担了各种不同的治疗角色。治疗师的多样性反映在描述他们的名称的数量上，如治疗师、草根医生或草根工作者、诵读者、咨询师、心灵师以及魔法师或女魔法师。如果伏都术被实施，男治疗师可能被称为洪冈或帕帕罗伊，而女治疗师可能被称为曼波或马拉罗伊。很少有人自称为“医生”，因为治疗仅仅是他们的服务的一部分。相反，赋予他们的称号往往具有家族、宗教或者政治意味，如姐妹、兄弟、妈妈、牧师、主教、先知、传道者或者夫人。这些治疗师依赖患者口口相传来介绍患者，他们也会用报纸或者小册子做广告。他们声称通过三种方式获得其治疗能力：(1) 学习的结果（这并不能带来多少地位，因为几乎所有人都能够学习）；(2) 正处在一种改变了的意识状态中，如强烈的宗教体验或者具有治疗功能的“神召”；(3) 天生的。斯诺宣称，“他们唯一可能的共同之处是，他们坚称他们的能力是来自上帝的赐予”。

很多民间治疗师并不要求和服务接受者进行直接会面，而是通过电话或者邮件来做生意。如果个人主诉的病症涉及巫术，某些物质（如油类、药水或香水）就成为必需品并需要采购；如果魔法正在被实施，一种想法、一段祷文或者咒语就是必要的。如果是魔法，则还需要购买蜡烛来帮助治疗师，进而影响其解决办法。例如，在给“玛丽亚姐妹”的一封信中，斯诺抱怨自己有睡眠和进食问题、消瘦，而且似乎不再有生活乐趣。“玛丽亚姐妹”在回信中写道：

> 很抱歉我这么长时间才回信，不过我必须把你的来信拿到教堂，以确定我对你病情的怀疑是否正确。我怀疑你得了一种非自然的疾病，我是正确的。可是，把我所知道的事情写信告诉你，需要写上10页信纸，而且你（读后）也未必能够完全理解，所以我请求你给我打电话，以便我能够更好地向你解释你的病史，并且让你知道你需要哪些帮助。我已经为你点燃了一支特殊的蜡烛，而且我的心灵告诉我，自从你写信给我以后，你已经感觉好些了。不过，如果想要得到帮助，打电话给我。

斯诺回信问道，“玛丽亚姐妹”能否通过邮件帮助她，她收到的回信警告说，如果她不抓紧时间，再想救她就太晚了。“玛丽亚姐妹”写道：

> 为接手你的病例，我必须燃尽9支蜡烛，以便发现必须做哪些事情来祛除这个非自然的问题，并驱逐这个魔鬼！每支蜡烛的花费是10美元，因此总共需要90美元来帮助你。如果你不能在一周半——大约11天——的时间之内把钱带来或者寄来，我将不再接手你的病例，（因为）你的情况可能变得过于糟糕，到那时就谁也帮不了你了。如果你决定来找我，提前一天打电话通知我。

像“玛丽亚姐妹”这样的民间治疗师在治疗其顾客时究竟多么有效，并不清楚。有些这样的治疗师很可能是骗子。不过，他们为其顾客所提供的好处是，他们随叫随到，结果通常很快显现，有时还很有保证，而且他们宣称可以解决任何问题。人们认为他们的能力源自一个神圣的权威，如果他们失败的话，他们可以把这失败归咎于上帝的意志。质言之，黑人民间治疗师能够达成的，是降低其顾客的焦虑，而且他们在应对那些具有情感基础的健康问题时最有效。使他们的职业行为独具特色的一点，也是对降低焦虑特别有意义的一点是，它承认健康问题是其他日常生活问题（比如，缺钱、出轨的配偶、失去工作、嫉妒的亲戚或邻居）的内在组成部分。因此，黑人民间治疗师治疗整个人，而不是仅仅治疗单一的症状，后者恰恰是医生的行为。而且，医生倾向于为他们的服务收取高额费用，在低收入地区难觅其踪影，而且，由于患者在求医时的延误，或者是由于病情的严重——或者两者都是——医生的疗效很难立竿见影。

虽然斯诺的研究针对的是生活在城市地区的低收入美国黑人，但是针对生活在乡村中的社会经济状况类似的黑人的研究数据指向了同样的类型。朱利安·罗巴克和罗伯特·奎因对比了密西西比州一个小镇上的50个低收入黑人家庭和50个低收入的白人家庭的健康实践。虽然白人家庭多拥有一份稍高的平均收入，而实际上所有的家庭都接受了来自公共资助和福利计划的补贴收入。两类家庭的总体教育水平介于5年级到6年级之间，这些家庭中的受雇用的家庭成员所拥有的工作，或者是半技术工作，或者是非技术工作。不过在为其健康问题寻求治疗时，两类人之间还是存在着重要的差异。与黑人家庭（48%）相比，更多的白人家庭（68%）仅向医生寻求卫生服务。和白人家庭（24%）相比，更多的黑人家庭（42%）从各种服务的混合体获得服务，包括执业者—医生、边缘治疗师（被定义为脊柱推拿师、药剂师、足疗师以及护士—助产士等）和非法治疗者（被定义为民间治疗师、心灵治疗师和巫师）。和黑人（4%）相比，稍多一些的白人（8%）只看边缘治疗师。非法治疗者是6%的黑人家庭的唯一选择，而没有白人家庭这样做。

罗巴克和奎因发现，一般说来，在寻求治疗师的服务之前，与低收入白人相比，低收入黑人通常会等候更长时间；黑人患者比白人患者更少倾心于科学医学，对非法治疗者（有时，他们的服务与医生的服务被同时接受）的有效性有着更高的信任度。例如，一个黑人受访者说道："由于我不能动，医生认为我得了中风，可是一个胡都术士却说，有人在我的面前放了一个晃动的魔障，而他把它赶走了。"另一个黑人受访者说："我去看了'切洛基姐妹'（一位心灵治疗师），她在我的脖子后面揉了一些橄榄油，说我得了高血压——那正是医生告诉我的！"很多黑人不仅相信非法治疗者的功效，并且相应地对医生缺乏信任。没有白人在任何程度上使用过非法治疗者的服务，他们也没有表现出对其方法有丝毫信任。

斯诺还在美国西南部的一些社区对低收入黑人进行过研究，这些研究显示了与她自己的芝加哥研究和罗巴克、奎因的密西西比研究类似的情况。患者通常通过由家人和邻居构成的外行介绍体系被引导到医学治疗资源那里，而这一资源在很多情况下并不是医生。有时医生仅仅被作为最终措施而接受咨询。低收入非裔美国人社区的健康状况被看做“能‘凑合地活着’”。

美国有两种截然不同的黑人民间治疗：传统式的和加勒比式的。本节已经讨论过传统式的黑人民间治疗。加勒比式的民间治疗也有几个变种，如伏都术（海地）、萨泰里阿（古巴）和沃比亚（西印度群岛）。这些加勒比民间治疗手段的共同之处是，它们都建立于土著非洲人的信念之上，并且都是加勒比过去的奴隶文化的一部分。每一种治疗术都运用仪式、咒语、混合物质以及祈祷来预防或治疗疾病——通过疗治心灵、精神和身体。这些治疗实践都是一个庞大的宗教和精神信仰体系的一部分，这一体系仅存于和加勒比有联系的少数美国黑人中间。在迈阿密、新奥尔良、芝加哥、费城和纽约，此类执业者的数量最多。

中美洲巫医

男性的墨西哥民间治疗师被称为库兰德洛，女性治疗师被称为库兰德萨。和黑人的民间治疗师类似，库兰德洛和库兰德萨把宗教和民间医学融合为了一种单一的治疗方法。相应地，他们对疾病的分类主要地建立在疾病的原因而不是疾病的症状之上，而且，在进行诊断和治疗的时候，他们并不把自然因素从超自然因素中分离出来。他们的大多数患者是底级阶层的人。和黑人民间治疗师不同，他们不因自己的服务而收费，或者收费甚微。他们也可能会要求一点小小的捐赠（也许是一两美元）作为费用，或者他们会接受一点小礼物如一些蔬菜或者一只鸡。

和黑人民间治疗师相比，库兰德洛和库兰德萨运用宗教的程度似乎也较高。阿里·季耶夫指出，建立在西班牙天主教传统的基础上的宗教，对库兰德洛非常重要。库兰德洛们相信，生命获自上帝，而只有那些遵守上帝戒条的人才能够获得良好的健康状况和幸福。一个正在忍受痛苦的病人被视做在帮助上帝实现其对宇宙的计划，因为据说上帝允许人们通过受苦来进行学习。基督在十字架上受难的榜样经常被用来阐释这种受苦，而患病也可以是一种有价值的经验。因此，库兰德洛把帮助病人接受这种“受苦”看做一项主要任务。在这种语境下，忍受痛苦被解释为病人的负担的一部分，这种负担是因世界的罪恶和无知而承担的，而且是上帝对宇宙的计划中必要的角色。库兰德洛看起来越宗教化，他在影响他人接受上帝的意志方面越有说服力，就越被大家认为是一个治疗者。库兰德洛用来实现这一目的的一个办法，就是建立一个支持其个人形象的工作环境。季耶夫描述了这样一个环境：

> 每一个库兰德洛都在他自己独特的环境中工作，这环境通常取决于他的影响水平。创造出来的气氛始终是相同的。一般情况下，库兰德洛在他家里的一个专用区域接待病人。即使是在贫民窟里，这些房间也非常醒目，因为有很多宗教物品陈列其中。很多圣母玛利亚和基督的画像和塑像，各种尺寸的十字架

和圣烛被安置在房屋一角的祭台上。这些东西创造了一种宗教神圣的氛围，这氛围能使人忘却贫民窟或库兰德洛陋室的贫穷。实际上，在这样的房间里一个人会感到自己置身于教堂，并且情不自禁地以敬畏或尊敬的眼光来看待库兰德洛。

这种“家中神坛”的治疗效果不能小觑。这种宁静可以在内心恐惧或者焦虑的人中间引发安全和被保护的感觉……也许最重要的是，库兰德洛从他与该场景的关系中获得权威。这使他成为被尊敬和敬畏的对象，也使他处在了行使权力的地位上——这权力来自患者对这一场景及其象征的反应。凭借着这些对患者具有重大意义的宗教象征和圣物，他立即树立起一个智者和权威的形象——这无疑提高了患者合作的意愿，以及对病情缓解的期待。

除了祈祷和宗教咨询之外，库兰德洛和库兰德萨也使用各种民间药物和草药（响尾蛇油、矿泉水、蒜、甜紫苏、甘草、樟脑等）来治愈疾病。在很大程度上，这些方法建立在 16 世纪西班牙医学的基础上，主要源自古希腊和阿拉伯，并且受到了玛雅和阿兹台克信仰的影响。这一观念中普遍存在的是希波克拉底的身体平衡理念。希波克拉底是古希腊著名的医生，他相信良好的健康状态源自四种体液的平衡：血液、粘液、黑胆汁和黄胆汁。同样重要的是身体与生活习惯和生活环境之间的和谐。只要四种体液相互平衡，身体就会健康。如果出现不平衡，一种体液多于另一种体液，一个人就会患病。因为身体被看做“冷”状态和“热”状态的混合，库兰德洛和库兰德萨用“热”的食物和药物来治疗“冷”的状态（困倦、冷战等），用“冷”的食物和药物来治疗“热”的状态（发烧、性欲过盛）。

最可怕的疾病类型，无论是生理的还是心理的，是由巫术导致的。巫师，又叫布鲁亚，是一些邪恶的人，据说他们和魔鬼订立了协定，并且使用超自然的力量——以诅咒、魔法、草药、鬼魂的形式——伤害其他人。威廉·曼德森研究了南得克萨斯州的墨西哥裔美国人，他认为，底层阶级中保守的墨西哥裔美国人对巫术的存在表现出了近乎普遍的认可，即使相信巫术存在这一观点被教堂、报纸和学校大加鞭挞——比对其他任何疾病理论的鞭挞都更猛烈。因此，需要由库兰德洛提供“良善”权力来抵消“邪恶”的影响。

季耶夫指出，中美洲巫术之所以在美国西南部长盛不衰，是因为它在很多病例中确实奏效了。库兰德洛带给治疗情境的好处是，他或她在这样一个亚文化中工作，而这一亚文化中的信念支持库兰德洛治疗方法的有效性。特别重要的是库兰德洛降低焦虑的方法，它在家人和朋友的情境中得以实施，这一情境把这种处置定义为治疗性的和积极的——依据墨西哥裔美国人的社区规范和价值。盎格鲁裔可能会把疾病看做非个人和非情感起源的，并且是由细菌导致的，底层阶级的墨西哥裔美国人则认为，疾病是与一个人的人际关系、社区生活以及宗教息息相关的。

美洲印第安治疗师：那瓦霍人和克里人

关于美国印第安治疗师的研究很少。杰罗德·列维对亚利桑那州那瓦霍人的健康信念和实践的研究和詹妮斯·莫斯、大卫·扬和利兹·施瓦茨对加拿大克里人的研究是两个例外。列维注意到，与那瓦霍传统宗教联系在一起的仪式绝大多数是与健康有关的，并且源自对加强猎手安康的强调。这些仪式中的主要角色是歌手们，他们关于典礼的知识来自其学徒期——跟随另一个从业者学习数年时间。歌手是那瓦霍治疗师中最具威望的人，他是仪式中的领头人，这些仪式可能会持续数天，其目的是把导致疾病的东西逐出身体。依据传统信仰，人们认为疾病由灵魂丧失、巫术、神灵附体导致，或者由不当行为如违反部落禁忌所导致。歌手会得到一个占卜者的襄助（或者歌手也可能身兼二职），占卜者的角色是诊断疾病，他的能力据说是一种特殊天赋。做出诊断后，占卜者会把患者介绍给歌手，歌手针对这一诊断进行适合的典礼。那瓦霍社区中还有草药师和正骨师，他们拥有治疗各种常见伤病的实用知识。

列维发现，在过去的数年里，歌手的数量在减少，因为能够奉献出时间来学习唱段的男人（治疗师都是男人）越来越少，他们也必须谋求生计。在列维看来，对有偿工作经济的需求以及关于现代卫生实践的宣传教育，会导致传统治疗的消失。而且，大型的治疗性典礼持续五到九夜，涉及许多客人，因而对收入有限的家庭来说，这样的活动太昂贵。很多那瓦霍人用在土著美国人教堂中的仙人掌仪式代替了传统的典礼，因为这种仪式服务于同样的目的，却仅持续一夜，更加节省，也与那瓦霍的基本信仰相一致，即保持与自然和超自然的和谐。

与黑人民间治疗师和库兰德洛类似，那瓦霍治疗师主要关心的也是疾病的原因而非其症状。实际上，列维发现很难确定症状在诊断中的作用。列维写道：

> 没有一种已知的那瓦霍疾病名称来自其引起的症状，或者据说它会影响的器官。相反，这里有“熊病”和“豪猪病”，名称来自其病因，还有一种病被称做“用射击曲调来治疗的”，名称来自用以治疗它的典礼。由于传统的健康文化并不依赖关于症状的知识来进行诊断，那瓦霍病人往往很难理解病史采集和生理检查的目的，这些情况常常导致在临床情境中出现误会。

当然，那瓦霍人确实是通过个人不适来认知疾病的，一些症状对他们来说也是有意义的。而且，一些特定的治疗典礼是和特定的症状而不是其他症状联系在一起的，而另外一些典礼则用来治疗广泛的症状。因此，联系病因和治疗手段之间的知识和逻辑是那瓦霍医学的内在特征，而且，在决定使用何种仪式来进行治疗的过程中，症状也发挥了作用。

列维提示，那瓦霍人往往会既接受土著治疗者治疗，也看医生，因为他们相信，现代医学能去除症状，而那瓦霍医学会祛除病因。那瓦霍基督徒的倾向是，在现代医学中加入祈祷，而不是找土著治疗者。列维提到，大约有一半的那瓦霍人口仅接受医生治疗，大约40％的人口既接受土著治疗者的治疗也接受医生的治疗，还有10％的人仅仅接受土著从业者的治疗。骨折、刀伤和生孩子最常接受医生的治疗，而晕厥、疑难症状或者没有症状的文化病则从来都不会只接受医生的治疗。由于同时接受土著治疗者和医生的治疗非常普遍，传统医学的有效性是很难确定的。不过，列维坚称，对土著疗法的使用更多的是因为缺乏医疗设施和与医生之间的沟通不良，而不是对土著信仰的执著。例如，在一个面积与西弗吉尼亚的大小差不多的保留地，影响医院使用率的主要因素是驻地和医院之间的距离。歌手数量的减少，对传统典礼的删减倾向，人口中的医生逐渐取代了草药师，以及学校中开展的健康教育，都导致了那瓦霍土著疗法的消亡。

在加拿大，莫斯和她的同事们在克里部落的治疗典礼中认定了五个阶段。第一个阶段是起始仪式，治疗者、作为治疗者精神助手的其他人以及患者均参与其中。一个典礼用的管子先后三次在所有在场的人中间传递，有人拿着引燃后冒着烟的菌类、鼠尾草和香草以顺时针方向绕行四次。这项活动是一个清洁的过程，目的是打开与精神世界的通道，并且吸引巨灵的注意。清洁的目的是在参与者中间培养接受性的态度，并把治疗者置于控制地位。治疗者所有的行动都是顺时针的，而且和其他土著美国人部落中的仪式一样，表示保持与自然的和谐关系。第二阶段是接触阶段，其中患者正式请求治疗，而治疗者同意为了患者的利益与巨灵进行协商。第三阶段是治疗内容。这一阶段包括患者饮用草药茶，并且把草药药液涂抹在他或她的皮肤上。治疗者对药物怎样作用于病因进行的生动描述贯穿这一阶段，提供这一视觉形象的目的是在患者的心灵中襄助治愈过程。而且，治疗者持续不断地向患者保证治疗的有效性，并反复说，以前有很多情况更糟的人都被治愈了。治疗的最后阶段是一个“汗屋”仪式，患者坐在黑暗之中，周围摆放着一圈烧热的石头，草药水被不断地淋在这些石头上。治疗者唱着歌，并不时地向患者传递一些源于其精神世界的口信。第四阶段被莫斯和她的同事们称为“灌输”阶段，在这一阶段，治疗者向患者教授关于治疗过程及其有效性的知识。最后是第五阶段，即收尾阶段，治疗者终止治疗，但再次向患者保证巨灵的支持及其持久性的治愈效果。

克里治疗术像民间治疗术一样，治疗的是整个人，而不是特定的症状。它在降低焦虑方面可能有效，因为它的方法与克里人的文化信仰是一致的。而且，“汗屋”仪式可能对呼吸疾病特别有帮助。不过，莫斯和她的同事们发现，克里人的医生服务使用率低下，健康状况相对较差。

治疗与护理

第十章　医生：作为一种职业

第十一章　医生：变化的身份

第十二章　护士、医师助理、药剂师和助产士：医生的好帮手

第十三章　医院的多重角色

第十章

医生：作为一种职业

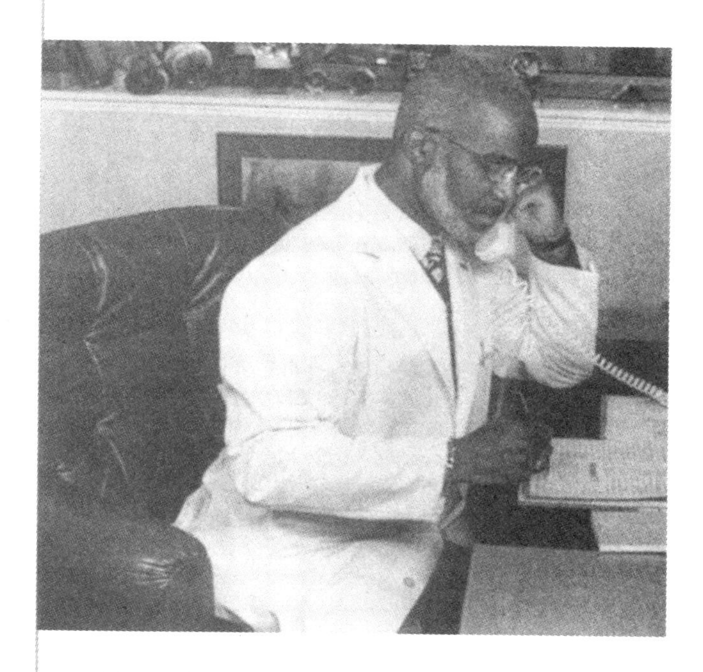

医生的职业化

医生的社会化

美国医学界的权力结构

2005年，美国有762 438个医生正常执业（美国健康统计中心，2007）。这相当于每1万个美国人有23.8个医生。医生在全部医学从业人员中所占的比例不到10%，不过，在临床事务上，整个美国卫生服务产业都屈服在其职业权威之下。一般来说，医生控制着临床工作，也控制着直接为患者提供卫生服务的大多数其他医务人员。相应地，赋予医生地位和声望的是对其专业性的认可，这种专业性关乎社会最重要的核心功能——对健康问题的定义和治疗。正像对北美、南美、欧洲、亚洲和澳大利亚所进行的比较研究所显示的那样，医学职业在全世界都可谓声名显赫。

医生的职业化

医学功能的社会重要性和接受训练并成为医生的人数的有限性并不是解释医生职业地位的唯一指标。另一个重要因素是医学职业的组织性本身。威廉·古德注意到，在解释医生的专业主义时，有两个基本特征具有社会学意义：（1）在一个专业化的群体中接受长时间的培训；（2）抽象的知识，以及提供服务的专业取向。

而且，古德提示说，一个专业群体一旦建立，它就开始通过形成各种社会关系来巩固其权力，这些社会关系主导了该专业和它们的顾客、同事之间的互动以及与本专业之外的行政机构之间的互动。如果专业决定不能由外部权威机构复核，那么顾客、外部机构和社会对该专业所声称的能力，以及对自身成员资格进行控制的职业能力的承认，就是必要的。古德相信，一旦这种情况（公众认可了某专业的能力及其对成员资格的控制）发生，该专业的其他附加特性就能够建立：

1. 该专业决定其自身的教育和训练标准；
2. 与其他职业的初学者相比，该专业的学生要经历更严格的社会化过程；
3. 该专业的执业通常要经过一定形式的执照认证；
4. 发放执照和接收成员的委员会由本专业的成员充任；
5. 大多数有关该专业的立法由该专业的人员进行规范；
6. 随着该职业可以获得收入、权力和声望，它能够吸引高素质的学生；
7. 该职业的执业者可以相对摆脱非专业的评价和控制；
8. 其成员受到他们所属专业的高度认可。

出于四个目的，古德创立了对美国社会的医学职业发展情况进行分析的指南。虽然从传统上来说，美国的医生都具有一种基本的服务指向，但第二项要求，即针对一个抽象的知识体系进行长期的专业训练，在一开始是缺乏的。在美国革命之前的时期里，大多数的美国执业者是随船外科医生、药剂师，或者在欧洲时对医学知识有所了解的牧师。很少有执业者在大学或者医学院接受过教育。任何愿意行医的人都可以行医，并且声称自己具有“医生”的头衔，而在欧洲，这一头衔是留给那些受过大学教育的人士的。最有声望的美国医生是那些在苏格兰爱丁堡大学受过教育的人士，而爱丁堡大学有当时英国顶尖的医学院。这少数经过英国训练的医生推动了美国第一所医学院的建立，即1765年建立的费城学院。费城学院后来成为宾夕法尼亚大学的一部分。随后，在1800年以前，又在国王学院（哥伦比亚大学）、哈佛大学以及达特茅斯学院建立了医学院。

1800年以后，美国的医学院如雨后春笋般一所一所地建立起来。不过，美国医学教育的质量仍然低下，而直至1850年，医生们仍然少有声望。当时的医生不仅不能提供治愈疾病的希望，有时候他们的治疗方法还是致命的。病人经常被实施放血疗法，这会使他们的身体更加虚弱，或者他们被要求服用泻药，这会使他们呕吐。理查德·布朗声称，到19世界中叶的时候，“死于霍乱和死于医生的受害者人数相当”。

当时，最好的医学训练在欧洲，特别是在法国和德国，这两个国家的医学研究正方兴未艾。在法国，路易·巴斯德的细菌理论在19世纪中叶获得了长足的发展，给医学带来了一场革命，并且为各种疾病的发现、分类和治疗打下了基础。不过，在这个世纪的最后25年，德国在医学科学的发展中取得了领先地位。德国的医学科学家成为医学界的重要人物，如鲁道夫·魏尔啸，他提出了建立在细胞病理学基础上的一般疾病概念；又如罗伯特·科赫，他在细菌学领域的工作发现了炭疽菌、结核杆菌和霍乱细菌。他们和他们的同事的工作促进了诊所的兴起，也促进了大学附属的实验室的兴起，并且促进了德国和奥地利医学训练的入学标准的提高。从1870年开始，大量美国学生进入德国和奥地利大学的著名诊所学习。维也纳和柏林先后成为医学知识的中心。据估计，在1870年到1917年间，大约有1.5万美国医生是在德语国家的大学中接受训练的。这些医生中的大多数回到了美国，并通过把最先进的科学技术引入其工作，开始了获利颇丰的私人执业。布朗解释说，这些治疗手段“至少看起来在降低疾病痛苦和缓解疾病症状方面是有效的”。下文是布朗对这一情况的描述：

> 与普通的接受美国训练的医生相比，有钱赴欧洲接受额外年限训练的医生能够建立更高的声望。通常，他们能够成为妇科、外科和眼科——或者其他医学新领域——方面的专家，从而避免了和大多数医生的直接竞争。他们迅速成为专业精英，其声望将中产阶级和富裕阶级的人们吸引到他们的门前。

其他接受欧洲训练的医生们回来后建立了医学实验室，进行疾病的科学研究工作。例如，亨利·鲍蒂奇于1871年在哈佛大学建立了美国第一个生理学实验室，而威廉·韦尔奇于1892年发现了葡萄球菌，并于1878年在纽约市的贝尔维纽医院的医学院建立了美国第一个病理学实验室。到1900年的时候，哈佛、约翰·霍普金斯、耶鲁和密歇根大学的医学院的全体教师都是在德国接受训练的。

与此同时，医学科学继续表现出令人惊叹的技术成就。19世纪的成就包括瑞尼·雷耐克发明了听诊器，克劳福德·郎、罗伯特·利斯顿和威廉·莫顿用乙醚进行麻醉，克劳德·伯纳德发现糖原并发展了激素分泌理论——这构成了内分泌学的基础，约瑟夫·李斯特在外科中使用无菌术，威廉·韦尔奇发现了葡萄球菌，威廉·伦琴发现了X射线，以及罗纳德·罗斯对疟疾的研究等。因此，到20世纪开始的时候，美国的医生显然具备了古德所描述的专业特征中的两项：服务取向和专业化的知识体系。

20世纪初的时候，美国的医学研究开始超越欧洲。美国医学受英国的影响直到1820年，受法国的影响直到美国内战，然后受到奥地利和德国的影响。到1895年的时候，由于美国的私人慈善基金会——如卡耐基和洛克菲勒建立的基金会——在医学研究方面投入了大量资金，美国人已经做好了奋起直追先进国家的准备。按布朗的说法，美国的医生大力支持医学科学的兴起，这是因为在一个快速工业化的社会里，这给他们提供了更高的有效性，并且为他们提供了更高的地位、声望和收入。富裕的工业家支持医学科学，因为它似乎是一项很好的投资——在保持公司资本主义的道德、社会和经济秩序方面。无论如何，用罗斯玛丽·斯蒂文斯的话来说，结果是“在新知识的影响下，快速改善的医学院，以及医院和诊所的扩张——这又制造了新的信息，使得医学变得越来越广泛而有效了”。

医生的社会化

要理解医生们作为一个职业群体的前景，考虑医生是怎样选出来和怎样作为医学专业人员受训是很重要的。2006年，18 442名学生从39 108个候选人中被选出，开始在美国的126所有资格的医学院中接受训练。医学院的申请人数从1981年的36 727人降低到了1988年的26 721人。不过后来医学院的申请人数又有了显著的增加，1994年有34 355人申请，2000年稍有降低，为35 000人，在最近的2006年又上升到了29 000人。2006—2007年，大约51%的一年级学生是男性，剩下的49%是女性。少数种族学生的比例也升高了。从1969年以来，一年级班级里的少数种族学生从3%上升到了2006—2007年的37%。

在通常情况下，一年级医学生的年龄在21～23岁之间。他们拥有学士学位，进入医学院之前的平均分数至少是3.6分（满分是4.0分）或者更高。他们在本科学院时最可能的专业是生物学、化学、动物学、医学预科或者心理学。由于这些学生雄心勃勃，而且对一个明晰的终身职业目标作出了承诺，他们一旦被接受，就有很大的可能成功地完成学业——入学的大多数学生都会获得博士学位。

既往对美国医学生出身的研究表明，大多数学生来自上层阶级和上层中产阶级家庭。虽然越来越多的下层中产阶级和底层阶级的学生进入医学院，大多数医学生仍然在阶级归属方面具有同质性。在20世纪50年代晚期，霍华德·贝克尔和他的合作者运用参与观察方法对堪萨斯大学医学院的学生进行了研究，这项研究已经成为医学社会学的一项经典研究。他们发现，底层阶级的医学生，由于其本科教育以及对成为成功医生的承诺，吸收了中产阶级的规范和价值观。

几十年前，奥斯瓦尔德·霍尔指出，学医的决定在很大程度上是社会性的。也就是说，它源自一个能够产生并培养医学梦想的社会群体。在鼓励和强化未来从事医学职业的雄心方面，家庭影响是一个特别重要的变量。在促进一个人成为医生的愿望方面，父母一方、亲戚或者家庭朋友中有人是医生，也是一个显著的优势。

很多医学生给出的选择医学作为职业的一般理由是想“帮助他人”。例如，贝克尔和他的合作者发现，在为什么选择医学作为职业方面，一年级的医学生怀有理想化的长远图景。这些图景被总结如下：

> 1. 医学是所有职业中最好的。
>
> 2. 当我们开始行医的时候，我们想帮助他人，拥有令人心旷神怡的、让人满足的工作，与此同时保持医学理想。我们想挣足够的钱，享受舒适的生活，不过这不是我们主要关心的。

有些医学生可能为了挣钱或者为了医学博士的声望而进入医学院，或者两者都有。根据约翰·格伦波托斯的说法，与来自高层阶级的医生相比，来自底层阶级社会背景的医生更可能强调成功的价值——作为学医的理由。然而一旦开始行医，社会阶级背景就变得不重要了。那些最初是成功导向的医生，在开始行医后变得不再是那样；而那些成功导向较低的医生则发生了相反的转变。格伦波托斯提示，这一倾向是同事的社会化的结果。成功导向的医生被鼓励不要雄心外露，而成功导向较低的医生则被鼓励为职业群体的地位水平而努力。贝克尔和他的合作者注意到，进入医学院的学生想当然地认为他们会得到优厚的报酬。因此，挣钱显然比帮助患者等而下之。很多人憎恨他们仅为挣钱而奔忙的说法。有证据表明，很多执业医生确实拥有人道主义倾向，并且坚信为病人服务的理念。

一旦医学生开始其训练，他或她就被期望在基础医学方面打下知识基础，这些技术会在实际行医过程中得到应用。这一过程还包括伦理道德原则的内化，这些原则非常关键——如果一个医生想得到患者、同事和社区的信任，并保持他或她的职业地位的话。大多数的学习课程持续32～45个月，而且教育经历通常被分为两个阶段：基础医学的学习和临床学习。基础医学的学习包括解剖学、生物化学、生理学、病理学、药理学、微生物学、物理诊断学、临床检验学等课程以及行为科学。临床课程包括学习运用基本的医学科学来解决临床问题，以及学习在教师的指导下同患者进行合作。学生们还要在各种不同的专业之间轮换见习，如内科、外科、儿科、妇产科、精神科和其他专业。

大多数关于医学教育的社会学研究都重点关注上述经验的结果，而不是对医学知识的掌握。在这些主要研究中，瑞尼·福克斯发现，康奈尔大学的医学生对患者在情感上是疏离的，并且承受着不确定性的困扰。福克斯的工作是对实习医生的大规模研究的一部分。他注意到，医学生经历了三种类型的不确定性。不确定性的第一个来源是，他们意识到他们不可能学到关于医学的所有知识。第二，他们意识到现存知识和技术的有限性。前两种不确定性会导致第三种不确定性，即医学生在区分个人知识不足和知识的有限性时面临问题。不过，福克斯注意到，随着学生对医学知识的获得和经验的增多，伴以个人对医学的效能感的增强，他或她学会了怎样应对不确定性，客观地评价相互矛盾的证据，并做出诊断。这一过程也受益于下列认识：其他的医学生也面临同样的问题，而且教师们也会在他们的日常工作中经历不确定性。

为了降低学生对医学知识的应用中的不确定性，医学院采取了一个方法并强调一种被称为“循证医学”的技术。循证医学运用医学临床指南，为医疗服务提供高度详细的逐步指导，学生可以在临床情况下求助于这些指导。这些指导建立在“证实了的”（拥有研究和临床试验支持的）诊断和治疗程序的基础之上。在布兰德斯大学医学院，斯蒂芬·提莫尔曼斯和埃里森·安吉尔调查了循证医学在接受住院医师训练的儿科医生中的应用情况。他们发现，虽然循证医学在降低不确定性方面改进良多，不确定性在医学实践的很多方面仍然挥之不去。提莫尔曼斯和安吉尔提示，一个医生的临床判断能力建立在以下基础上：他或她怎样更好地面对在医学知识中顽固存在的不确定性。

在堪萨斯医科大学，贝克尔和他的同事们认定，学生们发展出了一种对临床经验的强烈认同（在病人身旁开展实际工作而不是通过阅读了解疾病和进行实验室研究），他们还获得了对患者的责任感。他们还学会把疾病和死亡看做医学问题，而不是情感事务。他们的医学院学习经历的重点是顺利毕业。由于他们不能掌握行医所需要知道的全部知识，因而他们把自己的努力导向于发现最经济的学习方法。一般说来，他们试图猜测教师希望他们学什么，然后他们就为了考试而学习那些材料。即使如此，他们仍然发现自己每天8小时都在课堂和实验室中疲于奔命。他们还要在晚上学习4～5小时，周末还要继续学习。

在对医学生进行的数个研究中，关于医学训练的一个发现是，经验会促进他们和患者产生情感疏离。例如，罗伯特·库姆斯发现，在加利福尼亚医学院，在怎样管理病人方面，除了作为情感控制的示范和公事公办的举止，教师并没有给予多少指导。在加拿大，杰克·汉斯和威廉·沙弗尔发现，学生在开始的时候会对教师和其他医院员工对待患者的方式感到震惊。一个学生报告说：

> 在第二阶段，我确实记住了一件事情。当我进入一个癌症诊室的时候，那里的情况让我吃惊……我看见他们把那些要实施子宫切除术或患有癌症的女士们赶进来，我看见医生们走进去的样子，他们甚至不介绍我们是学生，他们径直揭开她们的衣服进行观察并且说一大堆令人费解的行话。那些女士们会问："怎么样？""我好转了还是恶化了？"他们以一种假惺惺的安慰口气说："是的，你很好。"然后把我们带到走廊上，说那个病人的情况是多么糟糕。
>
> 他们很少和患者谈话。在病人等待了 3 个月或者 6 个月之后，这就像是一次例行检查。医生冲进来给他们做 3 分钟的快速检查，然后就走了。我们进到那里，他手持窥器，我们都看一遍，然后我们就冲出去到另一个诊室，然后再冲出去。我认为这种非人道的做法太糟糕了。

为了应对这种情况，医学生开始意识到，除了处理患者的医学状况之外，巨大的接诊量使医生无法关注其他方面。病人太多，没有时间做到和蔼可亲。实际上，学生们发现，他们采取非人性化地对待患者，以便专注于学习更重要的医学知识。一个学生这样描述这种情况：

> 我想你必须意识到，这里存在着结构性的问题，总有过多的要求等着你，你必须强迫自己通过某种方式行动以完成任务。不过在实习阶段，我发现，如果老师带着我查看 6 个有心脏杂音的病人，而我在每个病人身上只有 5 分钟时间，我并不关心我是否和病人相处很好，因为我要学的是诊断心脏杂音。

没有时间和病人在一起并不仅仅是学生的问题，刚刚毕业的、正在为获得行医资格而工作的住院医师也面临同样的问题。对一个教学医院的住院医师的研究发现，他们几乎不花时间询问病人的疾病对他们的生活的影响，不就病人的健康行为进行询问。不向患者解释他们所接受的检查，也不解释其诊断的意义。很多人感到，他们无力为他们的患者提供心理支持。一个住院医生说：

> 我急急忙忙地跑进来，打算听听他们的心肺，他们试图对我说点什么，或者他们很悲伤，正在哭泣。我却是这个样子的："我只能给你 5 分钟时间，现在 5 分钟已经过去了，我必须走了。"

另一项研究引用了一个医学生的说法，他提到一个对病人特别好的住院医生。即使是这样的医生，偶尔也会对病人说些不理智的话。这个学生说："我猜测是在压力之下发生了什么事。"另一个学生说道，一个临床服务人员提到他的病人时说那是"为癞蛤蟆服务"。这个学生说：

他们告诉我说，一个月以前有人给起了这个外号，因为这些病人都是老人，他们身体挛缩（弯曲、四肢瘦弱），看起来像是癞蛤蟆。这真是太恶心了。它让我感到震惊。是医生谈论他人的方式本身让人震惊。不过，经历过一个月的疲劳和睡眠不足，以及熬夜干一些愚蠢的事情之后，我知道了挫折感的来源。我仍然不认为那是对的，但我多少能够理解一些了。现在，人们那样谈论他们的病人及其家人，对我来说已经不那么不可思议了。

此前，贝克尔的研究曾经试图评价上述态度的一般影响——通过考察下述指控：作为医学教育的结果，医学生们变得玩世不恭。作为对这一指控的回应，贝克尔和他的同事们注意到，确实，医学生们在进入医学院时看起来是理想主义的，但是一旦进入医学院，他们的理想主义就被对“通过”的关注代替了。贝克尔观察到，医学生们在学院里真是变得玩世不恭了，但他也指出，这样的态度常常是情境性的。因此，当毕业临近的时候，随着把完成学习计划这一眼前问题放到一边，理想主义似乎又回来了。真实的情况是，医学生们被隔离在一个制度化的环境中，并被迫接受这一环境的要求。可是一旦医学生准备好重回社会主流，他会再次关注服务人类的目标。在早期的一篇文章中，贝克尔和布莱赫·克里尔争辩说，医学生们的犬儒主义代表了现实主义愿景的增长。看起来似乎有害的态度变化其实是功能性学习过程的一部分——这一过程适宜于医生保持一种对健康和疾病采取客观看法的角色。与此类似，库姆斯的研究发现，医学生们的犬儒主义并没有发展为一种普遍性的人格特点。在这一研究中，学生们学会了怎样在对病人的情感态度和理智之间保持平衡。

对某些医生来说，这样的可能性是存在的，即医学训练使他们把注意力更多地集中在技术规程上，而不是把病人作为人来对待。赖特指出，在强调临床判断力和技术的时候，医生面临这样的危险，即在面对诊断、治疗和与病人的关系的复杂性时变得麻木不仁。这样做的结果可能是医疗事故和渎职诉讼。赖特解释说：“他们对技术的强调是他们对顾客作为顾客的需求视而不见，可正是顾客的信任，才使得专业人员能够解决复杂的问题，这种信任为专业权力提供了基础。”

虽然大多数关于医学院里社会化的研究文献都发现了学生非人性化地对待患者的倾向，但另一些关于医学训练的文献却显示了不同的情况。艾伦·勒纳·罗斯曼报道了她作为哈佛医学院学生的经历，她发现在很多情况下，她和她的同学以及医生员工对他们的患者表现出了严肃的个人关切，并且通过努力工作来帮助他们。她提到了自己的一个同学，她开始时对一个 65 岁老翁感到厌烦，他在没有疼痛病因证据的情况下不断地抱怨腹痛。可是，经过检查，这位老人被确定为癌症转移。这个同学感觉糟透了，她还感到自己的医生小组对此负有责任。那个同学说：“我的意思是，他来的时候是一个健康人，要是我们不仔细检查的话，我们根本就不可能第一时间发现癌症。”这个同学决定竭尽全力帮助这位老人。罗斯曼讲述，当他们的创伤小组在手术台上挽救了一个男人的性命时，她感觉十分快乐和兴奋。罗斯曼说：“我第一次理解了为住院病人服务是什么感觉，并且把情感投入到了对他们的服务中。”

医学教育进入21世纪后，出现了意义深远的变化。1975年以来，男性申请者的数量几乎下降了50％，而且医学院的班级也不再是由清一色的白人男性构成。女性学生和少数种族的学生占据了他们的位置，这提示，医学职业已经由白人男性的形象变成了具有丰富多样性的形象。入学标准也被拓宽了，包括了各种各样的学生，不仅仅是女性和少数种族，还包括了这样的学生：他们的背景和本科教育表明，他们彬彬有礼，并且更可能在对待病人时采取人道主义的方式。

再者，正如赖特和其他人所提示的那样，医学教育必须适应医学实践的新现实。赖特指出，这些现实包括美国卫生服务体系的下列转变：（1）从由医生经营的一个体系转变为由购买者型塑的一个体系，一个为利润而竞争的体系；（2）公众对医生的信任在下降，质疑甚至不信任医生；（3）由对专业化和亚专业化的强调到对初级保健和预防的强调；（4）入院服务减少，门诊服务增多——在病人家里和医生诊室里；（5）由医生的决定所引发的费用在减少，转向固定的预付费，并要求了解治疗决策的细节及其有效性。虽然医学专业和医学院具有长期的保守传统，但医学教育也正在适应医学实践的现实，以便使医学生为面对21世纪变化的环境做好准备。这些环境包括在管理式医疗体系中，医生不过是雇员而已。

美国医学界的权力结构

和其他职业一样，医学也有其权力结构。最早但仍有现实意义的关于医学职业的权力结构的研究之一，是由奥斯瓦尔德·霍尔在美国东部的一个城市完成的。霍尔确认了在医学职业中建立声望的三个因素：（1）医院归属，（2）顾客群，（3）内部情谊。

医院归属

依据霍尔的观点，在城市里，医学生涯获得成功的一个重要因素是就职于一家有声望的医院，因为通常的情况是，医院的地位越重要，和它联系在一起的医疗实践的经济回报就越大。因此，在一家有声望的医院里获得一个职位，代表了城市里一个医生职业发展的关键时刻。特别重要的是首先被任命为住院医师这一决定，霍尔解释说，这是因为一个医生所服务的住院医师职位“是一个独一无二的徽章，是评价他或她的职业地位最持久的标尺”。在哈佛医学中心对波士顿城市医院进行的一项研究中，斯蒂芬·米勒发现，“最好的”住院医师职位并不必然由教育的质量、患者的类型，或者住院医师被允许承担的责任范围决定，虽然这些因素都很重要。“最好的”指的是医疗项目的声誉及其地理位置。

对那些希望成为全科医生的人来说，实习的最佳场所是社区，他们希望在那里开展自己的生意。即使只在地方层面上，第一次接到的医院任命也是重要的，因为它会促进朋友关系和职业关系的形成——这些关系有助于提升职业前景。在通常情况下，住院医师职位的地理位置决定了医疗机构的系统归属，也决定了新医生在未来将要发生联系的医生群体。

顾客群

霍尔所描述的下一个步骤是获得一个顾客群，保持并发展它。霍尔把这一过程比喻为一个商业发展过程，因为医生需要扮演促销者的角色。换言之，这要求医生与患者进行互动，以获得他们对其提供的服务的认可。弗雷德森曾经指出，外行咨询系统不仅仅把患者导向特定的医生，还帮助患者决定是否再来。弗雷德森注意到，对医生的第一次拜访往往是尝试性的，特别是当一个社区大到足以拥有多名医生的时候。弗雷德森声称：“医生的医嘱是否被遵守，患者是否再来，至少部分地取决于他或她对专业咨询的回忆性评价。”因此，患者不仅仅是通过外行咨询系统来到医生面前，而且也通过和家人与朋友对医生的举止、诊断和处方的讨论，重新回到医生面前。在一个社区里，人们更多地选择某一个医生，因为他拥有好名声，并且表现得合乎潮流或者招人喜欢。如果他们期望患者再来，大多数医生必须意识到外行的期待，并且认真地对待这些期待。

在霍尔的研究中，最好的医疗实践来源于专业领域，因为他相信专家被医学职业中的其他人赋予了较高的地位。各种专业中间也有地位等级，神经外科、胸外科和心外科最高，而儿科、皮肤科和精神科最低。专家实践的基础是拥有一个为专家介绍病人的同行群体，并且要求能够使用医院的设施。医院里的关系本身就能促进医生之间相互介绍关系的发展。当然，对许多医生来说，病人介绍体系也在发生改变。在以前，医生会在一个开放系统中把他或她的病人介绍给任何一个他中意的医生，但管理式医疗实践中的合同安排却要求初级保健的提供者把病人介绍给一个封闭名单中的医生。这个名单只包括与管理式医疗组织相关的医生，或者该组织雇用的医生。因此，对许多医生来说，患者介绍网络显著地变小了。

内部情谊

霍尔的研究展示了医学界内部情谊机制的存在。这一体系招募新成员，在各种医疗机构中向新成员分配职位，并且帮助他们通过介绍获得病人。霍尔相信，城市中的医学职业的权力结构由四个群体的医生组成。第一个群体是“内部核心”，被他描述为控制了医院主要职位的专家们。处于这一内部核心之外并紧邻它的，是正处于其职业生涯各个阶段的新晋医生，他们在未来的某个时间可能继承内部核心的职位。再往外是全科医生，他们通过病人介绍体系与内部核心相联系。女医生往往落在第二个群体“友好的外人”中，也就是说，她们并不是内部核心的成员。不过随着女医生人数的增加，随着妇女在未来逐渐开始占据领导者位置并进入内部核心，这样的情况也会改变。在这两个群体之外是那些边缘性的医生，他们处在系统的边缘上。

从理解医学职业的权力结构的角度说，霍尔的分析的贡献是，人们意识到，医生的职业生涯在与同行的正式和非正式关系中进行。正式关系是医生在特定社区里担任主导医疗机构中的职位的结果。在这些机构里对主导职位的控制是一个关键变量，这一变量可以区别有影响的医生和没有影响的医生。

例如，在大学医学院设立的大型区域性的医疗中心里，最有权势的人物是作为医学院主要科室主任的教授们，他们也是教学医院里内科、外科、精神科、妇产科、儿科和其他科室的首席医师。他们还是控制决策委员会和决定住院医师职业命运的人。一个医院管理者这样说：“大学不会企图执行一个与医学院的科室主任的愿望相悖的政策，那是不可思议的；医院也不会执行一个与首席医师们的愿望相悖的政策，因为那是极其困难的。”斯塔尔所观察到的这一情况，实际上就是教科书对权力的定义。

随着时间的推移，非正式的关系也建立起来——医生之间频繁互动，并且就相互之间的工作质量和个人特征达成共识。因此，对职位、地位和权力的追求在职业内部获得了承认，并被固化，而且为内部核心招募成员的机制以正式和非正式两种方式建立起来。内部核心分为两个主要群体：知识精英（医生—研究者）和管理精英（医生—管理者）。依据弗雷德森的观点，知识精英通过其研究能力对医疗工作发挥影响力。他们不关注个别的诊断和治疗，他们把大部分注意力转移到了临床试验上，转移到了对整体卫生服务体系的评价上。与知识精英不同，管理精英们在一个长期以来形成的基础上占据了医疗中心的官职，如医学院院长、科室主任，或者诊所和医院的院长。他们在预算和员工任命方面大权在握。

哈弗提和赖特预测，随着医生—研究者和医生—管理者建立起权力和影响，他们会离普通医生的关注重点越来越远。他们会更加关心重要的研究课题和机构事务。不仅仅是内部核心之外的医生和内部核心之间的职业距离越来越远，随着他们为了追求各自的特定利益而分道扬镳，两个精英群体之间的距离也会越来越大。哈弗提和赖特声称：“这些新的精英不仅无法和普通医生相互认同，也无法和一般意义上的职业价值相认同。他们会向两个方向演化，管理精英会成为两者中更具主导力量的一个，因为在他们与集体利益和官僚结构之间，发展出了越来越相近的工作关系和意识形态关系。”

对美国医学职业的权力结构的分析中涌现出来的最重要变量是机构职位。医学职业建立在一系列机构如医院、医疗中心、医学院、美国医学会等的基础之上。这些机构的政策和实践由其中占据了决策职位的人们决定。医生中间的权力和影响力（和其他职业一样）来自对某个职位的占据——这一职位能够指导或者至少分享最高组织层面的决策过程。

第十一章

医生：变化的身份

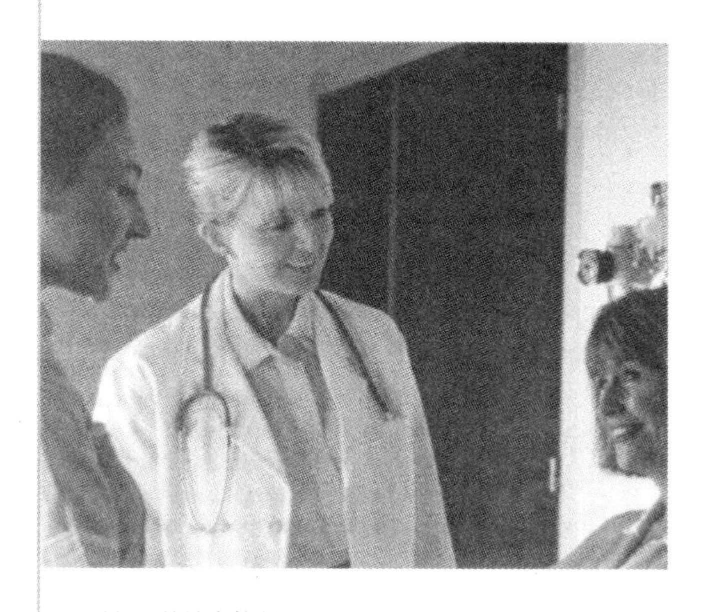

对行医的社会控制

反制力量

政府的规范措施

管理式服务

公司时代的到来

变化中的医患关系

医生的去专业化

行医组织的演化

公众对医学职业的态度已经发生转变，从 20 世纪中叶对医生权威不加质疑的接受，变成了对医生持更多质疑和批评的看法。在一项全国性的研究中，波尼斯·派斯克索利多和她的同事们发现，虽然美国人仍然对作为社会制度的医学怀有高度敬意，但是"公共舆论却在向减少对医生权威的信任的方向发展"。

美国公众对医学职业及其所提供的卫生服务的不满意，大体上可以被认为是由经济和社会因素导致的。经常被提及的特定事项是，服务的经济成本的上升和无法为所有美国人提供高质量的服务——虽然医学职业认为自己很出色，并声称拥有技术成就。医学实践的组织是围绕着"自由市场体系中的利润观念"进行的，上述两个事项都建立在这个基础之上。这一体系的支持者声称，利润动机导致了高效率的服务，激励了研究和发展，并提高了对患者的应对性。而反对者则咄咄逼人地反驳说，现存体系应该改变，因为利润动机导致了对没有支付能力的人的歧视，促成了对不必要服务的重复使用（进而提高了成本），并且向其本意为缓解人类痛苦的服务中注入了一种非人道的意蕴。无论如何，经济方面的考虑已经成为医生、医院和商业保险公司的主要动机。相应地，利润动机已经在消费者中间激起了日益增长的怨恨，他们要求降低医生的职业权力。

这种情况可以部分归咎于医学作为一个职业的发展。医学职业所遵循的专业主义模式建立在 20 世纪早期的医学实践形象的基础之上，当时大多数的医生作为独立的、"花钱看病"的私人执业者工作。到 21 世纪初，随着很多医生在各种管理式医疗机构中工作，这一情况发生了剧烈的变化。而且，那个僵化的促使医生和非医生医务人员之间的鸿沟越来越大的分层系统已经被严重削弱。目前，护士、药剂师、营养师、理疗师和其他人员在他们自己的领域里也拥有了博士学位，因此医学博士仅仅是卫生服务团队里众多博士中的一员。虽然医生仍然掌权，但是，当其他成员在自己的专业里比医生掌握更多的知识时，那种"超级医生"可以居高临下地对待卫生服务团队的其他成员的观念已经变得不现实了。当其他成员也拥有博士学位的时候，情况就更是如此。

知识窗

医学的目标?

英国社会史家罗伊·波特提出了一个问题：在做了那么多好事之后，医学的目的是否变得模糊不清了？他问道："它的目的是什么？"它的主要责任是让人们活着，不管后果如何？它的目的是让人们健康地活着吗？或者，它是一个满足人们的任何幻想——如身体设计，绝经后的妇女希望生小孩等——的服务产业吗？应该由谁来决定？这些问题有待回答。与此同时，波特发现，西方社会的人们越健康，就渴望越多的医疗服务，公众要求最大限度地利用它的倾向就越强烈。相应地，面对更健康的大众，医学扩展了它的管辖权——包括将正常事件如绝经进行医学化的管辖权。波特说，问题的根源是结构性的，因为公众要求更多的医疗服务，而医学界感到了回应的压力——即使这种回应意味着过度医疗、不必要的实验室检查、更加全方位和昂贵的治疗，以及微不足道的病痛也要进行治疗。波特总结说，从某种意义上说，医学已经成为自己的成功的囚徒，它需要定义自己的限度。

不过，彼得·康拉德说，医学化——把通常认为是正常的人体状况定义为医学疾病的过程——并不是医学帝国主义的一个例子。也就是说，情况并不是医学驱动了自己管辖权的扩大并控制了更多的人类问题。康拉德指出，真实的情况是，医学化是一种集体行为。康拉德说："虽然历史上医生和医学职业是医学化的核心，但是医生们并不是简单地对新的问题领域进行殖民统治，并给无病的患者贴上疾病标签。在对他们的问题进行医学化的过程中，病人和其他外行人也是积极的合作者，并且对医学化趋之若鹜。"实际上，社会运动已经演化到了这样的地步，即主张更多的医学干预，这可以在艾滋病、战争老兵的创伤后应激和妇女的更年期综合征等例子中看到。因此，在外部群体寻求医学的扩张时，医学总是对自己做出界定就不太可能。

对行医的社会控制

对行医的社会控制在传统上给美国社会带来了特殊的问题。有人争辩说，由于医生建立了自己的医疗标准，而这一标准又被政府的规范机构所强化，又由于外行人一般无法判断医生的技术表现，发达社会里最常见的两种社会控制形式——官方监督和服务对象的评判——是不充分的。不过，这一争辩的下文是，控制有组织的医疗活动的问题已经被每个医生强有力的自我控制解决了，这一道德立场又被同行群体正式和非正式的制裁所强化。因此，社会有正当理由允许医生的职业自治，因为他或她是一个实行自我控制的集体的成员——这一集体承担了为社会保护大众的健康的重要职能。这一争辩包含了三个重大漏洞。

首先，必须注意到，外行人确实会对技术表现进行自己的评判，无论他们是否有能力这样做。艾略特·弗雷德森对外行咨询系统的讨论说得很清楚，外行人的影响渠道和权威在医生之外独立存在，并且引导患者接受或者拒绝某个医生的服务。上述活动不仅仅决定医生能否成功地吸引患者，也会影响医生的行医模式。弗雷德森曾经宣称："虽然相对来说是自主的，但医学职业不应该错误地认为自己完全独立于患者的控制之外。”顾客的选择也是对专业人员进行控制的一种形式，它能够对一个职业群体的存亡和特定专业人士的职业成功起到缓冲作用。

很多研究显示，患者确实可以终止他和医生的关系，主动寻找能够满足其期待的其他医生。除了对医生的技术表现缺乏信任之外，通常被认定的影响患者更换医生的因素还有医生是否愿意花时间和他们交谈、服务的费用高低、特定医生的办公时间和地点是否方便、对医生性格的负面评价等。高信任度、满意度、能够参与决策过程是患者与其医生之间良好关系的重要特征。

上述争辩的第二个主要漏洞——认为医学职业的自主性是正当的——和医生们实行同侪规范的努力有关。在一项有关集体行医的研究中，弗雷德森发现，定义“可接受的行为”的现有原则和标准与群体息息相关。可是，规范同行关系的规则中最重要的是礼貌原则，它限制了对工作的评价，也压制了批评意见的表达。与负责任相比，礼貌原则更重要，为了保持群体的和谐，它对差错视而不见，进而削弱了进行批评性判断和控制的企图。即使是在私下里，与同行的对立也被认为是不体面的，而公开的对立则是不可思议的。在这样的行医环境中，礼貌原则不仅严重限制了职业控制的实施，也压缩了依据同行意愿进行再评价的程序范围。

在三所大学附属医院里进行的研究中，玛希亚·米尔曼观察到了类似的情况。在她的研究中，很多医生愿意在小组讨论中批评自己同事的错误，但要背着“那些人”。但是，因为米尔曼所说的“害怕报复”和“对公共利益的认同”，他们非常不情愿在任何正式会议上批评其他医生的错误。米尔曼对评价死亡率和患病率的医学会议进行了考察，在这样的会议上，作为医院的常规程序，会对死亡病例进行再审核。这种会议特别体现了对错误的集体合理化。这些会议的气氛很像是婚礼或者葬礼等社交场合，参加者被期待显得圆滑老练和自我克制，以便维持友好的关系。这些会议仅限医院员工参加，目的是教育性的而不是惩罚性的。只有一些特定的病例（引人注目的是，由于严重医疗失误而导致的死亡病例并不在其中）被选出来进行再审核，这是因为，正像一位医学主管所说的那样，“这会是一件和和气气的事情”。米尔曼对这种会议描述如下：

> 在湖畔医院，医学主管站在台上，像仪式主持人一样主持会议。随着员工一个个作证说，他或她怎样作出了类似的误诊，差错的责任被有意识地分散了。作为一个圆满的侦探故事，病例被重构，以显示这样的证据——根据此证据推断出的结果将与真实情况大相径庭。通过显示病例的不寻常特征或者误导人的特征，或者通过显示患者因为其不合作行为或神经质行为而难辞其咎，差错的责任被中和了。而且，通过对病例的细节进行重审，医生恢复了他细致、熟练的实践者的形象，这进而中和了被差错所凸显的马虎和粗心大意。

米尔曼声称，在医院的医生中间，存在着一个“君子协定”，以便对彼此的错误视而不见。在对一个大学医疗中心实行的外科医生训练计划的研究中，查尔斯·博斯克发现了一个共识，即所有的医生都会犯诚实差错。和道德性差错相比，技术性差错——如果是因为“良好的信念”而做出——不是严重的问题。道德性差错则是犯了如下错误：不可靠、不合作、对患者缺乏责任感，以及拒绝服从上级。另一方面，技术性差错是可原谅的，这导致了如下后果：使医生不再努力工作，不再花更多时间诊治病人，不再对程序进行复核，不再从错误中吸取教训。通过接受错误和对错误进行弥补，医生仍然是一个好同事。与此相反，对那些寻找新工作的人来说，道德性差错会导致推荐信中的不良评价，它还会导致医生在医院被人孤立。

在大多数行医环境中，弗雷德森和米尔曼所描述的同侪控制的缺乏以及博斯克研究中的微弱控制均为典型状态。如果说渎职诉讼可以被看做一项有效指标，情况似乎是，医疗差错，或者至少是日益增长的公众对医疗差错的意识，已经是司空见惯。渎职诉讼从20世纪50年代的每年数百例急剧增加到20世纪80年代的每年1万例以上，这一情况一直持续到1988年，然后开始减少。有证据表明，医生们采取了改进的标准来降低对患者的伤害，他们还和患者建立更融洽的关系，分享决策权，并且劝说患者为自己的健康承担更多的责任。随着各州为渎职诉讼所判的金额设限，医疗差错的保险费率下降了，而医生们在应对患者时变得更加谨慎。

这不是说就没有不称职的或不诚实的医生了。1989年，一个全国性的数据库被建立起来，以认定那些不称职的医生、牙医和其他注册的卫生执业者。入库的数据包括吊销行医执照和其他严重的违纪行为，以及渎职案件的和解和判决记录。这一数据库的建立，是联邦政府为约束医生而采取的最重要举措之一。如果不报告其纪律行为，医院可能被罚款，也可能被起诉，而其他信息来自法院裁定、保险公司和医疗协会等。除了渎职诉讼之外，对行医缺乏有力控制的另一个标志，是由于医生腐败而导致的医疗保健计划和医疗救助计划的高成本。虽然诈骗案件很少见，但仍有一些医生被捕和入狱，因为他们为医疗保健计划和医疗救助计划病人所提供的服务与他们所说的相去甚远。

医源性的疾病和死亡病例也时有发生。在这些病例中，医务人员的行为使病人患病，或者由于不安全的程序、粗心大意，或者不经意间引发的患者间传染而致使患者死亡。例如，在2007—2008年，在亚拉巴马州的一个社区里，数位患者因为服用了止痛药和安眠药而死亡，这些药来自一个当地医生慷慨的处方。大约同一时间，在纽约市，著名影星希斯·莱杰由于同样的原因死亡。其他例子包括病人在用药或进行疫苗接种后发病或者原有病情加重，手术后将纱布或者手术器械留在患者体内，切除了不该切除的腿或乳房，等等。2007年，罗得岛州一家医院的外科医生在三个不同病人错误的一侧进行了颅脑手术，其中一个病人死亡。2008年，演员丹尼斯·奎德夫妇的一对双胞胎新生儿身陷险境，在洛杉矶的一家医院里，他们两次被注射了超过成人剂量的肝素。在所有这些病例中，人为错误都逾越了安全程序。在美国历史上，最大规模的健康公告发生于 2008 年，当时，在拉斯维加斯的一家外科中心及其附属诊所接受治疗的 4 万名患者被告知，他们需要进行 HIV、乙型肝炎和丙型肝炎检验。在这些医疗机构接受治疗的患者中，至少发现了 6 例急性丙型肝炎。人们发现这些诊所重复使用药瓶和注射器，这可能导致病毒从感染者传播到非感染者。

上述讨论并不是要传递这样的印象：医生基本上不可信，或者敷衍塞责。应该指出，医生也可能成为诽谤性渎职诉讼的受害者。弗雷德森声称，应当假定医生对患者是负责的。在对自己在纽约一家医院的住院医师经历进行回顾时，珊迪普·约哈注意到，不经意的错误不时发生，医生有时冷漠地对待患者，他们尽量减少花在有体臭和不善言谈的患者身上的时间。不过他发现，大多数医生是好人，他们每天都在行善。另外，医疗协会确实也在和州政府的颁证机关合作，吊销那些明显不称职的医生的执照，从而避免他们非法行医。还有，1970 年，职业标准复核组织与医疗救助计划和医疗保健计划同时成立，它对有资格人士所接受的服务进行复核和评价。职业标准复核组织由执业医师和正骨师组成，他们决定所提供的服务在医学上是否必需，是否满足职业质量标准，是否提供了尽可能有效的服务。虽然在所有诊断类别中都存在着对标准解释的自由裁量权，弗雷德森还是指出，之所以存在这样的共识，是因为它能够排除“对共享知识和实践作出一目了然的、严重的和显著的偏离”。

不过，医学标准和实践仍旧由执业者自己来规范，因此，发现一个医生公开批评另一个医生是困难的，发现一个医生公开作证反对另一个医生也是困难的。有时，通过忽视和否认，医学实践中的错误和差错被辩解为“见解的不同”。米尔曼认为，所有的医生都可能在他们职业生涯的某个时间犯错误，而且他们意识到自己有可能再犯。因此，对于同侪规范，他们倾向于遵循黄金准则：“己所不欲，勿施于人。”

关于职业自主的争辩的第三个主要漏洞源自这样一个事实，即给医学职业以自主性是有条件的，它建立在下述假设的基础之上：医疗行业会依据公众的利益来解决重大问题。不过，美国医学会对成本控制——这种控制威胁到了“花钱看病”的模式——的传统抵制被作为例子来引述，即较之公共福利，对自身利益的职业关注更多。这一情况对医学的公众信任造成的削弱比任何其他某个事件都要严重，因为医生作为一个职业，经常被人认为把利益动机置于帮助他人的愿望之上。1984 年，美国医学会因为联邦政府对医疗保健计划采取的成本限制措施而对其提起诉讼，声称政府没有权力对医生的收费进行限制，还声称这种行动干涉了因服务而签订契约的权利。这一法律挑战并不成功，但在这场失败的斗争中它强调了美国医学会对成本控制的反对。

反制力量

在 20 世纪中叶，美国的医学职业达到了其职业权力和声望的顶峰，享受着高度的公众信任。这是一个如约翰·麦金利所说的“医学的黄金时代”。艾略特·弗雷德森提出了他的“职业主导”理论，用以解释医生对卫生服务系统前所未有的职业控制，这种控制现在已经荡然无存。那也是一个价格飞涨的年代，过度收费处于前所未闻的年代。还有不必要的检查、入院、处方和手术的日益泛滥，卖方的保险为几乎所有的差错买单，对技术和医疗设施投入不足，以及在“自主性”的名义下对穷人的忽视。唐纳德·赖特把所谓的“医学的黄金时代”称为医学职业的“金钱时代”。

波特观察到，在美国，卫生事业已经成为快速发展的产业之一。它包含了制药工业，高价且复杂的诊断仪器、实验室仪器和治疗仪器制造业的发展。还有大量的医务人员、医院，各类律师、会计师和保险人。波特还补充说，1966 年，卫生费用已经接近 GDP 的 15%。这样的花费基本上没有受到限制，因为保险人把它提升到了市场能够承受的最高水平，医生的收入甚至是全美平均水平的 7 倍，而且，医院添加的那些昂贵的技术设备经常被临近的医疗机构重复购置。

“职业主导”假说的问题是，它并没有为衰落留下余地。相反，这一主导引发了更强的主导，从而使一个职业更加强大。不过，到 21 世纪初时，我们看到了一个正在衰落的职业，而“职业主导”已经不再是一个合适的理论。赖特、哈弗提与赖特使用“反制的力量”这一术语来揭示，为什么说医学职业仅仅是社会上操纵卫生服务以实现其利益的诸多强力群体之一，这些群体包括国家、为其雇员购买保险的雇主、消费卫生服务的患者，以及为利润而生产产品和服务的医学—工业联合体。医疗保险公司也是卫生服务体系的一股主要力量，因为它们决定谁获得保险覆盖，以及什么样的健康状况能被覆盖。随着时间的推移，随着这些反制的力量也建立起了自己的权力基础，医学职业对市场的控制开始动摇，职业垄断终结了。赖特说：“主导渐渐地造成了不平衡、过量和忽视，这冒犯和威胁了其他的反制力量，并疏远了广大公众。”这样的过程恰恰真的发生了。

从内部看，医学职业被医生的过剩、零散化削弱了，削弱它的还有其工会——美国医学会——对政府控制的无效抵抗。不过对医学职业的自主性影响最大的力量还是来自外部，并且主要来自四个源头的反制力量：（1）政府的规范措施，（2）管理式卫生服务体系，（3）卫生产业中的公司，（4）传统医患关系的改变。麦金利指出，未来的医学职业社会学将无法再忽视宏观结构对服务提供者无所不在的影响。

正像沙林·波特和麦金利所描述的，实际情况就是这样。波特和麦金利描述了第三方付费者（政府和商业保险公司）如何插手医患关系，以便通过限制医生的特权来控制成本。

政府的规范措施

卫生服务费用的提高导致了公众对政府干预的要求的提高。政府对这种要求的反应是，支持改进卫生服务体系——该服务体系服务于所有的人口类型，对医生施加有限度的控制，并且启动了对卫生服务体系的改革。在20世纪60年代，虽然有美国医学会的反对，关于建立医疗保健计划和医疗救助计划——其目的是满足老人和穷人的医疗需求——的立法还是通过了。

20世纪70年代，其他的立法（最初也遭到了美国医学会的反对）紧随其后。前文曾经讨论过的职业标准复核组织成立，以便对为医疗保健计划和医疗救助计划病人所提供的服务进行评价。虽然职业标准复核组织受控于医生，但它所发挥的作用传递了一个信号，即政府希望保证服务质量的高标准。有计划的基金和贷款担保也提供了支持，以便鼓励健康促进组织——强调预防保健和预付费的一种群体实践方式——的建立。专门用于健康促进组织的基金中的一半都分配给了缺乏医疗服务的领域。虽然医生和医院仍然控制着职业标准复核组织的运作，但其规范性努力的总量远远超过了医生和医院所要求的。计划的目的不再是扩张，而是收缩，并且第一次与规范措施正式地联系在了一起。

20世纪80年代，进一步的规范措施出台，联邦政府建立了诊断相似病小组。诊断相似病小组制定了一些程序，为（医疗）费用确定最高标准，以决定政府为医疗保健计划患者所享受的特定服务——医院和医生提供这些服务——支付多少费用。这一行动是政府努力的继续，以满足公众对卫生保健服务进行控制的要求，即使这一行动受到了医院和美国医学会的强烈抵制。

显然，医学职业正在丧失来自政府的偏袒性支持。麦金利解释说，国家（地方政府、州政府和联邦政府）曾经扮演过的一个重要角色是医学专业主义的资助者。通过规范他们的竞争对手和允许他们在健康立法中获得有利的结果，医生受到了国家特别的帮助。这种情况现在已经改变。麦金利观察到，在20世纪的最后十年，政府把其忠诚从专业利益移向了民间利益，特别是那些改善公众健康和限制成本的利益诉求。通过美国医学会，医学职业曾经是政府走廊里一股制度性的主导力量，不过目前的情况已不再如此，因为有组织的医学界已经丧失了决定健康政策的权力。这种情况的关键因素是丧失了公众的信任，这种丧失开始于20世纪中叶那个“花钱看病”、卫生服务的利润飞速提高的黄金时代。

管理式服务

卫生服务体系最重大的改变之一——其目的是降低医生的权威——是管理式服务的引入。1994 年，克林顿政府失败的健康计划的一个特征，就是把美国的卫生服务体系重组为管理式服务体系，不过，为了应对市场状况和将来的政府控制，这一体系最终还是由私人部门中脱胎而来。所谓管理式服务，就是卫生服务组织——包括健康促进组织和受青睐的卫生服务提供组织——“管理”和控制卫生服务的成本，这种管理和控制通过监控医生怎样治疗特定的疾病、怎样向专家推荐病人、怎样请求住院许可以及其他事项来体现。作为管理式服务计划中的服务提供者，医生必须依照各种规定和费用体系工作，这些规定和费用体系是按照雇佣医生的各种项目制定的。

在最好的情况下，管理式服务组织在稳定、可靠和低成本的情况下安排和改善卫生服务，并且把患者教育和疾病预防结合起来。在最坏的情况下，这样的组织干扰医患关系，从医生和医院的收费中拿走巨大的分成，并且在没有促成优良的管理式临床服务的情况下获得高额利润。在管理式服务体系中，依据人均水平，患者每月缴纳一笔固定的费用，作为回报，患者有权要求他需要的任何卫生服务。作为该体系的成员，初级保健医生的职责是“双重代理人”和“守门人”。说他们是“双重代理人”是因为他们既要保证患者的利益，又要保证管理式服务组织的利益，在提供治疗服务的时候，初级保健医生必须同时考虑双方的利益。患者必须首先咨询他们，因为他们还是更加昂贵的医疗程序和专家服务的“守门人”。人们依赖这些初级保健的执业者关好收费的“大门”，必要的情况除外。霍华德·魏茨金说：“医生和他的老板就是这样攫取患者的人头费并对半分赃，或者医生拿到的还更多一点。”管理式服务体系中的医生被期望为组织创造达到某一水平的收入，如果做不到，他们就可能被解雇。

而且，初级保健医生被迫花时间做“患者的辩护人”，说服各种官僚更专业和更昂贵的服务是需要的，因为他们必须获得允许，以提供患者需要的服务。这一过程耗费时间和精力，并且经常让人很有挫折感。赖特抱怨说，大多数管理式服务公司在管理合同方面的工作，以及通过折扣来管理成本的工作，做得远比管理复杂的患者保健工作要好。在账面上，管理式服务的概念降低了成本，而且一些管理式服务公司在控制医疗服务系统方面的僵化程度也在降低。可是，对医生来说，管理式服务意味着，他们在推荐患者和选择治疗模式方面的权威大大下降了。

初级保健医生的守门人角色也影响到了患者的体验，因为他或她受到了结构性的限制，因而无法直接向专家求助，也无法直接被介绍给专家。在有些情况下，患者无法接受较昂贵的治疗，或者在他们健康恶化的时候治疗被延误，还有少数病人因此而死亡。无疑，很多患者对管理式服务表达了强烈的不满。患者的强烈抵制以中产阶级为首，他们强烈反对对服务进行指标性的分配。这种抵制和医生的抱怨结合起来成功地削弱了管理式服务中固有的一些成本控制措施。这包括取消对患者越过初级保健医生直接向专家求助的限制。相应地，管理式服务的理念也正处于转型之中，其未来形式仍然不确定。

公司时代的到来

"公司时代的到来"是保罗·斯塔尔颇有影响的著作《美国医学的社会转型》（1982）中的一章的题目。斯塔尔描述了通过大型卫生服务联合企业的干预，美国的卫生服务体系正在经历怎样的变迁。斯塔尔声称：

> 虽然很具讽刺意味，从医疗保健计划和医疗救助计划（法案）的通过开始，这种转型一直在进行——从医学界以前的视角来看，它是如此不平凡，但在其他产业看来，它却是司空见惯的。通过使卫生服务对其提供者来说变得有利可图，公共财政使之对投资者具有特别大的吸引力，并且启动了大型公司的形成进程。疗养院和医院具有长期的私人所有传统，不过几乎全部是小型的、由个人所有和经营的企业。公司形成中的第一个进展是，新的连锁企业对上述机构的收购。从某种意义上说，这是营利性公司在卫生服务体系内的桥头堡。

下一步就是真正的公司合并、兼并和卫生服务公司多样化经营的浪潮，其中，被兼并的不仅仅是医院和疗养院，还有急救中心、医院供应公司、医院餐厅、医疗办公楼、酒精和药物依赖中心、保健组织、保健会所、精神病医院、居家卫生服务以及医院管理系统。在美国的历史上，卫生服务第一次被认为是一个主要的经营领域。通过业务扩张，营利性公司或是进入服务发展不充分的领域，或是进入可以成功地和非营利机构进行竞争的领域。例如，营利性的连锁医院会提供装修舒适的房间、美食、态度友好的员工以及更高效的服务。显然，由于医疗保险会支付大部分住院费用，有些患者宁可选择营利性医院所提供的环境和较昂贵的服务。在公司化的卫生服务情境中，医生成为雇员，而不再是独立的执业者。医生受到了公司规则和规定的限制，操纵这些规则和规定的——极有可能——是受商业训练的人，而不是受医学训练的人。

目前，大约有14%的美国医院是由营利性组织所有的。吸引公司进入卫生服务领域的是其潜在的盈利能力。从20世纪60年代以来，通过医疗保健计划和医疗救助计划，联邦政府向卫生服务领域注入了数十亿美元的资金。这些钱大多数用来支付医生和医院的服务。不过，公司对公共资金的兴趣不如对商业性医疗保险公司的兴趣大。通过其商业覆盖，商业性保险公司降低了患者不支付保险费的风险。近年来，医疗保健和医疗救助计划出现了财政紧张，政府为特定卫生服务的付费金额设定了限制。因此，卫生服务公司的目标是吸引那些购买了商业保险的患者，他们所购买的保险会为营利性医院相对较高的费用买单。

另一个新进展是独立的急救中心的扩张，它们抢走了医院的生意。它们有时被称做"车厢里的医生"或者"7—11医院"。这些急救中心（它们不附属于任何一家医院）通常每周营业7天，每天营业18～24小时，并且努力让它们的患者等待的时间最短。它们治疗切割伤、骨折、擦伤和小毛病，这些病原本是在医生诊室和医院的急诊室里接受治疗的。有时，这些机构被设在购物中心里和其他方便的地点。它们营业时间长、容易找到、收费合理，而且能提供快捷的服务。

在成本控制时代，物有所值的创新，如独立急救中心和多医院公司系统，可能在吸引购买了商业保险的患者方面有其长处。它们提供快捷和高效的服务。而且，大型的多医院公司系统可以共享它们的资源，不需要重复设置系统中其他地方已有的服务，进而节省金钱。非营利医院发现，它们在与上升的费用和公共医疗保险的报销限制进行竞争时，感到越来越困难。因此，斯塔尔认为，将非营利医院卖给拥有充足资源的公司，这样做的压力会越来越大。当然，也存在着对扩张的限制。斯塔尔提示，大型的营利性连锁医院避免在萧条地区设立医院，而这里有大量依靠医疗救助计划的病人，他们也不指望有自己的教学医院。人们认为，这些连锁医院的市场主要是有吸引力的邻里社区，那里的医院为较富裕的病人服务。这意味着，穷人一般不能从中受益，因为营利性医院——由于其收费较高——试图吸引那些付得起服务费用的人。斯塔尔注意到，"营利性连锁医院并不掩饰它对商业保险病人的偏爱"。

医生们并没有强烈反对被公司雇用，也不反对把他们的病人介绍到营利性医院。这一进展有两个主要原因。其一，这些工作不乏求职的医生。其二，卫生服务公司提供工作机会、办公室、同事、设备、医院声望，甚至可能还有薪水保证。斯塔尔指出，由于公司依赖医生，它们在向医生提供回报的时候慷慨大方，这包括，与大多数公司雇员相比，医生的自主性更高。也许还有更多非全日制的职位和临时性的职位，特别是针对女医生，因为她们希望花时间和孩子在一起。斯塔尔评论说：

……这一行业已经不再顽固地反对公司医疗的发展。医生们对独立执业的承诺已经被削弱，年轻的医学院毕业生表达了对集体行医的偏爱。更长时间的住院医师训练可能会培养更多群体指向的态度。相对于工作中的自由，年轻医生可能对逃避工作更感兴趣，而组织能够提供更规律的工作时间，这可以排除对个人生活的打扰，而这种打扰与独立执业如影随形。

无论如何，从事公司工作的医生还是会丧失一些自主性。斯塔尔解释说，医生们不再能够控制一些基本事务，如退休时间，对工作常规和工作节奏的规定也会更多。工作表现也必须依照一定的标准，依据这些标准，对医生的评价和薪水支付将建立在其创收数量和小时门诊病人数量的基础上。没有达到公司标准的医生将面临失业的危险。而且，既为了保证高质量的医疗服务，也为了避免公司对渎职承担法律责任，对医疗差错的审查也会更加严格。根据统计学家运用"质量服务"计划所提供的数据，在处理粗心大意或者不称职的医生时，公司管理一般不会特别在意"职业礼貌规则"。控制权会处于直接的卫生服务机构之外，落入管理系统的手中，而这一管理系统主要是商业指向的。在公司内部，医生一般不会主导决策过程、医院预算、资产投资、人员任命、薪酬和升职。

卫生服务公司将在多大程度上施展它们对医疗市场的控制尚未可知。不过，在公司里行医的医生似乎显然会构成一个群体，和以往的美国医生相比，这一群体对其行医条件的控制降低了。通过成功地避免政府对他们的工作的规范，医生们可能营造了一个环境，该环境使公司进入并主导了一个缺乏规范的经济领域。医生数量的过剩大大促成了这一过程，这些医生渴望由公司行医所带来的好处和工作日程。斯塔尔解释说："具有讽刺意味的是，医生和医院反对对公共项目的公共控制，这种反对却成为公司力量的动因，而这股力量将剥夺私人医生和私立医院传统的自主性。"未来对医生的研究将不得不在业主医生、管理医生、雇佣医生和独立医生之间做出区分。与作为公司机构管理者的医生和作为公司雇用的执业者的医生相比，拥有医院和诊所的医生，或者独立开业的医生，其享有的自主性要大得多。

变化中的医患关系

列奥·里德尔是最早揭示医患关系变化的人之一。他认定了当代社会三个重要的潮流。其一是，医学从对急性病的治疗转向预防性服务，这种服务旨在对抗慢性病的后果。因为对急性病的控制在很大程度上已经完成，它不再是现代医疗实践最重要的任务。里德尔解释说：

> 在以治疗性服务和急诊服务为主导的体系中，市场是"卖方市场"。顾客是怀疑的对象，顾客和专业人员之间的关系特征倾向于符合传统的互动模式，文献对这种模式进行了很好的描述。另一方面，当疾病预防受到强调的时候，必须说服顾客他需要医疗服务，如常规性的体检，必须鼓励一个人去医生诊室接

受医疗服务。在这种情况下，“买方市场”的因素发挥作用了，此时，更强的倾向是，“顾客总是对的”。

里德尔注意到社会变迁的另外两个特征是，公众对官僚主义的态度越来越世故以及消费者主义的发展。里德尔声称，大型官僚化工业系统的日益发展保证了当代社会里社会经验与社会态度的日益接近，这会使现代医疗的官僚特征“均等化”，或者使它们彼此更加相像。消费者主义也是一个极为重要的进展。里德尔说，在20世纪60年代，作为“消费者”的人而不是作为“患者”的人的概念确立起来。医生被认为是“卫生服务提供者”，因此服务者—消费者的新关系出现了，它与旧的医患关系——这种关系强调患者的依赖性——直接对立。在卫生服务中与医生进行互动时，新观念把消费者置于更平等的基础之上。卫生立法、其他事务如“卫生服务消费者利益团体”、“消费者参与”观念背后的依据也是由它所供的。

在消费者主义时代，医生的社会角色和整个医患关系不可避免地被修正了。一般说来，这一修正采取了这样的形式，即医患双方在更平等的基础上进行互动——在做决策方面和在结果的责任认定方面。有证据表明，在教育水平较高和具有中产阶级及上层阶级背景的患者中，医患关系已经更接近一种“服务者—消费者”的关系。在较富裕和条件较好的人士中，为自己生命负责的倾向日益增强，包括为健康负责。

医生的去专业化

患者日益增强的消费者主义，以及政府和公司对医学实践日益增强的控制，导致医生的专业地位下降。也就是说，医生们对医学事务的绝对权威降低了。随着很多患者要求拥有更加平等的医患关系，以及雇佣医生的卫生服务公司寻求对成本和最大利润的控制，并提供市场所要求的高效服务，医生们被夹在了中间。

乔治·瑞泽尔和大卫·瓦尔扎克提出，医生们正在经历一个去专业化过程。瑞泽尔和瓦尔扎克把去专业化定义为“一种权力的衰落，这种衰落导致一个专业的一系列标志特征水平的降低，而这些特征是一个专业所有的，或者认为自己所有的”。去专业化在本质上意味着专业自主性的下降和对顾客的控制能力的下降。对医生来说，他们仍然保留了对医学事务的最高权威，不过这种权威不再是绝对的，而且医疗工作受到患者、卫生服务组织和政府机构更严格的审查。唐纳德·赖特注意到，卫生服务的购买者“希望知道他们付出金钱后能得到什么”，而且“用不了多长时间，他们就会对下列问题要求详细的说明：花了多少钱？提供了什么服务？”这种情况导致了更有力的控制和监督体系，通过这个体系，政府试图控制成本，企业试图限制其雇员的卫生服务费用，而保险公司和营利性卫生服务公司则期待收入的最大化。

瑞泽尔和瓦尔扎克声称，政府实行的政策强调对卫生服务更多的控制，医疗事业中利润取向的兴起明确了一种趋势，即从医学实践的实质理性（强调服务患者的理想）转向创造更多利润的形式理性（强调高效性）。马克斯·韦伯对形式理性的定义是，为了达到某种目标而对最有效手段进行的目的性算计，而实质理性则被定义为对理想价值的强调。瑞泽尔和瓦尔扎克与其他学者一同宣称，形式理性已经成为医学实践的主导力量。实质性因素的衰弱表明医学丧失了公众的支持，也提示了对反制力量进入的邀请——邀请它进入一个缺乏规范的市场，而在以前，这一市场是由医学职业把持着的。卫生服务公司要求分享医疗市场，公众则要求控制费用，这导致了商业公司和政府对医生工作更大程度的控制。

因此，对医生自下而上的压力（来自消费者）和自上而下的压力（来自政府和卫生领域的商业公司）导致了他们的专业主导地位的衰落。医生仍然在卫生事务上大权在握，不过其程度已经不能与20世纪五六十年代同日而语，人们称那个时代是医学权力和声望的“黄金时代”。政府的政策、市场力量和消费者主义要求更高的可靠性，对专业权力的运用施加了越来越多的限制。弗里德里克·哈弗提和唐纳德·赖特注意到：“专业主义的基本推动力，不再是继续和加强医学界对自身工作的控制力，而是趋向于失去这种控制力。”历史学家查尔斯·罗森伯格认为：

> 这是医学实践的艰难时代。对美国医生来说，既有最好的时光，也有最糟的时光。……医生们从来没有像现在这样如此有效地干预人体，他们也从来没有像现在这样受到官僚主义的指挥和侵入性行政监督的限制。日益提高的技术能力似乎与日益减少的自主性结合在一起，这实在是一种奇怪的情况。

行医组织的演化

所有这些因素——政府的规范、公司式医疗、当代医患关系和去专业化——预示着美国卫生服务的组织形式和交付形式将会发生变化。菲利普·克莱克、大卫·伊蒙斯和科特·吉利斯考察了行医组织的发展趋势，并预测说，未来大多数的医生将会成为雇员。克莱克和他的同事们发现，这一趋势实际上在临床医生群体的每一个类别中都表现得十分明显，特别是在年轻医生中间。不过，作为雇员行医并不仅限于年轻医生，在医生职业生涯的每一个阶段都很明显。这一趋势在所有医生中都出现了，无论其性别、专业和地域是什么。因此，美国医学实践的主导模式是医生逐渐成为雇员。

根据克莱克和他的合作者的看法，促使（医生）远离自我雇佣的力量，是卫生服务趋向于大型化和复杂化。自主性的丧失、政府对保险行业的规范、成本控制、管理式服务的增长、医疗市场的竞争、有规律的工作时间和薪水的保证，以及与独立行医相比在卫生服务系统之外产生更高收入的可能性，都在这一进展中发挥了重要作用。虽然人们认为独立行医的医生更早拥有临床自主性，克莱克和他的合作者们却注意到，这种自主性对于所有的医生而言都降低了——不仅仅是那些作为雇员的医生。相应地，临床服务中行使自主性的机会并不完全存在于自我雇佣的阵营里。

多种来源的证据显示，医学职业的主导性已经式微。数项医学社会学研究发现，对于自己的工作内容和工作环境，医学已经不能行使排他性的控制。因此，和以前的医生相比，目前和未来的医生的临床自主性和职业控制力很可能更低。克莱克和他的同事们宣称："很多医生会被原来称之为'新医学—工业联合体'的机构雇用，他们的行医会受制于日益提高的官僚主义的合理化。"这种情况代表了美国卫生服务组织的一个主要转变，因为独立的、自我雇佣的、"花钱看病"式的医生曾经是美国医学执业者的传统。

第十二章

护士、医师助理、药剂师和助产士：医生的好帮手

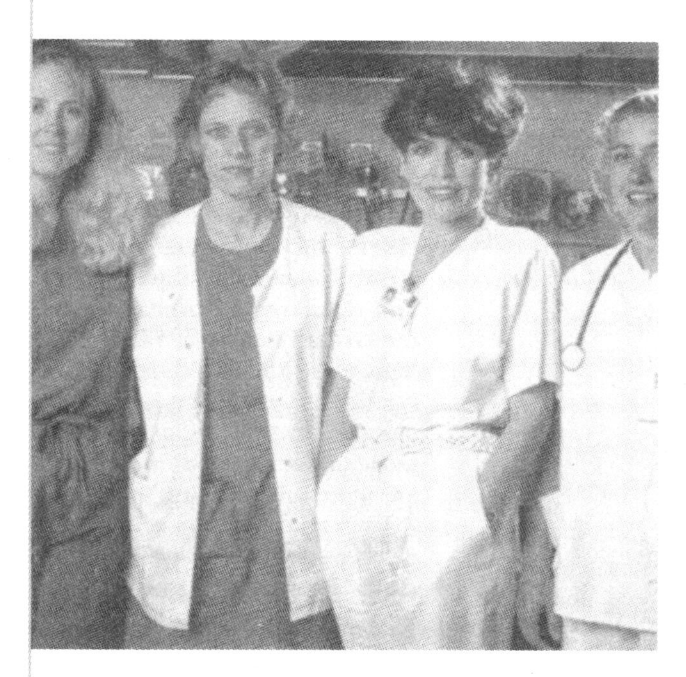

护理：过去与现在

护理：未来趋势

医师助理

药剂师

助产士

虽然在传统意义上的卫生服务关系中，社会互动的主导形式是医患之间一对一的接触，但技术的复杂性和当代卫生服务范围的演化已经超越了这一排他性的二人社会体系。现代医疗已经涉及各种类型的人员，他们的专业领域包括治疗、用药、实验室检查、理疗、康复和管理。在美国，目前从事卫生保健事务的非医生人员超过 400 万。

除了少数咨询职业如临床心理学，对临床服务职业的组织管理都围绕着医生的工作进行，而且通常在医生的直接控制之下。艾略特·弗雷德森声称，这些职业——如护士、药剂师、实验室技师以及理疗师——反映了四种特征，这些特征可以解释他们在医学实践中的服从地位。弗雷德森注意到，第一，卫生职业中涉及的技术知识的进步需要由医生来完成。第二，这些人通常协助医生的工作而不能代替他们诊断和治疗，尽管护理工作者和医师助理正在进入那些与轻微的健康问题相关的领域。第三，这些人之所以服从医生，是因为他们的工作只有应“医生的要求”才会进行，也就是说，“医嘱”对他们提出工作要求。第四，在卫生领域的各种职业角色中，医生拥有最高的声望。

不过，正像医患关系正在向患者更少地依赖医生和患者拥有更多平等权的方向发展一样，类似的趋势也在医护关系中体现了出来。这一进展可能采取的形式是，注册护士的工作角色将拥有更多的自主性，以及与医生的关系更像是同侪关系。这种可能性会发展到何种程度并不确定，这是因为，正像罗伯特·布兰农指出的那样，医生继续控制下列决策权力：接收病人和让病人出院、诊断病人的疾病，以及制订整体治疗计划。注册护士并不决定需要处理的医学问题，也不决定其手段。布兰农说：“注册护士不断地出现在病房里，他们谨慎地进行观察，这对实现医生的目标非常关键，可是，他们更多的是襄助医疗服务的进行，而不是决定应该怎样做。”在与其他卫生人员的关系中，虽然注册护士的责任扩张已经开始出现，但医生仍然保留了其主导角色。不过改变已经存在，在有些州，护理人员和医师助理已经能够独立于医生之外做出治疗决定并能够开处方。因此，对医生所把持的排他性权威的侵蚀正在一步步地进行之中。

护理： 过去与现在

在美国，护理人员是卫生人员中最大的一个群体。2005 年，有 237 万人作为注册护士被雇用。同年，还有 710 020 人被雇用为有执照的护理员）。在美国，大约有 75％的注册护士和护理员在医院和养老院里工作，剩下的人受雇于医生的诊所、公共卫生机构、学校、工厂、护理教育机构或者充任私人护士。

注册护士对患者所接受的一切护理服务的品质和质量负责，并执行医生关于患者的医嘱。他们还负责指导护理员和其他为患者提供服务的卫生人员。有执照的护理员的主要工作是患者的床边护理。他们还协助指导那些辅助护理人员，如获得资格认证的护士助理、护工和服务员等。这些辅助性的护理人员全美国有大约30万人，他们协助注册护士和护理员做一些技术含量较低的卫生服务工作，提供许多旨在提高员工舒适度和改善患者福利的服务。

虽然注册护士、护理员和护士助理基本为女性，但护工和服务员却通常是男性，他们受雇照料男病人，从事护理工作中的重体力活。护理工作是在社会关系体系中进行的，这一体系一直以来依据性别进行分层。在所有的护理工作者中，注册护士接受过最完善的训练，并拥有专业资质。注册护士通常是女性，她配合医生工作。医生的角色是主导性的，而医生过去大多为男性。注册护士指导训练不足的女性（护理员和护士助理）和训练不足的男性（护理员和服务员）。于是，传统的刻板印象就出现了：医生像是父亲，护士像是母亲。不过，这一刻板印象正在发生变化，特别是对于医生来说，因为女医生越来越多了。但对于护士来说，这一刻板印象仍然顽固地存在着。

护理作为一个职业的早期发展

虽然男人也从事护理工作，但护士的社会角色却与传统的女性功能相认同，并且受到了这种认同的深刻影响。例如，在很多欧洲语言中，“姐妹”一词不仅指称修女，通常也指称护士。在英语中，“护理”一词有母子关系的寓意。因此，在西方社会，护士的公共形象是“代理母亲”，护理被等同于母亲的职能。只不过这里的职能是帮助病人康复。

伴随着基督教在西方世界的兴起，作为正式职业的护理实践受到了下述事实的重大影响：从事护理服务的人中有大量的修女，她们在罗马天主教会的资助下工作。19世纪后期以前，医院通常被定义为穷人和底层阶级光顾的地方，比廉价旅馆好不了多少。能支付得起费用的人往往在家里接受服务。医院里的护理工作被视为慈善活动，因为它通常在艰苦和恶劣的环境中进行，护士所服务的病人不仅患病、肮脏，而且通常是文盲。这种情况下的护理，被教堂认为是提供服务的人获得精神拯救的手段，因为他们帮助了不幸的人。因此，最初的护理观念并不是一个正式的职业——一个职业应该拥有自己的知识体系和专业化的训练程序。相反，它的主要关注点是宗教活动，充满精神意味。修女并不在医生的权威之下工作，如果她们认为对自己和对病人不合适，会拒绝任何命令。据报道，修女曾经拒绝接待特定类型的病人，如未婚母亲和患有性传播疾病的人。

除了修女，在公共医院里工作的还有世俗的护士。不过，这些妇女被认为具有

“街头妇女”的特征，或者“品行不良”。人们认为，她们比其服务的底层阶级患者好不了多少。纵观整个19世纪，护理工作被描述为女性的活动，她们缺乏卫生服务训练，承担辅助性的工作角色，而且没有被官方纳入正式的医疗服务结构。还有，作为一个职业，公众并没有给予护理工作很高的尊重。

弗洛伦斯·南丁格尔

通过弗洛伦斯·南丁格尔的洞见和努力，西方社会里护理工作的功能在19世纪中叶发生了变化。作为一个出身于中产阶级家庭的英国新教教徒，她在1837年经历了一次幻象后，相信上帝召唤她来为基督教服务。南丁格尔曾经很迷惘，不知道她应该奉献的具体服务是什么。作为一个新教徒，她不能选择成为一个天主教修女。她通过成为一个护士从而解决了这一两难选择。虽然遭到了家人的强烈反对并且被延误了数年，她最终还是在一个德国牧师那里接受了护理训练。

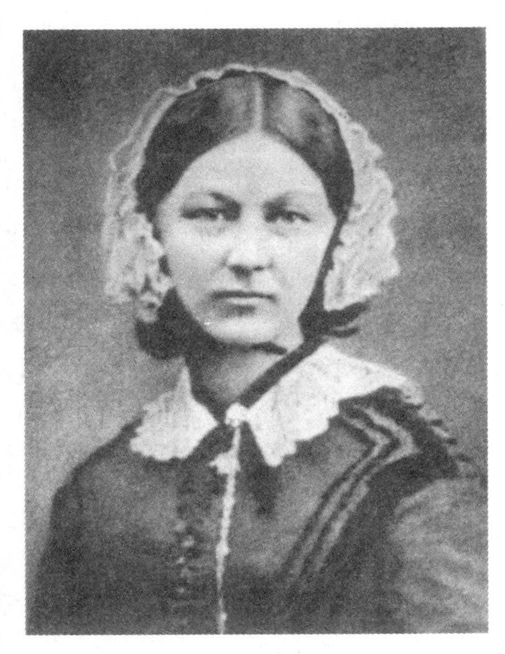

弗洛伦斯·南丁格尔，现代护理学的创始人。1860年，她在英国伦敦的圣托马斯医院开创了第一家护理学校。

1853年回到英国后，南丁格尔为“逆境中的患病淑女”创立了一所医院，员工都是来自体面家庭的受过训练的护士。她坚持认为，护理必须成为一个光荣的、受人尊敬的职业，她试图通过正式的训练计划来实现这一目的，参加训练计划的学员来自上层阶级和中产阶级。虽然有良好的意愿，南丁格尔的医院并不算很成功，因为在护士的职责与盛行的“淑女”行为的标准之间存在着角色冲突。例如，有些护士不愿意面对裸体，或者在体检时拒绝在场。

1854年，克里米亚战争给了南丁格尔一个绝佳的机会，使她把护理确立为一个正式的职业。她组织了一个护士队，在公众捐款的支持下，乘船来到了克里米亚。在这里，英国、法国和土耳其卷入了与俄国的战争之中。一到那里，南丁格尔就向英国军事当局提出，她的女伴们会为患病和受伤的士兵提供护理服务。

最初，军事当局拒绝雇用她的护士们，对此她以拒绝任何护士出于个人意愿为病人提供服务回应。只有当医生特别邀请护士协助时，她们才开展工作。这样的要求最终被接受了，而且南丁格尔的护士们获得了广泛的宣传，媒体称她们为“仁慈的天使”。实际上，南丁格尔的护士抓住了英国公众的想象力，战争结束后，当南丁格尔回到英国的时候，她受到了女英雄般的欢迎。利用她的声望和人们的爱戴，她发起了一次成功的筹款计划，这一计划筹集了足够的钱，使她在伦敦的圣托马斯医院里建立了一所护理学校。其他学校也建立起来，数年之内，“南丁格尔体系”就成为护理教育的范本。

南丁格尔的护理训练策略强调行为规范，这些规范背后的理想护士形象是：负责任、整洁、有自我奉献精神、头脑冷静、工作勤奋、服从医生，以及拥有母亲般的温柔性格。护士的这一理想形象，与“自律的天使”形象并无二致。实际上，南丁格尔把母亲和管家的特质融入了她的护士理想。这一形象无助于形成具有领导者特质和独立特质的护士形象，但这样的形象才是职业地位真正所必需的。虽然南丁格尔把护理确立为一个独特而光荣的职业，她的理念使得护士的传统社会角色被固化了：接受男医生指导和控制的女护士。也许，在她的时代，在男性主导的医学领域，没有通向正式社会地位的其他途径。不过，对医生指令的服从造成的结果是，总体上它削弱了实现护理工作专业化的努力。

护理教育

弗洛伦斯·南丁格尔的思想成为美国第一批官方认可的护理学校的基础。这些学校成立于 1873 年，一所是位于纽约市的贝尔维尤医院，一所是康涅狄格的纽黑文培训学校，还有一所是波士顿训练学校。虽然最初的意愿是独立管理，但这些新成立的护理学校都附属于医院，由医院为其提供财政支持，作为回报，医院要求其学生承担医院病房的护理服务。在 19 世纪后期和 20 世纪初期，医院和医院内护理学校的数量快速增多。同时，国外移民和城乡移民使得越来越多的妇女进入劳动力市场。对很多妇女来说，护理是一个吸引人的职业，因为它为妇女提供了一个谋生的机会，而且还使其在社区里拥有受人尊敬的社会地位。

不过这些早期护理学校的很多学生并没有受到南丁格尔体系所要求的训练。由于只有少数几个受过训练的护士，也由于常常缺乏经费，很多医院管理者和医生——可能是因为没有意识到南丁格尔的护士训练技术——把护理学生当成了廉价劳动力和剥削对象。因此，在 20 世纪的第一个十年里，护理教育者们都致力于减少护理学生在医院的服务，并增加她们的学校教育。他们还追求以大学为基础的护理学校，第一所这样的学校于 1909 年创建于明尼苏达大学。

虽然护理教育者们能够改进他们的学生教育标准，但他们没能对教育计划进行集中控制。和医学院不同——它们遵循大体相似的既定教学计划，并且最终会授予医学博士学位——护理教育的特点是教学计划的种类繁多，而且完成这些教学计划的学生都能获得注册护士资格。例如，培养注册护士的教学计划目前有三种：（1）

大专或者社区学院提供的两年制肄业学历；（2）以医院为基础的护理学校所提供的学历，它要求两年半到三年的学习；（3）四年或者五年的大学学士学位教育。

最有声望的护理教育项目是大学，其宗旨是不仅提供护理技能和理论的训练，也提供成为护理教育者和领导者的知识背景。传统上，美国护士的主要来源是以医院为基础的专科学校。不过，以学院为基础的教育项目，由于结合了职业训练和通识教育，越来越受护理学生的欢迎。1961 年，专科学校培养了 80%的护理毕业生，不过到 1970 年，这一比例下降到了 52.3%。从 1970 年到 2002 年，这一比例更是急剧下降到了 3.1%。专科学校毕业生的下降的主要受益者是肄业学历项目。1961 年，肄业学历项目毕业的人只占护理毕业生总数的 3%，而在 1995—1996 年，这种项目培养的人占护理毕业生总数的 59.8%，然后稍有下降，2002 年是 55%。不过，大学学士学位教育培养的人数稳定上升，从 1961 年占护理毕业生总数的 13.4%，升高到 2002 年的 41.9%。目前，全美总共有 674 所大学提供护理学士学位教育。

肄业学历项目相对便宜，只要两年的训练，即可将其毕业生送上与专科学校和大学学士学位教育相同的职业轨道。它最初被认为中等水平的护理教育，介于满足简单和辅助性的护理要求与复杂的工作要求之间，但肄业学历项目毕业生的工作角色已经扩展到了指导和管理方面。围绕着这一趋势出现了一些争论，因为它要求肄业学历的护士承担超过其训练水平的责任。虽然有关工作角色的问题仍然存在，但肄业学历项目已经成为美国护士的最大来源。

虽然肄业学历项目获得了巨大的增长，它们的护理毕业生也获得了越来越多的认可，但当护理学声明自己的专业地位时，它的形象仍然产生了特殊的问题。这一问题之所以出现，是因为肄业学历项目本质上是职业的而不是专业的。避免这一情况的策略，是把肄业学历护士指定为“技术护士”，而把有学士学位的护士指定为“专业护士”，与此同时，主张所有的护士都应该在未来的某个时间从学院项目中毕业。虽然这成为美国护士协会的官方立场，但它并没有被其大多数成员接受，因为这些人毕业于专科学校。这些护士回应说，对他们来说，辞掉工作回到学校学习是艰难的，他们还指出，通识教育并不能帮助护士更好地实施护理程序。最终的结果是，在注册护士中，有大学学士学位的护士被认为是最专业的护士——组织护理工作的领导者，不过，肄业学历护士和专科学校护士也认为自己是专业人士。

20 世纪 80 年代后期，由于美国医院里护士的严重缺乏，护理工作的地位和收入大大提升了。护理学校的毕业生曾经显著下降，由于工作长时间、压力大和低收入降低了护理作为一个工作领域的吸引力。不过，随着薪水的提高，护理学校的入学人数急剧升高。虽然护士的短缺情况仍未缓解，但护理作为一个职业的形象被提升了。

护理学生

2002年，有1 459所护士学校提供成为注册护士的教学项目。传统上，护理学生的特点是，出身于下层中产阶级和工人阶级，通常来自小镇或者乡村地区，他们被护理学吸引，是因为它是向上流动的一条途径。虽然这一模式目前仍然存在，但随着来自上层中产阶级家庭和来自城区的学生越来越多地进入护理学校，像教育专业一样，护理已经确定无疑地被社会学家列为中产阶级职业。

有一些针对护理学生的研究，讨论了他们之所以接受护士训练的原因。茂克斯总结了这些有些过时的研究，这些研究表明，大多数护理学生的目标是被人需要和介入帮助他人的个人关系。可是，一些研究表明，在护理新生中，下述两方面之间经常发生激烈的冲突：一是对护士作为“母亲替代者”（学生往往带着这种形象进入学校）的关注，二是全体护理教师拒绝对这一形象进行强化。护理教师们倾向于坚持学生客观地看待其病人，这一倾向对不支持密切的护患关系产生了影响。占主导地位的奖励系统也特别强调把护士从对病人的护理上分离开来，并把她置于对辅助护理人员进行指导的位置上。

在西海岸进行的关于护理学生的重要研究中，弗雷德·戴维斯观察到了七个不同阶段的社会化过程。首先是“最初的纯真阶段”，在这一阶段，护理学生希望在世俗化的基督教—人道主义的服务伦理中为患者做一些友好的事情，这与外行对护理的印象（母亲替代者）相一致。不过，这一阶段的特征是不称职的感觉、担忧和受挫折感，因为护理老师不支持外行对护士的印象。相反，学生接受的指导似乎是指向对患者无足轻重的服务，如整理床铺和帮助洗澡。这种挫折感通常出现在训练的第一学期，它导致了第二阶段的产生，该阶段被戴维斯称做“对不一致的标签化认可”。在这一阶段，学生们开始集体地表达他们的观点，有一些学生退学了，原因是他们不能适应外行期待和实际训练之间的不一致。

对那些留下来的学生而言，第三阶段是“心理伪装”。在这一阶段，像霍华德·贝克尔和他的合作者所进行的研究中的那些医学生一样，护理学生试图预知他们的教师希望他们知道的东西，并且极力满足这种要求。虽然有些学生在一开始就试图对教师实施“心理伪装”，但现在它已经变成了一种群体现象，整个班集体共同期待这一过程。第四个阶段被称做“角色模仿”，它的特点是，学生通过表现自己以引导教师的赞同反应。被认可的行为模式是，对临床服务表现出客观的和“专业的”（超然的）态度，这包括对护理技术背后的原则的理解以及对这些技术的掌握。很多学生感到，他们在“像一个护士那样表演”，并且质疑自己对这一角色的信念。不过戴维斯指出，他们在说服他人“自己的表演是真诚的”方面越成功，他们对自己成为一名护士的信心就越强。这一阶段往往在第一学年的末尾到来。他们最后两年课程的特征是第五阶段的“暂时内化”和第六阶段的“稳定内化”。在最后两个阶段，护理学生临时性地把自己认同为“专业”护士——教师们就是这样定义他们的——在最后毕业的时候，他们把自己置于稳定和一致的自我认同上。

戴维斯的研究与弗吉尼亚·奥尔森和埃尔维·惠特泰克的研究，是关于护理学生最著名的两项社会学研究。不过，他们的有些发现可能无法反映今天的情况。戴维斯发现，不同于医学生——他们希望接受医学教育以作为终身职业——并不是所有的甚至不是大多数的护理学生，把护理作为其主要的生活目标。戴维斯和奥尔森都发现，有几个护理学生，不论是在入学的时候还是在毕业的时候，都没有向护理职业做出完全的承诺。她们主要的生活目标是婚姻和家庭。即使有妇女运动的影响，即使护理教师们鼓励她们把护理作为终生职业，她们仍然持这种观点。戴维斯发现，大多数学生把护理训练作为“一种生活保险”来追求——一旦不能拥有婚姻和家庭，或者婚姻不尽如人意并导致“无子女、过早孀居、经济负担过重，或者厌倦了家庭生活”。

因此，偶然到来的婚姻就成为决定其他一切决定的基本因素。戴维斯注意到，一个学生宣布订婚是一个重要时刻——不仅对这个学生而言，对她的同学也是如此。对这个订婚的学生而言，它不仅表明了她以一种良好的方式解决了一个重大问题，还提醒那些没有订婚的学生她们正处于不佳状态。戴维斯发现，在最后一年，会出现“名副其实的婚姻大奖”，这时，宣布订婚具有“最后的拯救”这一言外之意。

上述研究所投射出的护理专业的整体形象是这样的：一个被少数年长的、有着职业取向的注册护士所主导的职业，这些注册护士是一个庞大的、临时的年轻护士群体的领导者、决策者和教育者，而这些年轻护士的职业梦想却经常受到外在因素如婚姻的影响。

萨姆·波特在北爱尔兰的研究却提出了不同的观点。萨姆作为一个护士工作，在贝尔法斯特的一个大型城区医院对其护理员工进行了一项参与观察研究。他发现，与以前研究的结论相反，很多护士把他们目前的工作看成事业。波特评论说：“很多护士明确地宣称，虽然渴望结婚，但她们仍然把其工作视为事业，并且期望在其职业生涯中继续追随它。”波特总结说，随着人们越来越把护理工作本身视为事业，护士们把寻找配偶作为首要目标的说法已经过时了。

性别和医护游戏

波特观察到，在解释护士角色的时候，性别因素特别重要。传统上，护理工作是世界上主要的妇女职业之一。不过和其他由妇女主导的职业——如小学教师、图书馆员、秘书不同，与护理工作相搭配的，是一个强有力的男性主导的职业。社会学家早就认识到，由于一直以来作为一个从属的职业，护理工作的发展受到了医学专业的限制。不过，有迹象表明，在医护关系中，性别不平等正在丧失其威力。这一变化似乎是三个进展的结果：（1）护士越来越自信；（2）男护士数量增多，（3）女医生数量增多。

医疗环境中存在的正式权力界线的运作，在行使治疗判断方面把护士置于弱势地位。不过，有时候护士确实也会自行其是，行使他们与医生的指令相对立的判断。我们可以在斯蒂文·兰克和卡戴尔·雅各布森在中西部一个大城市的两家医院里进行的实验中看到，一个研究助理在获得了对医院中一个外科医生姓名的使用许可之后，以这个不太知名的医生的名义，给值班的18个护士打电话，让她们在一个有适应征的病人身上使用过量却不致命的安定。电话中使用的是自信的口吻和医学术语，并且听起来很熟悉医院常规。没有一个护士对这一电话医嘱提出质疑，除了一个疑心的护士之外，所有护士都把这个医嘱登记在了治疗单上。一个研究人员扮成在病房里安装新设备的中标承包商，在打电话的时候出现在病房里。他的职责是中止实验——如果护士真的用药的话——可以通过拒绝服从，也可以通过把行动延迟15分钟，还可以通过把那个“医生”叫来。作为进一步的保险措施，主管护士值守在每个患者的病房里，以阻止医嘱的执行。18个护士中的16个拒绝对病人使用安定。一个护士说，“什么？30毫克！他（医生）不是想让她（病人）镇静，他是想打昏她。”12个护士试图再次和医生联系，只有两个护士准备服从指令。兰克和雅各布森认为，高比例不服从的原因是，在目前的医疗实践中，医院员工挑战医生指令的意愿提高了（在1966年的一项研究中，22个护士中有21个愿意给病人过量的药物）。还有两个原因，一是护士的自尊心提高了，二是害怕渎职诉讼。

不过，护士并不是直接挑战医生的命令，因为这将给护士带来不愉快的后果（如挨骂、被解雇等）。大多数护士在和医生互动时，创造了一种极为有效的非正式互动风格。列奥纳多·斯坦因把这种互动风格称为“医护游戏”，因为这种互动拥有游戏比赛的所有特点：目标、规则和得分。这项游戏的目标是，护士应该勇敢，显示主动性，并向医生提出重要的建议——提出建议的方式看起来应该是被动的，并全力支持那个“超级医生”。这种游戏的中心规则是，在游戏者之间避免公开的分歧。这要求护士在提建议的时候，看起来并不像是在提建议；而医生在寻求建议的时候，必须看起来不像是在请求。斯坦因注意到，建议的重要性越高，传递它时的微妙程度就越高。参与双方必须意识到彼此言语和非言语的沟通风格。

斯坦因用一个例子展示了这种“医护游戏”：一个护士打电话叫醒了一个值班的医生，报告了一个医生不知道的女病人的情况。护士告诉医生，那个病人无法入睡，而且刚刚获知其父亲去世的消息。护士真正想告诉医生的是，那个病人心烦意乱，为了睡眠需要镇静剂。由于医生对那个病人不熟悉，医生问护士，以前什么样的催眠药对病人有帮助。医生其实是在请求护士提供一个建议。不过，医生的表达方式更像是一个问题，而不是对建议的请求。护士回答说，100毫克的苯巴比妥曾经对这个病人有效，斯坦因把这个回答诠释为一个伪装的建议。医生因而嘱咐护士对病人用100毫克苯巴比妥，护士感谢医生的医嘱，并结束了互动。护士成功地提出了建议，但在表面上看并没有那样做，医生请求并得到了建议，但表面上看也并不是那样。

对于不熟悉医护关系的人来说，这看起来似乎很可笑，但是它确实展示了一种重要的社会机制，通过这个机制，医生能够把护士看做咨询者，而护士能够从工作中获得自尊和职业满足。成功的游戏能够创造医护联盟，并允许医生取得高比分——通过得到护理员工的尊敬和钦佩。当医生说"这个护士真他妈好"的时候，护士也获得了比分。如果医生不能很好地进行这个游戏，医护之间愉快的工作关系就会面临困难，在医生进行工作的时候，他将会面对琐碎且烦人的问题。不能很好地进行这个游戏（在提出建议的时候直言不讳）的护士，如果不聪明，将会被解职；如果聪明，将会被容忍，但不会招医生喜欢。据斯坦因的观察，在医院的社会生活中，不能很好地进行这一游戏的护士，会被人批评为"迟钝"，并被一降到底。医护游戏的要点是，医护双方达成一致，但医生的地位更高，而且必须维持这一等级结构。当然，护士们还会提出建议，只要这些建议看起来是医生首倡的，并且要避免分歧。

数年以后，斯坦因、瓦茨和霍维尔对"医护游戏"理论进行了再审视，他们认定，不同的情况已经出现。斯坦因和他的同事，还有其他学者发现，护士已经不再愿意被医生作为下属对待。对这一变化有多个解释。第一，公众对医生的尊敬降低了，因为他们对其牟利动机产生了广泛质疑，还因为人们越来越多地认识到，医生也会犯错误。第二，女医生数量增加。第三，护士的短缺使医生更强烈地认识到训练有素的称职护士的价值。第四，现在，大多数的护士的教育也是在学术环境中获得的。护士们承认，学术资格——相对于工作实践中的训练——意味着高技能和高地位。第五，妇女运动可能鼓励了护士，在对自己的角色定义中注入更多的自主性。护士们并没有试图使整个的护理职业专业化，她们转而试图把"临床护理"确立为一个独立于一般护理的专业。"临床护理"强调特殊的护理程序和对拥有基本技能的护士的管理，并且认为护士的中心角色是对患者集体承担责任。

除了女护士们更加自信，近年来，随着薪水的提高，护理工作还吸引了大量男性。多年以来，男人只占注册护士总数的4%～6%。不过，到2000年的时候，大约12.5%的护理学生是男性，吸引他们的不仅仅是高工资，还因为工作好找。大量的男护士打乱了护士传统的"服从式"性别角色，因为男护士不太可能进行那种"医护游戏"。利连尼·弗劳格和德布拉·米利尔发现，女护士感到在向医生提出建议时应该显得被动，男护士的情况似乎不是这样。弗劳格和米利尔写道：

> 我们发现，和女护士相比，男护士更可能说出他们的观点，更可能使他们的观点让医生接受。典型的例子是，一个男护士对医生说："你会发现，这件事情……"人们经常听到医生向男护士请教。还有，一个男护士回忆说，当一个女护士指出一个男医生的错误时，她被骂做"婊子"，后来，当这个男护士指出了同样的错误时，那个医生却向他表示感谢并嘱咐他更改治疗方案。

男医生倾向于认为男护士比女护士更有能力，并相应地待他们更好。可是弗劳格和米利尔发现，女医生却不太可能进行"医护游戏"——无论是和男护士还是女护士。不过，和男医生相比，女医生的行动也更有可能受到护士的质疑。相应地，当涉及医护关系时，在对互动性质的影响上，性别仍然起着重要的作用。

人们可能会猜想，性别问题曾经加剧了医患之间的不良关系，然而现在的情况却并非如此。深入的调查显示，两个群体的满意度都很高，而且他们之间的工作关系基本上是积极的。护士们珍视医生的信任和尊重，他们被认为是临床服务中聪明的参与者。另一方面，医生们欣赏那些有能力、帮得上忙并具有良好沟通技巧的护士。

护理：未来趋势

通过自身的高标准和对工作角色的职业取向，也通过超越临床服务的业务扩展，护士获得了自己的社会地位。通常，低职位的工作者如护士助理在注册护士的指导下提供主要的临床服务。而注册护士，特别是那些拥有大学学士学位的注册护士，把他们的服务扩展到了医院管理、初级保健治疗、麻醉护理、心脏病专业护理和其他的专业护理领域。护理专家，如在艾滋病病房工作的护士，和非专家相比，则提高了他们的地位和自主性。琳达·艾肯和道格拉斯·斯劳恩研究了为艾滋病病人提供服务的护士们所做出的专业化努力。他们说："护士的专业化允许护士们发展和展示他们在特定临床服务领域的优势，并且向医生展现他们的优势。"艾肯和斯劳恩还发现，对这些患有受谴责、致命和传染病的病人，艾滋病病房里的护士愿意承担责任，这一点提高了他们在医院里的社会地位。

医院管理

护士角色的一个重要转变是从注册护士向管理角色的演化。有能力的护士无法被提升到医学职业的高阶位置。为了晋升到医学职业结构的高端，护士不得不离开护理工作而成为医生。由于这样做通常不现实，很多护士就试图在医院管理中谋职。在医院管理者看来，在管理和指导职位上使用护士更为经济实用，因为报酬更低的临床服务人员很容易找到。

奇怪的是，这一进展使护士在获取专业地位方面得到了——在某种程度上——更多的权利，却使护士减少或丧失了与病人的接触——可是护理工作本来就是围绕着它（接触病人）组织起来的。不过，患者通常不能区分护士的类型，他们也不常明确地要求情感支持。相反，患者通常要求的是简单的事务，如止痛治疗、使用便盆或者帮其变换舒适的体位，而这些服务可以由资质较低的护士助理完成。萨姆·斯楚曼指出，在医院里“很少遇到母亲替代式服务：在很大程度上，患者不要求，护士也不提供”。斯楚曼以一种委婉的方式总结说，患者支持把专业护士从他们床边请走，因为他们希望这些最专业的人员管理为他们所提供的服务而不是亲自来做。患者是否赞成最有资质的护士离开他们的病床仍然是一个值得争论的问题，但这种情况确实正在发生。

执业护士

护理工作的最新变化是另一种护士的出现：执业护士或护理医生。这一变化并不是意在创造一种新的卫生工作者，而是充分利用训练有素的护士的技术和能力。执业护士的职业目标是获得类似于医师助理的职业角色。执业护士是注册护士的一种，他们接受的训练是，对需要医学关注的常见病进行诊断和管理。他们也提供一些（原本由）医生提供的服务。执业护士的工作使医生的高级专家地位更加名副其实。它把医生从日常事务中解放出来，使他们更能够集中全部精力解决复杂的医学问题——这正是他们所受训练的初衷。2008 年，美国有 12.5 万执业护士，他们的平均年薪是 9.2 万美元。

虽然执业护士的角色尚未在培训、资质和职业责任方面完全地概念化，但现有研究发现，执业护士已经在那些接受他们服务的病人中间获得了高度认可。而且，通过准医学人员的参与，为患者服务的效率确实提高了。

因此，护士同时进行医疗活动和护理活动这一正式角色正在为患者服务的情境中逐渐成熟。将来执业护士可能会为患者提供大多数的初级保健服务。虽然这一进展不会改变护士从属性的工作角色，但它会带给护士更高水平的决策权。对于这个“扩展角色”的推测的主要担忧是，执业护士可能作为“准医生”被医学职业吸收，或者被交予那些医生委派的、稍微复杂一点的工作。不过，目前的趋势显示，通过进行更多的决策和对其决策直接负责，美国的执业护士正在医学领域扮演一个扩展了的角色。美国全部 50 个州都允许执业护士开处方，46 个州允许他们为管制药物开处方。

最近的发展更拉近了护士和医生的职业地位，这就是新的临床护理博士学位的出现。这一项目尚在襁褓之中，拥有硕士学位的高级护士——如执业护士和作为麻醉师、助产士、教师和管理人员的其他护士——可以通过它获得博士文凭。这些博士生会接受下列教育：高等临床技能、与其他卫生人员合作以解决复杂的临床问题、领导能力和其他课程。该项目的目的是，训练护士在最高的职业等级上开展工作。随着护士持有临床博士学位，以及药剂师和理疗师持有博士学位，医生在卫生服务领域中的权力和权威将会受到进一步的削弱。它还意味着卫生服务团队的专业化水平会更高，而医生有可能第一次以同侪身份出现，因为团队的其他成员在自己的领域里也拥有博士学位。

医师助理

如果说执业护士的概念是来自对传统职业的扩展的话，医师助理的概念则代表了另一种形式的准医学工作者。医师助理通常拥有学士学位，在卫生服务领域具有护士或者医疗辅助人员的工作经验，在完成大约 26 个月的训练项目后获得资格。美国目前有 130 多个官方承认的医师助理（培训）项目。医师助理的执照允许他们在医生的指导下行医，他们所受的训练是处理常见病。关于医师助理工作的一般描述是，他们提供初级保健服务，这种初级保健服务和执业护士所提供的服务类似，或者稍高。詹姆斯·考利解释说：

> 医师助理出现后带来的一个关键结果是这样的，即这些提供服务的人会给医学实践带来新的属性。其成因除了医生短缺的压力外，还有一个问题，即医生对很多患者的常见病往往不太关心。病人对一些重要事情粗心大意，如咨询、患者教育和预防服务。人们表达了对新式卫生服务提供者日益增长的需求，使人想起“老全科医生”的旧时光。这些与医生一起工作的服务提供者，不仅能在诊断和管理领域奉献他们的技能，也能在照顾和预防实践中做出贡献。

到 2008 年，美国有 6.8 万医师助理，几乎半数是妇女。某段时间里，医师助理的平均年薪是 8.6 万美元。他们的训练既可以在初级保健领域中进行，也可以在专业领域中进行，特别是眼科学和矫形学。通常，他们直接为医生工作，或在私立医疗机构、医院里提供住院服务。他们花在提供直接临床服务上的时间是最多的，直接接受医生指导和不直接接受医生指导的工作大致各半。花在技术工作和实验室工作上的时间很少，在其他卫生工作者指导下的工作也很少。医师助理作为一个医学职业已经形成。哥伦比亚特区和所有的州都在法律上承认了医师助理的行医资格。48 个州和哥伦比亚特区授予医师助理开处方的权力，只有印第安纳州和俄亥俄州例外。在患者服务中最重要的是，医师助理携手执业护士，也许能解决下述重要问题：为美国的卫生服务体系提供更多的初级保健工作者。看起来，对执业护士和医师助理的使用会增加，只要他们对医生职能的扩展没有医生的权威和自主性挑战，也没有和他们产生竞争。

药剂师

在 20 世纪的后半叶，药学是另一个角色开始扩充的卫生服务领域。药剂师不再仅仅准备和分发药物，他们也提供建议、信息和药物的使用说明。实际上，药剂师是所有卫生服务人员中最常见的人物，因为他们执业地点广泛，包括社区药房、医院、诊所，也提供邮寄服务和电话服务。虽然在没有医生和其他法定执业者授权的情况下，药剂师不能发放处方药，但他们可以向病人——有时也向行医的人——解释处方药的功效和剂量，以及提供使用说明。他们也向顾客推荐和解释治疗常见病的非处方药。最重要的是，对公众来说，他们是药物信息的重要来源。虽然和顾客或者病人相比，药剂师关于药物的知识要专业得多，但通过使用外行人能够理解的术语，他们拉近了双方的社会距离。

2006 年，美国有 229 740 个药剂师和 81 所药学院。教学要求已经发生了变化，因为药学院只向高中毕业后进行了 6 年学习的人授予药学博士学位。以前曾有学制 5 年的药物科学学士学位，现在为了满足更高的职业要求，它已经被淘汰了。这一进展强化了药剂师的下述地位：药剂师在药物及其应用方面是学识最渊博的卫生专家。尽管药剂师的角色正在扩展，以承担更重的患者咨询职责，但他们只是补充了医生和其他卫生服务工作者为患者服务的职责，而不是挑战了它。

知识窗

最早的药店

阿拉伯人建立了第一批药店。实际上，单词“drug”就源自阿拉伯语，还有“alcohol”、“sugar”和“syrup”等单词也源自阿拉伯语。阿拉伯人引入了很多药物，包括樟脑、鸦片镇痛剂以及药酒。罗伊·波特指出，从伟大的阿拉伯炼金术士贾比尔·伊本·哈杨的时候开始，即公元 10 世纪时，阿拉伯人就发明了药物制造中的结晶、过滤和蒸馏等技术，并研究药物的性质。波特发现，阿拉伯人对医学的贡献的价值不是药物的创新，而是他们对其知识进行了全面的编目和保存。阿拉伯文献的拉丁文翻译，帮助西方医学在中世纪以后实现复兴，并且促进了西方药房的建立。

助产士

助产士是在分娩期间帮助母亲的妇女。有两种类型的助产士，一是护士助产士，她们在医生的指导下帮助分娩，二是民间助产士，她们独立接生。接生是妇女所能接受到的最早形式的服务。在露丝·魏茨和德布拉·苏里万所描述的接生史中，在殖民地时期的美国，实际上所有的接生工作都由助产士完成。事实上，晚至 18 世纪，人们仍然认为，让男医生照顾怀孕的妇女和为婴儿接生是不体面的。这一职责被认为是“女人的工作”。改变这种状况的是公众对科学进步日益增强的信任，以及产科学发展成为一门新的医学专业。由助产士接生的情况急剧减少，因为医生接管了接生婴儿的责任。与此同时，医学职业开始强烈反对助产士接生，他们坚称，医院产房拥有的外科技术、药物知识和卫生条件，远远优于助产士提供的任何服务。魏茨和苏里万发现，到 1900 年，美国只有大约半数的分娩是由助产士负责的。到 1960 年的时候，除了一些偏远的地区，助产士已经绝迹。

不过，尽管医学行业反对，但美国社会的助产士服务正缓慢回潮。助产士在一些地方出现了，那里的妇女希望进行自然分娩，其特征是在使用镇痛药的情况下，运用呼吸和放松技术以及情感支持。对选择自然分娩的妇女，很多医生也实施一些与助产士相同的技术。民间助产士依然存在，因为她们在家里接生，而医生有时拒绝这样做，而且，她们服务的对象中，少数种族/民族妇女和乡村妇女比例较高。助产士也服务于那些其宗教信仰禁止接受医生服务的妇女。虽然医学行业对助产士服务的反对依然如故，但现在大概有 16 个州为助产士发放执照或者给予注册。1999 年，美国有 700 个执业的民间助产士。

魏茨和苏里万研究了助产士服务在亚利桑那州的发展。他们发现，要想成为一个助产士，一个妇女必须具备下列证明：受过正式的接生训练、观察过活婴的出生以及在他人指导下接生的经验。她还必须通过口试、笔试和临床检查考试，考试内容由另一个助产士在咨询医生后制定。在出现了对发放执照的法定条件的争议以后，亚利桑那州于 20 世纪 70 年代制定了这些规则。最初的要求并不严格，不过当该州的助产士人数增多并开始为中产阶级顾客服务以后，医生们开始反对原有的执照发放条件。魏茨和苏里万指出，新的规则给了卫生当局极大的权力以控制执照发放过程，不过助产士总算可以执业了。魏茨和苏里万认为，助产士和医生之间的冲突，具有妇女争取权利的性质，他们注意到，医生是否接受助产士这一问题依然存在。

助产护士是接受过接生训练的注册护士，通常没有医生的直接指导（不过要求必须有一个医生随时待命）。在所有的 50 个州和哥伦比亚特区，助产护士都有法定的工作授权。2005 年，美国执业的注册助产护士大约有 7 000 个。希泽·哈特雷认为，在城市的管理式医疗体系中，对助产士的使用在增加，以满足顾客自然生产的愿望，并降低费用。哈特雷提示，随着受过大学教育的人口日益倾向于较低技术取向的生产，助产护士的数量还会增加。

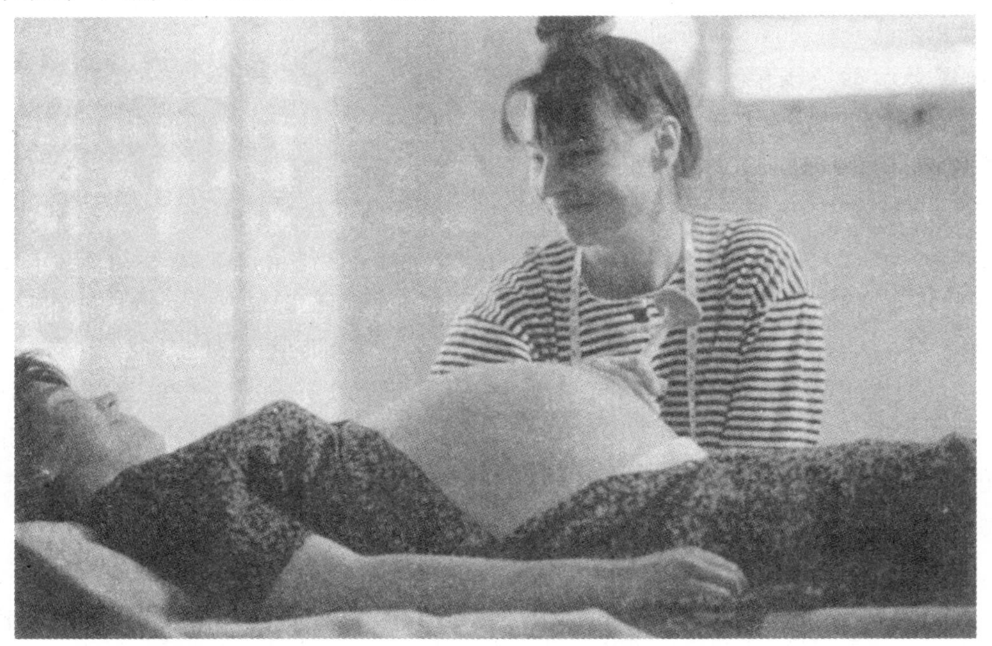

助产士正在为一位孕妇诊治。虽然医学行业强烈反对，但美国的助产士行业正缓慢回潮。在美国所有的州，注册助产护士都在合法的授权下工作。

第十三章

医院的多重角色

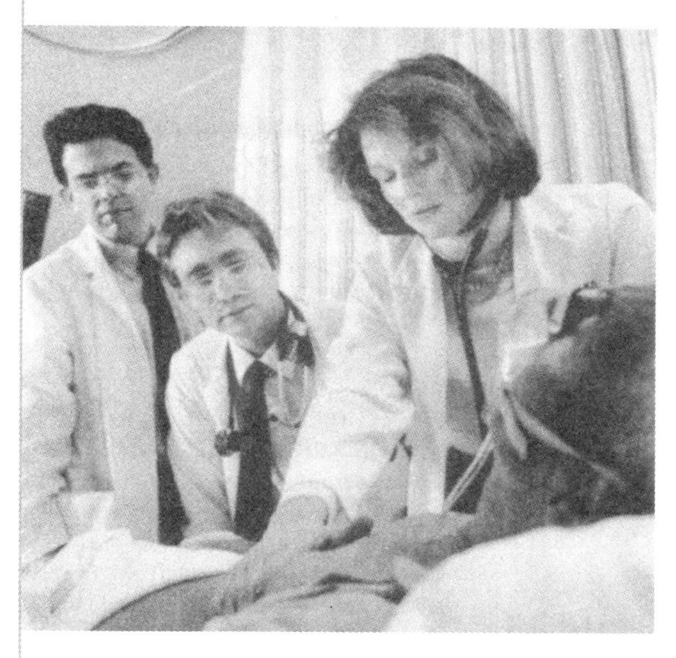

作为社会机构的医院发展史

医院—病人角色

住院成本的上涨

由于很多健康问题要求一定水平的医学治疗和个人照料，而这些治疗和照料又超出了患者家庭和医生诊室所能提供的服务范围，现代社会发展出了一种正式的机构，以满足其成员更复杂的健康需求。医院是现代社会提供卫生服务的主要机构，对患者和社会来说，它都有很大的好处。从个人的角度来说，患病或者受伤的人可以在医院里利用集中起来的医学知识和大量的技术。从社会的角度来说，入院治疗具有两个作用。首先，它保护了家庭，使其避免了在家中照顾病人所带来的种种破坏性后果。其次，它引导病者和伤者进入一个受医学监管的机构，在那里，他们的问题对社会整体的破坏性降低了。

作为社会机构的医院发展史

作为为公众提供医疗服务的机构，医院的发展和它所服务的社会的需求、信念、价值和态度的发展是一致的。历史上，医院经历了四个截然不同的阶段：（1）作为宗教活动中心；（2）作为济贫院；（3）作为临终院；（4）作为医疗技术的中心。

作为宗教活动中心的医院

虽然是罗马人首先建立了被称为医院的独立医疗机构（因为经济和军事的原因），但现在我们知道，这类机构的源头通常和基督教的兴起联系在一起。基督教神学强调，人类有责任为病人和穷人提供帮助。这一信念又被下述观念所强化：任何提供这种服务的人都可以获得拯救。因此，罗马天主教会鼓励他们的神职人员创办医院，这些医院临近教堂，并且是基督教宗教成果的一个特征。而且，在十字军东征时期（1096—1291），在基督教军队所走过的通向圣地的路途上，很多医院被建立起来。世俗的施主，如国王、王后以及其他贵族、富商、工匠、匠人行会和市政当局都建立了医院。到 15 世纪末的时候，一个完善的医院网络已经在西欧建立了起来。

当然，中世纪的医院并不是现代标准意义上的医院。实际上，这些医院是为底层阶级病人提供服务的社区中心。卫生服务由神职人员和修女指导，在很大程度上也是由他们实施，主要提供初级形式的护理。中世纪医院的主要功能是进行宗教活动，并把慈善和福利服务延伸到穷人那里，其中既有健全人也有病人。因此，为了底层阶级的利益，这些早期的医院做了种类广泛的社会工作，特别是提供食物、住所、祈祷和护理。

在文艺复兴和宗教改革时期，随着越来越多的医院被置于世俗权威的管辖之下，医院的宗教特征开始消失。不过，罗德尼·科欧观察到，现代医院的三个基本特征源自教会的影响。首先，“旨在帮助他人的服务观念”已经成为一种行为指导原则，医院人员在从事自己的工作时应该遵循这一原则。其次，医院应该遵循“向所有人开放”的原则，也就是说，接受所有的病者和伤者。最后，下述实践促成了医院服务的留置性质：把病人限制在一个单独的房间内。

作为济贫院的医院

对医院的世俗控制成为欧洲医院系统衰落时期来临的标志。虽然修士和修女继续在医院里工作，教会集权的祛除却把医院置于各种分立的管理部门，通常是市区政府的支配之下。由于缺乏适用于医院管理的一般规范，各个医院自由地追求他们所期望的事业。这种情况导致了对设施的滥用，特别是对设施弃之不顾、侵吞资金以及降低患者服务的通行标准。在 16 世纪中叶的英国，对修道院系统的压制导致了很多缺乏人员和经费的医院被迫关闭，这造成了英国医院系统的崩溃。因为虽然这一政策把穷人——既有病人也有健全人——放逐到了济贫院中和街道上，它却标志着新的意义上的医院的出现：医院是主动治疗病者和伤者，从而使他们能够重返社会的机构。

不过，到 16 世纪末，穷人的经济和社会条件大大恶化了。在欧洲所有国家，失业、高物价以及失去土地造成了严重的流浪问题。很多流浪者宣称自己有病或者残疾，他们聚集在一切设有医疗机构的地方。配合社会福利的新定义——社会福利是社区的责任而不是教会的责任，城市和全国政府最终为提供公共救助采取了措施。很多医院重新开放，不过它们很快就具有了救助站的性质，因为它们为穷人提供食物和住处，无论他们是否患病。那些住在医院里的有工作能力的人被要求为其食宿付费，而医院也从公共税收中接受了进一步的财政支持。医院比“社会仓库”好不了多少——可以将残疾人、老人、孤儿和精神病患者送到那里，从而将他们逐出社会主流。即使在今天的美国，那些需要长期住院的慢性病病人——精神病患者、患顽疾者以及患高传染性疾病者——往往被送到公共机构，而私立医院则倾向于接收急性病病人。有些医院，如芝加哥的库克县医院、费城综合医院、纽约市的贝尔维尤医院和国王县医院、旧金山综合医院，则作为为穷人服务的机构而建立。

作为临终院的医院

文艺复兴和宗教改革之后，医院作为公共机构的外在特征似乎没有发生多少变化，而公共机构的目的是为底层阶级提供福利服务——为了它们置身于其中的社区的利益。不过，改变到底还是发生了，因为医生发现，医院汇集了大量的病人和伤者（而且他们往往无权无势），而医生可以研究他们的健康问题，而且可以在他们的身上试用各种治疗新技术。

医生们最初把自己和医院联系起来是在14世纪。最初，他们的影响力很小，因为他们不是医院的员工，纯粹是为医院提供志愿服务。不过，到17世纪的时候，医生们获得了对医学知识体系的真正垄断，这把他们推上了最初是建议者后来是指导者的位置——医院里所有的患者服务都在其建议和指导之下进行。随着医生们越来越有影响，非医学的医院事务渐渐地消失了。到20世纪早期，医院毫无疑问地承担了它目前所承担的角色：卫生服务机构、医学研究机构以及为医学生提供教育的机构。

虽然，在18世纪，医学治疗被认为是医院的主要功能，但低下的治疗水平却很少能够治愈疾病。运用他们的技术，受过训练的医生并不能实现期望的治疗效果，相应地，他们和医院都没有赢得公众太多的尊敬。因为只有少数病人在治疗后活了下来，虽然偶尔会有一些奇迹出现，但医院获得了这样的形象：穷人的死亡之地。

根据科欧的说法，医院里的高死亡率也和它们为病人所提供的骇人的生活条件有关。在通常情况下，医院的环境是肮脏的、通风不良的，并且人满为患。常见的情况是，不止一个病人被安置在一张单人床上，也不管病人得的是什么病，而治疗通常就在病房里公开进行。科欧指出，当时的外科医生从事的治疗仅限于进行截肢和接生，或者再加上用各种饮剂降温，用放血疗法放掉多余的血液，移除死尸，所有这些都在病人吃饭和睡觉的地方进行。进行治疗的医生连最基本的卫生标准都不能保证，一床接一床地治疗各种疾病，包括那些传染病，而且从不洗手和更换衣服。因此，大多数人把医院看做只有底层阶级才会去并且会死在那里的地方。

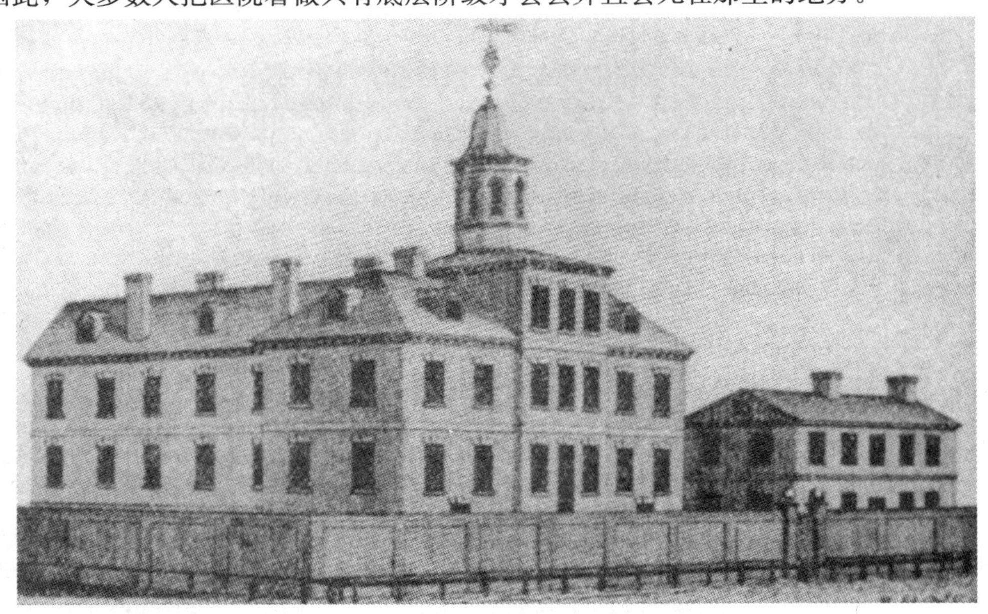

1751年建立于费城的宾夕法尼亚医院是美国第一家综合医院。

作为医疗技术中心的医院

从 19 世纪末开始，作为一种机构的医院新形象逐渐形成，在这样的机构中，所有社会阶级的病人都希望发现高质量的卫生服务，并且可以期待他们的疾病被治愈。有三个因素促成了这一变化。第一，一个事实是，从两种意义上说，医学确实变成了一门科学。一是它运用科学手段寻求准确的医学知识；二是它发展出了成功的技术，这些技术能够以自洽的方式得以应用。特别重要的是关于人类生理知识的增长和微生物科学的发展。乙醚麻醉技术的完善也很重要，它使外科手术可以以相对无痛的方式进行。由于新的医学技术需要数量巨大且昂贵的设备，这些设备被集中在医院里，从而使大多数医生都能够使用。医院最终变成了这样一个地方：医生也可以推荐他们的上层阶级和中产阶级病人到这里来，因为这里有最先进的医学技术。虽然穷人作为病人仍然保留了他们的慈善（受益者）身份，但出现了一种新的患者——自费患者——他们要求私密的住所，他们通常有一个私人医生，他们为医院的服务付费。

第二个重要因素——这一因素与医学技术的发展同步——是医院为了控制感染而采取无菌措施。不仅仅是对医院采取适当的清洁和通风措施，患传染病的病人也被隔离在医院特殊的区域里，而且要求医院的医务人员在接触这些病人后洗手和更换衣服。对口罩、橡胶手套和消毒手术器械的使用成为普遍现象。这些程序不仅降低了医院中病人的死亡率，也缩短了患者的康复时间。

第三，医院员工的素质也显著提高。特别重要的是实验室技师的加入，他们的专业技术能够支持医生的主要角色：诊断者和治疗者。在对美国医院历史所进行的分析中，查尔斯·罗森伯格指出，没有哪一个变化比训练有素的护士的加盟对医院日常工作的转型影响更大。20 世纪，医院变成了社会应对健康和疾病问题的主要机构来源。

医院—病人角色

虽然医院的服务指向为患者的福利提供支持这一观念，但在一般情况下，医院的规则和规定却是依据医院员工的利益而制定出来的，以便在治疗大量的病人时更有效和更易操作。相应地，病者和伤者被分门别类地（如妇产科、神经科、整形科、泌尿科、儿科和精神科）组织起来，这反映了医疗员工对健康问题的定义，伤病员通常还受制于标准化的、由医院职工认可的治疗方法，以及行政程序。

虽然可以争辩说，标准化的患者服务的结果是组织有效性的提高——最终服务于患者的最佳利益——但医学社会学家仍然注意到，住院经历符合一种显著的模式，即非人格化。欧文·戈夫曼描述说，精神病医院住院病人的地位类似于“非人”，而科欧相信，病人的价值通常被医院员工贬低了，因为他们患病，而且依赖他人。杰克·盖格是一个医学博士，通过评论他自己作为病人的经历，他表达了在医院里遭受非人格化的感觉：

> 我必须住院，突然而且紧急，在我自己管理的病房里。在一到两个小时的时间里，我从健康和舒适状态进入了疼痛、无能和恐惧状态，从员工变成了病人——就在同一个机构里。之前我是一个医生：精英、技术熟练、拥有权威、对他人行使权力，实际上是中立的。顷刻间我成了一个病人：依赖、焦虑，只有在合作的情况下才能获得行动许可。如果允许我强调一定程度的心理和社会束缚，我会说，属于我的只有被保护的依赖性和对有效的技术性帮助的许诺。

盖格随后被安置在病房里唯一的私人房间里，他认为这更多的是作为员工能得到的好处，而不是因为他本身的原因。他感到，假如他被安置在其他病人中间——这是用客观证据证明医生的“死亡率”——其他病人就会利用这一机会来削弱他们和员工之间的地位和角色藩篱。而且，盖格认识到，他现在所相信的东西，就是医生患病时就会变成“臭名昭著的病人”的原因。并不是因为他们的技术知识导致他们更害怕其疾病的后果，或者对被对待的方式更挑剔。相反，据盖格猜测，是他们在医学情境中丧失了专业角色和权威，因而造成了上述结果，上述角色和权威是他们自我概念不可或缺的组成部分。

同样的情况也出现在克里斯托弗·麦克维特和麦凡威·摩根的研究中，该研究的对象是英国最近患病的医生们。成为病人被他们描述为“艰难的”和“尴尬的”，他们中的很多人拒绝接受自己已经患病的想法。医生们倾向于低估他们自身的症状，也低估其他医生身上的症状。合伙行医的一个医生说，他很惊讶，因为他的同事没有注意到他出现的呼吸困难症状。他对一个医生说，当他进行深呼吸时就感到胸疼。那个医生回答说：“那就不要深呼吸。”患病，就像不能应对一个人的日常工作一样，被认为是一种应该不惜一切代价加以避免的事情，特别是可能导致住院的情况。一个女精神病医生——她因为精神疾患被收入院——写道：

> 我被吓坏了，纯粹被吓坏了。那一天我正在工作，我进了医院。我就像从在病房中工作一下变成了病房的一分子！我发现我很难和病人们融为一体，因为，你知道，他们是病人。说出“我是病人，我是这个群体中的一员”非常难。接受这一点就像是在向下堕落一样。

另一个例子来自一个妇女，她是加利福尼亚一家医院的非临床雇员，在赶去参加一个会议时摔断了膝盖骨。一些同事找到一辆轮椅并把她送到了员工医疗室。一位她相识数年的护士开始为她安排治疗——与为她推轮椅的人，而不是与她自己一起。这个受伤的妇女报告说：

> “简直是疯了，”她说，“我就在我自己的医院里受了伤，但完全有行为能力，而她（那个护士）却越过我和他人说话，好像我就是个孩子。我们曾经一起工作过。她认识我！”

医院员工并不是有意要让病人感到非人格化，不过对医院工作的组织确实倾向于这样的规则和规定：降低病人的自主性，并鼓励病人接受医院常规。对病人来说，医院这一建筑可能是单调乏味的、让人迷失方向的，病房和诊室的位置则让人迷惑不已。不过，应该注意的是，非人格化的过程不仅仅是对大量病人的管理方式的结果，也不仅仅是工作条件的结果，它还和患病的主观经验有关。霍华德·列文塔尔解释说，大多数非人格化的报告都经常引用这样的个人经验：自我成为一个物理客体，或者一个东西。第二个常见的经验是感到自己的心理自我与其他的心理自我（也就是他人）隔离开来。而且，列文塔尔认为，身体症状如疼痛可能会造成个体内部的分离感，即一个人的生理自我与其心理自我相分离。这种内在的疏离，加上与他人隔离的感觉，再加上怀疑、不确定和迷惑——这些感觉往往与患病感相伴随，将会产生病人没有能力控制其生活的感觉。

列文塔尔争辩说，这种“无行为能力”的态度受到了下述情况的强化：病人必须接受一个制度化的角色，如患病角色，在这样的角色中，他或她获得了正式的依赖者地位，并被排除在决策过程之外。非人格化的过程无疑被医生或护士接触患者身体的需要所加强。科欧指出，即使这一过程是合法的，暴露身体和把自己的身体交给一个陌生人仍然是令人感到屈辱和丢脸的经验，即使它的目的是治疗。

褫夺、资源控制和活动限制

科欧宣称，通过三种基本的医院处理机制，患者被疏离于他们的日常生活之外，并被贬低到非人的地位：（1）褫夺；（2）资源控制；（3）限制活动。科欧解释说，当病人为了治疗来到一家医院时，他们携带着一个特定的社会身份，戈夫曼把这一身份称为“面具”。这一身份代表了他们的态度、信仰、价值观、自我观念以及社会地位，所有这些构成了他们向世界展示自己的方式的基础。当医院系统性地从他们身上剥离这些过去的自我标志时，褫夺就发生了。病人自己的衣服被移除，代之以一套睡衣。无论这套睡衣属于病人还是属于医院，那都无足轻重。一个简单的事实是，这套睡衣其实就是制服，它认定一个人的患病身份，并把人的活动限制在医院特定的区域内——穿睡衣（病号服）的人被授权进入的区域。个人身上值钱的物品被拿走，被员工以安全的理由锁起来。探视规定不仅控制允许探视者进入的时间，也控制谁被允许探视（14岁以下的儿童通常被排除在外）。而且，员工会监督病人的饮食，决定病人的睡觉和起床的时间，实际上是控制病人在医院里的一般社会生活行为。对所有患有相似或者同样疾病的人而言，医院日常生活都非常类似。

住院的另一个重要特点是员工对资源的控制。科欧认为，“资源控制”的对象不仅包括物品，如床单和手纸，还包括病人的医学状况信息。病人通常不知道他们的预后或者实验室和X光检查结果，除非医生决定通知他们。

科欧列出的非人格化的第三个方面是限制活动。在大多数医院，没有护士长的许可，病人是不允许离开病房的，而通常要求护士长时刻清楚所有病人所处的位置。当病人确实离开病房去医院其他地方的时候，他们通常由护士、助理护士或者护理员陪伴。当病人入院和出院的时候，在病房到医院大门之间，无论其步行能力如何，他们都被安排坐上轮椅，因为只要他们身处医院围墙之内，医院就要对他们“负责”。其结果是，病人即使散步也被监督和控制。

服从态度

有些病人的病情是如此严重，以至于根本不可能会产生非人格化的感觉。他们唯一的希望就是病情好转，而且，为了实现这一目标，他们很高兴做任何事情。也就是说，他们很愿意服从情况的安排。

不过，上述假设可能不完全正确。在一项对纽约市的住院病人进行的一项研究中，朱迪丝·劳勃尔发现，服从态度在癌症病人中很常见，但在因重大手术而住院的病人中却不常见。劳勃尔认为，癌症病人可能被他们获得信息的不确定性吓坏了。例如，在切除肿瘤并发现该肿瘤是良性之后，一位妇女拒绝相信医生告诉了她真相。接受重大手术的病人对他们的病情知道得更多，可是与癌症病人相比，他们的行为却更为“越轨化”（令人讨厌、不合作、抱怨）。更长的住院时间并没有使他们完全接受医院员工给出的“好病人”模型。因此，病人病情的严重性并不是预测病人是否服从医院规定的好指标。

劳勃尔认为，最好的态度预测指标是年龄和受教育水平。病人越年轻，受教育水平越高，他越不可能表现出高度服从的态度。相反，病人越老，受教育水平越低，他就越不可能表现出越轨的态度。劳勃尔还考察了医生和护士对病人的态度，她对员工的分析有一个重要的发现，“容易管理是好病人标签的标准，那些要求的时间和关注与他们的病情不符的病人被认定为问题病人”。“总之”，劳勃尔说，“病人占用医生的时间越短，对他或她的评价就越好。”那些具有抱怨倾向的病人，那些不合作或过于情绪化的病人通常仅仅被特定的员工——他因为某种原因需要和病人互动——看做是个问题。因此，医生和护士怎样定义病人的关键变量，是病人向他们要求的时间的多少。有趣的是，劳勃尔报告说，对有些员工来说，如果他们不太能记住某个病人，他们就把他说成是“好病人”。

尚存的问题是，医生和护士会采取什么行动应对那些惹麻烦的住院病人。有些研究显示，员工倾向于躲避那些他们不喜欢的病人和不合作的病人。有时候，特别令人讨厌的病人会遭到训斥或者责骂。劳勃尔发现，在纽约市的一家医院里，应对难缠病人的惯常办法是使用止痛药或者镇静药。如果药物没有达成希望的合作目的，闹事的病人有时会被送回家，或者转移到一个康复中心里，那里有受过训练的精神病护士。劳勃尔的总体印象是，医院员工倾向于以宽容的方式对待那些短期的付费病人，并且忍受他们带来的问题。仍待观察的是，如果患者长期住院，并且是慈善医疗性质的病人时，员工是否还会容忍他们。

住院病人的患病角色

帕森斯的病人角色概念强调了患者的合作以及为病情好转而努力。我们可以在帕森斯的病人角色概念中加入住院病人角色，它显然应该包括不加抗议地接受医院常规的义务。劳勃尔注意到了帕森斯的病人角色和住院病人角色之间的相似性。两者都是普遍性的、情感中立的、功能特定的和集体取向的。不过，劳勃尔观察到，两者之间一个主要的区别是，志愿性合作、一对一的私密性以及有条件的宽容（在为了寻求医学建议和服务的情况下，临时性地被解除了正常社会生活的义务）主要适用于门诊病人和私人医生之间的关系。住院服务把住院病人置于另一种角色之中，而这一角色被加入了服从权威、强制性的合作和非人格地位等特征。

科欧曾经提出，默许是病人适应医院常规的最常见方式，对短期病人来说，从他们和医院员工互动的治疗角度来说，默许也是最成功的方式。实际上，住院病人角色的所有态度都是下述必要性的结果：必须为医院员工建立成熟的工作常规。为了满足病人的医疗需求，医院要求它的病人放弃关于其个人行为的方向和性质的实质理性，以便为组织化生活的功能理性让路。从本质上说，这种观念要求患者服从医院程序的约束。

住院成本的上涨

如果不考虑住院成本，任何关于美国医院的讨论都是不完整的。近年来，住院成本的上升比其他任何医疗服务成本的上升都要快得多。为了进行比较，约翰·诺里斯提示，1925 年，在波士顿的马萨诸塞总医院住院一天的费用是 3 美元，账单完全由病人支付。可是，到 2005 年，住院一天的平均费用已经上升到了 1 522 美元，大多数费用由第三方支付，如商业保险公司“蓝十字”、“蓝盾”，或者是其他医院医疗计划，如医疗保健计划和医疗救助计划，或者是州立福利机构。不仅仅是成本显著上升了，支付的方式也变了，因为全部医院服务费用的90%由第三方支付。在有些情况下，第三方支付会导致住院率的上升，因为医生诊室里解决的卫生需求所产生的费用通常不能由保险业承担。因此，住院可以降低病人的直接卫生服务花费。不过，这并不意味着病人在逃避支付医院的账单。政府支出由税收来支付，而商业医疗保险的成本也必须有人承担，因为设立商业公司的目的就是获利。

2005年，美国的全部卫生费用达到了2万亿美元，其中6 169亿美元花在了医院服务上。因此，美国投入卫生事业的费用的大约31%花在了医院服务上。医院用这些收入都干了什么？诺里斯解释说，医院的费用被分成了两类：日常费用和辅助费用。日常费用是提供食宿的费用，包括病人食用的各种类型的一日三餐，非医疗物资和非医疗设备的成本，医院里所有非医务人员的工资，医疗技师、护士、辅助护理人员的工资，以及住院医师——他们24小时随叫随到，一周工作七天——的工资。辅助费用包括实验室、药房、手术室、X光室以及其他医院专用设施的费用，还要加上所有医疗物资的费用。

即使病人并不会使用所有这些医院设施，甚至都难得一见，不管怎样，维持和运行这些设施——许多病人从来用不着它们——的成本仍会持续产生。

美国最昂贵的医院都位于新英格兰和太平洋沿岸，而最便宜的医院则位于南部和落基山脉周围的一些州里。可以想象的是，住院成本的地区差异与整体生活费用的地区差异有关。人们发现，决定医院费用的其他因素，还有人力费用和总体费用的比例（高成本医院的劳动力成本也高），以及床位使用率（低成本医院的床位使用率较高）。医院成本也会随着下列成本的升高而升高：劳动力成本、医疗设备和物资以及新的工程建设。

还有，办公费用也很惊人。数年前，史泰菲·乌尔汗德勒和他的合作者提出，如果它们的文书工作减少一些，并像加拿大那样，所有的医疗保险索赔都使用一种表格，美国医院每年能够节省500亿美元。例如，加拿大的不列颠哥伦比亚省的一家医院只雇用了一名职员处理保险索赔。数英里以外，华盛顿州的一家美国医院却雇用了45个全职职员来处理保险索赔。加拿大拥有一个国立的医疗保险系统，因此使用单一的保险索赔表格。可是，美国既有政府资助的医疗保健保险项目和医疗救助保险项目，也有各种商业医疗保险公司——这些公司要求各种各样的折扣和共同付费，并提供不同水平的保险覆盖。因此，美国的理赔方式复杂，并且行政负担高。

技术创新也被认定为医院成本上升的一个重要原因。不过，技术创新并不总是意味着较高的医院成本。当新技术仅仅用于少数病人，并且需要培训和雇用更多的人员来实施新技术时，新技术会提高医院的成本。还有，医生往往依赖这些落户在医院里的新技术，医院则需要拥有这些新技术来维持和医生的关系。于是，公众的期待、医院服务的性质、医生和医院的关系结合在一起，共同鼓励医院拥有最新的技术，无论这些创新是否物有所值。

怎样做才能控制医院的成本？一个改进应该是使用单一的保险索赔表格，这能够降低文书工作的数量，进而减少大量处理索赔的职员。另一个改进应该是，医疗保险覆盖到每一个人。如果所有病人享有基本的保险，医院就会拥有稳定的收入来源，也不会因为治疗没有保险的患者而承担严重的经济损失。很多没有保险的美国人依赖医院的急诊室以获得初级保健服务。对昂贵的急诊服务的不合理使用促使卫生服务成本上升，特别是当这些成本不能被追偿的时候。联邦法律规定，医院必须接收急诊室里的病人，禁止他们拒绝无力付费的急诊病人，直到他们病情稳定为止。这一规定强制医院的急诊室接受急症病人和伤员，不管其保险状况如何。这一规定还鼓励没有保险的人为了初级保健服务而使用急诊室，因为他们知道，在没有充足资金或保险覆盖的情况下，在私人医生的诊所里接受治疗是困难的，或者是不可能的。如果有了全民的保险覆盖，每一个人都可以去医生的诊所看病，或者在正常工作时间使用较为廉价的医院设施。

1983 年所实施的一个措施是一项联邦立法，它为每一个程序确立了固定的费率（依据这一程序确定诊断相似病簇属于哪一类），政府会为医疗保健计划的病人付费。在过去，只要治疗医疗保健计划的病人的花费是合理的，覆盖老人的医疗保健计划就会向医院付费。医院花得越多，政府支付得就越多。如果这种花费不受节制，医疗保健计划的医院保险基金在数年之内就会枯竭。有些州通过法律，旨在规范医院的费率，限制医院和疗养院的工程建设，并且鼓励医生降低他们的诊费。商业保险公司也采取措施确立固定的费率，防止公共保险病人的住院费用被转嫁给自己。

医院的反应是，用一种保证其生存的方式扩展服务和控制成本。虽然有些医院在这件事情上做得更加成功，罗丝玛丽·斯蒂文斯指出："医院很自然地对诊断相似病簇做出反应，正像它们以前对其他政府计划的反应一样：时刻注意维持他们自己的收入、扩展而不是紧缩他们的全部服务、更换老旧的设备、维持并改进他们的实体产业——与此同时应对上升的劳动力和能源成本，并应对通货膨胀。"斯蒂文斯观察到，整个 20 世纪，非营利医院也成了一个利益最大化的企业，即使他们仍然把自己看做为社区服务的慈善事业，当然，从某种程度上说，它们确实仍然是慈善事业，因为他们为穷人提供收费折扣，或者免除他们的费用。当然，总的来说，美国医院在满足社会弱势群体的需求这件事情上的成果并不算好，斯蒂文斯解释说，当前，不同社会阶级所享受的服务的差别，是对美国医院服务理想的一个主要挑战。

每当商品和服务的总体价格上涨的时候，卫生服务和住院的成本自然会随之上涨。目前，与美国医院有关的主要社会政策事务，是以下述方式进行成本限制的：医院服务必须保持与总体经济的合理关系，所有美国人的住院需求必须得到满足。

译后记

在当前的中国，医疗领域的社会问题是非常尖锐的，而中国的医学社会学刚刚起步。面对诸如医疗资源分配不均、医患关系恶化、医疗事故频发、医生腐败等社会问题，我们急切地需要应对之道，而研究并发现社会问题的根源则是应对它们的前提。因此，加快中国医学社会学的发展是当务之急。幸运的是，我们的医学社会学研究不必从零开始，因为国外的医学社会学已经有长足的发展。我们可以并且应该借鉴他们的理论成果，并在此基础上发展出适合于中国社会土壤的本土的医学社会学。这样做的一个前提就是翻译国外的医学社会学文献。之所以要将国外的文献译为中文，是因为中国作为一个文化大国，必须有自己的学术语言，而不能以外语作为我们的学术语言。而且，也只有使用自己的民族语言，才能够将普适的科学精神与本土的社会特征结合起来，创造出更高水平的社会科学成果。

本书是一本在国际上被广泛使用的关于医学社会学的教科书。它并不是一本针对特定学术问题的学术专著，但吸收了医学社会学各领域最新的研究成果。在中国目前的医学社会学发展阶段，我们尤其需要这样的书籍。目前，中国的医学社会学还没有制度化，亦即没有自己的学术团体和学术期刊。换句话说，还没有一批致力于研究医学社会学的专门人才。此时，医学社会学基本知识和理论的普及就更显得重要和迫切。医学社会学的发展可能比其他社会学分支更加困难，因为这是一门跨越自然科学和社会科学的学问。读完本书的读者都会有这样的印象，很多医学社会学家同时兼具医生和社会学家两种角色。中国目前也有从事社会医学研究的专业人士，但是他们大都在大学的公共医学领域任职，与社会学界基本上没有学术联系。本书的上一个中文版本就是由两位社会医学工作者翻译的。只有将社会医学家整合进来，同时培养出具有医学常识和医学背景的社会学家，医学社会学这门学科才能算真正确立。

医学社会学是一门由社会学大师参与创立的社会学分支。医学社会学发展到今天，最出色的理论仍然是由塔尔科特·帕森斯创立的“病人角色”理论。这一理论今天依然是医学社会学最重要的理论基石。帕森斯的影响力为该学科的发展注入了“第一推动力”。另外，帕森斯能够关注这一领域并有所创建，也说明他认识到了该领域的重要性。帕森斯的学术选择是睿智的，因为患者永远是医疗活动的中心，理解患者的行为，是理解围绕着医疗而展开的一切社会活动的前提。

在医学社会学中，医患关系和医学界的内部关系是研究的两个重点。在中国，医患关系则是目前社会新闻的热点。2011 年 9 月，新闻中报道了北京同仁医院一位医生被患者行刺 20 多刀的事件。中国的医患关系可能是世界上最复杂的，其中掺入了政治、经济、文化、心理等诸多要素。本书揭示了医患关系问题的主要根源：医生和患者是在信息掌握上完全不对等的一对互动主体。在所有的国家，医生都居于强势地位，因为他既有声望，又掌握信息，这两种资源都是权力的基础。再者，医生也是有着七情六欲的普通人，他们也会追求自身的利益。在治疗实践中，医生往往是患者利益的代理者，由他们代理患者的需求。比如，虽然患病的是病人，但使用什么治疗手段、使用多大的剂量，都是由医生代替患者做出决定的。换句话说，医生和医药供应商是在利益攸关方缺席的情况下决定着他们的利益。在这种情况下，作为患者的利益代理人，医生滥用自己的权力为自己谋利也就在所难免了。可是，医疗实践又要求患者对医生给予完全的信任，因为患者的生死就掌握在医生的手里。医生滥权与信任医生就构成了一个充满张力的矛盾关系。这一张力关系，自始至终贯穿在本书对医患关系的叙述过程中。媒体报道，深圳一家医院对一个新生婴儿做出了先天性巨结肠的诊断，建议婴儿的父母进行手术，而手术的花费不菲。最初，婴儿的父亲没有相信这样的诊断，他到另一家医院花了 8 毛钱，买了一瓶开塞露，“治好”了孩子的病，因而怀疑前一家医院欺诈。但后来的事实表明，那家医院的诊断是正确的。婴儿的父亲因为怀疑医院和医生，威胁到了孩子的健康甚至生命。这个事例表明，从社会学的角度研究医患关系，可能对医患双方都有助益。

医学社会学中最具社会学色彩的部分就是疾病与社会分层的关系。本书以大量的篇幅论述了这一问题。大量的数据表明，社会阶层与所有疾病都有紧密的相关关系。具体说来，对于大多数疾病来说，社会阶层越高，患病的概率就越小。似乎连病魔都在和穷人做对。学者们虽然对疾病与社会阶层的相关关系没有异议，但两者之间的因果关系却是扑朔迷离。到底是穷人容易患病，还是因为患病而导致贫穷，似乎是一个“先有鸡还是先有蛋”式的问题。社会阶层与患病率的关系不仅仅适用于贫富关系，也适合于权力关系。书中的一个典型案例表明，即使生活方式和生活环境没有明显差异，行政级别高的人仍然比行政级别低的人健康状况要好。不过，中国的情况似乎颠覆了这一结论。最近有中国学者发表文章指出，在中国的行政层级中，职务越高，则健康状况越差。研究显示，这和中国官员的生活方式密切相关。某些官员们似乎在为自己的腐化与特权付出健康的代价。由此也可以看出，发展中国本土的医学社会学是多么必要。

对本书的翻译是一个愉快的过程。本书的两位译者都是医学出身。主译高永平曾长期从事精神卫生工作，后来成为一名职业社会学学者。兼译校于一身的杨渤彦是从事肿瘤临床和科研工作的医学博士。对于前者来说，翻译的过程似乎就是一次学术还乡之旅，既有对原来职业情境的亲切感，也有在拥有了社会学视角后对原来熟悉工作场景的陌生感——用人类学的话来说，就是以他者的身份回到故乡。而后者则有机会以全新的视角审视自己目前所从事的工作。两位译者也难免在翻译过程中因为对文本和情境理解的不同而产生激烈的碰撞。当然，这种碰撞对于提高译文质量是大有裨益的。译者感到，对于翻译《医疗与社会》来说，医学背景和社会学理论基础都是必不可少的，否则，对译文的理解必然会出现偏差。

中国人民大学出版社的潘宇博士和赵建荣编辑对本书的出版付出了大量心血，译者在此向她们表示感谢。虽经数次审校，相信舛误仍在所难免。另外，很多医学社会学术语均未形成约定俗成的译法，译者也以此问教于广大的读者。如有指教，可通过中国人民大学出版社与译者联系。

译者

Authorized translation from the English language edition, entitled Medical Sociology, 11th Edition, 9780136053101 by William C. Cockerham, published by Pearson Education, Inc, publishing as Prentice Hall, Copyright © 2010, 2007, 2004, 2001, 1998, 1995, 1992, 1989, 1986, 1982, 1978 by Pearson Education, Inc.

图书在版编目（CIP）数据

医疗与社会：我们时代的病与痛/（美）考克汉姆著；高永平，杨渤彦译．—北京：中国人民大学出版社，2014.6

（明德书系．文化新知）

ISBN 978-7-300-19322-9

Ⅰ.①医… Ⅱ.①考… ②高… ③杨… Ⅲ.①医学社会学 Ⅳ.①R-05

中国版本图书馆 CIP 数据核字（2014）第 106451 号

明德书系·文化新知

医疗与社会：我们时代的病与痛

［美］威廉·考克汉姆 著

高永平 杨渤彦 译

Yiliao yu Shehui：Women Shidai de Bing yu Tong

出版发行	中国人民大学出版社		
社　　址	北京中关村大街 31 号	**邮政编码**	100080
电　　话	010-62511242（总编室）		010-62511770（质管部）
	010-82501766（邮购部）		010-62514148（门市部）
	010-62515195（发行公司）		010-62515275（盗版举报）
网　　址	http：//www.crup.com.cn		
	http：//www.ttrnet.com（人大教研网）		
经　　销	新华书店		
印　　刷	涿州市星河印刷有限公司		
规　　格	190 mm×260 mm　16 开本	**版　　次**	2014 年 6 月第 1 版
印　　张	13.75　插页 3	**印　　次**	2014 年 6 月第 1 次印刷
字　　数	247 000	**定　　价**	35.00 元
